# 非生物型人工肝
# 基础与临床

**Non-Bioartificial Liver**

Basic and Clinical

谢能文　熊墨龙／编

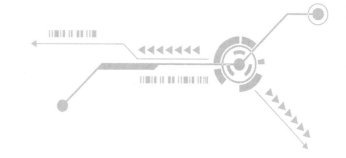

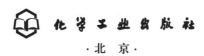

·北　京·

# 内 容 简 介

　　本书从非生物型人工肝临床实践角度出发，围绕人工肝临床实践中可能遇到的问题进行讨论，既包括血液净化原理基础理论探讨，又包括人工肝治疗的新技术、新方法、新模式，使读者理解每一步临床操作的理论基础。

　　本书文字简练、重点突出，理论与实践相辅相成，适合肝病科、传染科、人工肝治疗室、重症监护科、临床血液净化中心医生和护士使用，也可作为医学生、全科医师等的参考。

**图书在版编目（CIP）数据**

非生物型人工肝基础与临床/谢能文，熊墨龙编. —北京：化学工业出版社，2020.11
ISBN 978-7-122-37598-8

Ⅰ.①非… Ⅱ.①谢…②熊… Ⅲ.①人工肝-研究②人工肝-临床应用-研究　Ⅳ.①R318.14②R657.3

中国版本图书馆 CIP 数据核字（2020）第 157654 号

责任编辑：张　蕾　刘　军　　　　　文字编辑：李　媛
责任校对：王素芹　　　　　　　　　装帧设计：史利平

出版发行：化学工业出版社（北京市东城区青年湖南街13号　邮政编码100011）
印　　装：涿州市般润文化传播有限公司
710mm×1000mm　1/16　印张17¾　字数305千字　　2021年1月北京第1版第1次印刷

购书咨询：010-64518888　　　　　　售后服务：010-64518899
网　　址：http://www.cip.com.cn
凡购买本书，如有缺损质量问题，本社销售中心负责调换。

定　　价：128.00元

# 序 言

　　南昌市第九医院谢能文医生多年来一直工作在临床一线，研究方向是重型肝炎/肝衰竭的诊断治疗以及人工肝技术的临床应用。经过近半个世纪的发展，非生物型人工肝仍是治疗肝衰竭的主流技术之一，人们对非生物型人工肝的认识也不断加深。尽管对人工肝的认识不断深入，但由于人工肝治疗的种类较多，是一门新兴的学科，许多地方尚需规范和标准化。鉴于目前在临床肝衰竭治疗工作中缺少结合非生物型人工肝治疗相关血液净化基础理论和临床操作的书籍，作者将多年人工肝治疗临床经验进行总结，结合目前非生物型人工肝最新理论和技术进展，对临床人工肝血液净化理论和实践做了全面概述，总结编写了《非生物型人工肝基础与临床》一书。

　　该书从非生物型人工肝临床实践角度出发，围绕人工肝临床实践中所遇到的具体问题进行详细讨论，既包括血液净化原理基础理论探讨，又包括对人工肝治疗新技术、新方法、新模式的介绍，使读者了解每一步临床操作的理论基础。

　　该书文字简练、重点突出，作者结合大量精美的示意图和清晰的表格进行描述、总结归纳，方便读者阅读，理论与实践相辅相成，是学习非生物型人工肝基础理论和临床操作方面的一本全面、深入、细致的参考书和工具书，适合广大肝病科、传染科、人工肝治疗室、重症监护科、临床血液净化中心医生和护士系统性学习和指导临床实践。

中华医学会感染病学分会肝衰竭与人工肝学组副组长

中华医学会肝病学分会重型肝病与人工肝学组副组长

江西省医学会感染病学分会人工肝学组组长

何金秋

**2020 年 6 月**

肝衰竭是多种因素引起的严重肝脏损害，导致肝脏合成、解毒、代谢和生物转化功能严重障碍或失代偿，出现以黄疸、凝血功能障碍、肝肾综合征、肝性脑病、腹水等为主要表现的一组临床症候群。肝衰竭疾病过程中，体内出现大量不同性质的代谢产物，其中很多代谢物质对机体会产生不利影响。根据肝衰竭的严重程度及并发症，选择适当的人工肝治疗模式，对可逆性肝衰竭提供暂时支持，为肝细胞再生及肝功能恢复创造条件；对不可逆性肝衰竭，人工肝支持治疗则是过渡到肝移植的桥梁。

自 20 世纪 90 年代以来，非生物型人工肝技术经过迅速发展，形成了一套较完整的人工肝支持系统理论，应用血浆分离器、膜型血浆成分分离器、血液灌流器、血浆吸附器、血滤器、透析器等，根据病情选择血浆置换、血浆吸附、血液滤过、血液透析等单用或组合应用模式，摸索了人工肝治疗的适应证和禁忌证，显著提高了重型肝炎/肝衰竭的临床治愈率和好转率。尽管对人工肝的认识在不断深入，但由于人工肝治疗模式较多，每一种治疗模式的原理不尽相同，适应证也有很大差异，还是一门新兴的学科，许多地方尚需规范和标准化。

笔者从事重型肝炎的抢救治疗和人工肝的临床应用研究十余年，2015 年在浙江大学第一附属医院人工肝治疗中心进修是一段宝贵的学习经历，积累了一定的人工肝治疗经验。鉴于目前在临床肝衰竭治疗工作中缺少关于非生物型人工肝治疗基础理论和临床操作的书籍，笔者结合目前非生物型人工肝最新理论和技术进展，对非生物型人工肝血液净化基础理论和临床实践经验做了全面总结，编写《非生物型人工肝基础与临床》一书。

　　在本书的编写过程中，得到了南昌市第九医院重症肝病科和人工肝治疗中心何金秋教授的倾力支持，在此表示感谢。虽然倾尽全力，力求使读者理解人工肝治疗模式原理、每一步临床操作的步骤，但是由于水平能力所限，难免存在不足和疏漏，祈请诸位同道批评、指正！

谢能文

2020 年 6 月

# 目 录

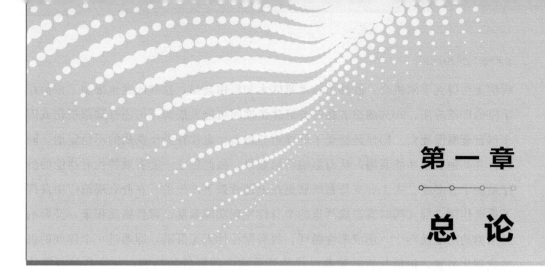

# 第 一 章

# 总 论

  肝衰竭（liver failure，LF）是多种因素引起的严重肝脏损害，导致肝脏合成、解毒、代谢和生物转化功能严重障碍或失代偿，出现以黄疸、凝血功能障碍、肝肾综合征、肝性脑病、腹水等为主要表现的一组临床症候群。在全球范围内，引起肝衰竭的最主要病因是病毒性肝炎、药物性肝损害及酒精性肝损害。国外急性、慢加急性肝衰竭的主要致病因素分别为对乙酰氨基酚和酒精性肝损伤。我国肝衰竭以病毒性肝炎为主要致病因素，乙型肝炎病毒（HBV）感染是最常见的病因，甲型、戊型肝炎病毒急性感染也占一定比例；其次是抗结核药物及中草药的使用，近年来酒精性肝损害所致肝衰竭比例也有所上升。其他引起肝衰竭的病因还包括妊娠急性脂肪肝、单纯疱疹病毒感染、巨细胞病毒感染、自身免疫性肝病等。

  肝衰竭发病机制复杂，主要机制有：①病毒、肝毒性物质等致病因素对肝细胞的直接损伤作用；②细胞因子介导的宿主免疫损伤，在清除各种致病因素的同时造成肝细胞大量坏死及凋亡；③肝细胞严重受损，不能充分分解细菌释放的内毒素，进而引起全身炎症反应，进一步加重对肝脏的损害，并导致其他重要器官功能衰竭；④肝脏微循环障碍引起肝脏内部出现缺血缺氧性损伤，破坏有利于肝细胞再生的环境。

  内科综合治疗、人工肝支持系统和肝移植是治疗肝衰竭的三种基本方法。肝衰竭的常规内科综合治疗效果不一，缺乏清除毒素和促进肝细胞再生的有效手段，治疗效果不够理想，此外，早期诊断及治疗在一定程度上影响预后。尽管监护技术先进、支持疗法改善，病死率仍达 65％～90％，其中合并Ⅳ期肝性脑病患者的病死率高达 90％～95％。肝移植仍是最有效的治疗肝衰竭的手段。但由于供肝资源短缺；肝衰竭起病急、进展快而供肝在时间上无法满足要求，30％以上适合肝移植的病例无法得到手术机会；肝移植技术难度大和费用高昂，这些问题也限制了该治疗手段的广泛应用，90％的患者在等待肝移植期间可能发展为不可逆性脑部损伤或因多器官衰竭而死亡。即使是接受了肝移植的患者，也往往处于疾病的不稳定期，同时合并其他脏器功能衰竭，从而影响移植效果。因此创立一套有效替代肝功能的治疗系统十分必要。人工肝支持系统就是在上述背景下产生的，在肝衰竭治疗中发挥了重要作用。肝衰竭时既造成严重的全身性生理功能紊乱、毒性物质积聚，又影响肝细胞的功能及再生，形成恶性循环，故必须设计人工肝脏，即通过一个体外的机械或理化装置，担负起暂时辅助或代替严重病变的肝脏的功能，清除各种有害物质，代偿肝脏的代谢功能，直至自体肝功能恢复或等待过渡到可以进行肝移植的阶段。

自 20 世纪 80 年代始，国外有学者尝试应用血液透析、阴离子吸附、活性炭吸附、血浆置换等技术治疗肝衰竭，结果证明这些疗法对肝衰竭患者均有一定的支持作用，如改善肝性脑病、降低血清胆红素水平等，但关键技术没有突破，患者生存率未见显著提高。自 20 世纪 90 年代以来，我国非生物型人工肝技术经过迅速发展，形成了一套较完整的人工肝支持系统理论，应用灌流器、膜型血浆成分分离器、胆红素吸附器、血液滤过器、血液透析器等，根据病情选择血浆置换、血液滤过、血液透析、血浆吸附等单用或联合应用，摸索了人工肝治疗的适应证和禁忌证，合理使用肝素、鱼精蛋白及控制出入量平衡，通过漏电保护装置和监测管路内气泡、漏血、温度情况来保障人工肝治疗安全有效进行，解决了肝衰竭患者人工肝支持系统治疗中易出血、低血压等难题。结果表明非生物型人工肝支持系统能够显著提高肝衰竭患者的临床治愈率和好转率。人工肝支持治疗可以发挥较佳的短时间肝脏支持替代功能，在急性肝衰竭患者、慢加急性（亚急性）肝衰竭患者、多脏器功能衰竭患者以及慢性肝衰竭患者等待肝移植过程中都发挥良好效果。

## 第一节　人工肝技术的概念和分型

### 一、人工肝支持系统的概念

人工肝支持系统（artificial liver support system，ALSS），简称人工肝，是暂时替代肝脏部分功能的体外支持系统。肝衰竭的病理生理特点是肝细胞大块或亚大块坏死，残存肝细胞不足以完成肝脏的功能。人工肝支持系统治疗机制是基于肝细胞的强大再生能力，通过体外的机械、理化和生物装置，清除各种有害物质，补充蛋白质、凝血因子等必需物质，改善内环境，纠正水、电解质紊乱，为肝细胞再生及肝功能恢复创造条件，或作为肝衰竭患者接受肝移植前的桥梁。

重型肝炎/肝衰竭时常有严重的代谢紊乱及毒性物质积聚，会促进肝脏损伤和抑制肝细胞再生，形成恶性循环。因此，具备良好的解毒功能是人工肝最基本和最重要的作用。由于肝脏具有合成、分泌、转化等多种作用，拥有其中一种或几种功能的肝脏支持系统，从理论上讲都应称为人工肝技术。把血液透析、血液滤过、血液吸附等血液净化技术归为人工肝支持技术，原因也在于此，只是其适用对象、适应证和适用范围不同而已。

人工肝支持治疗与一般内科综合治疗的最大区别在于，前者通过"功能替代"治病，后者通过"功能加强"治病。由于人工肝以体外支持和功能替代为主，故又称人工肝支持系统。

## 二、人工肝治疗技术的分型

人工肝治疗技术目前尚无统一分类，国外多数学者按照人工肝的组成和性质分为非生物型、生物型和混合型三型。目前非生物型人工肝在临床广泛使用并被证明是行之有效的体外肝脏支持方法。

### 1. 非生物型人工肝（non-bioartificial liver，NBAL）

NBAL是以清除毒素为主要功能的装置，主要通过物理或机械的方法和/或借助化学的方法进行治疗。非生物型人工肝的本质是血液净化，主要是应用吸附、透析、滤过、置换等方法清除有害物质，为肝功能恢复创造条件。常用方法包括血液透析（hemodialysis，HD）、血液滤过（hemofiltration，HF）、血浆置换（plasma exchange，PE）、血液灌流（hemoperfusion，HP）、血浆吸附（plasma absorption，PA）、血浆胆红素吸附（plasma bilirubin absorption，PBA）、双重血浆分子吸附系统（double plasma molecular adsorption system，DPMAS）、血浆透析滤过（plasma diafiltration，PDF）、连续性血液透析滤过（continuous hemodia-filtration，CHDF）、分子吸附再循环系统（molecular adsorption recycling system，MARS）等。非生物型人工肝已在国内广泛使用并被证明是行之有效的方法，成为目前治疗肝衰竭急需、必备的治疗方法之一。非生物型人工肝以解毒为主，有的装置还兼有补充体内必需物质和调节机体内环境紊乱的作用，其中血浆置换既能清除毒性物质，又能补充生物活性物质，也可称为中间型人工肝。血浆置换是非生物型人工肝中最基本、最有效的治疗模式。根据患者肝衰竭的病因和并发症，选择单独应用血浆置换或联合其他模式进行治疗。

近年来，随着理论的不断更新以及技术的进步，非生物型人工肝治疗手段也发生了变化，将不同非生物型人工肝治疗模式有效联合应用，利用各自优势取长补短的治疗方法是目前非生物型人工肝治疗的研究热点和新方向。如血浆置换联合血液灌流、血液透析/滤过联合血液灌流、血浆置换联合胆红素吸附等技术均已广泛开展。而像分子吸附再循环系统、普罗米修斯系统等组合型非生物人工肝支持系统，其本身就结合了多种非生物型人工肝治疗方法。

### 2. 生物型人工肝（bioartificial liver，BAL）

BAL指将培养肝细胞置于体外循环装置（生物反应器）中，当患者血液/血浆流过生物反应器，通过半透膜或直接接触的方式与培养肝细胞进行物质交换，为肝衰竭患者提供肝脏支持功能。BAL亦可以是同种或异种动物的全肝、肝组织切片培养的肝细胞、肝细胞微粒体、肝细胞酶等与生物合成材料相结合而成的体外装置，包括离体肝灌流、人哺乳动物交叉循环体外生物反应器（内含肝酶、肝细胞成分、肝组织切片或培养的肝细胞等）。体外培养肝细胞替代受损肝脏来发挥生物转化、代谢及合成等功能，是今后人工肝支持系统发展的方向。

### 3. 混合型人工肝（hybrid artificial liver，HAL）

HAL指将生物型与非生物型人工肝支持系统相结合共同构成的具有两者功能的人工肝支持系统。

表1-1 人工肝支持系统的分型和特点

| 分型 | 主要技术和装置 | 功能 |
| --- | --- | --- |
| Ⅰ型（非生物型） | 血液透析、血液滤过、血浆置换、血液/血浆灌流、PDF、CRRT、DPMAS、MARS、普罗米修斯系统等 | 以清除毒素为主要功能，其中血浆置换还可以补充生物活性物质 |
| Ⅱ型（生物型） | 体外构建的肝细胞生物反应装置、肝灌流、体外植入肝细胞等 | 具有肝脏特异性解毒、生物合成和转化功能 |
| Ⅲ型（混合型） | 将生物型和非生物型人工肝装置结合组成应用 | 兼有Ⅰ、Ⅱ型功能 |

## 第二节　人工肝支持治疗的作用和临床应用

人工肝发展至今，已经出现多种治疗模式，从开始的单纯血液透析、血液灌流、血液滤过、血浆置换等，发展到连续血液透析技术、连续血液滤过技术、组合型非生物型人工肝技术、生物型人工肝技术及混合型生物人工肝技术。人工肝可以发挥较佳的、短时间的肝脏支持替代功能，在急性肝衰竭患者、肝功能不全患者、慢性肝衰竭患者等待肝移植过程中都可以得到良好应用。

### 一、人工肝支持治疗的作用

肝脏是多种物质合成和代谢的中心，在临床上肝脏的两大功能尤为重要：一是合成功能，二是转化和解毒功能。重型肝炎、肝功能不全和肝衰竭时常伴有严重的代谢紊乱及毒性物质积聚，反过来这些毒性物质会促进肝脏损伤和抑制肝细胞再生，形成恶性循环。肝衰竭时体内蓄积的毒性产物主要包括两类：第一类是引起肝昏迷和脑水肿的物质，包括氨、酚、硫醇、芳香族氨基酸、短链脂肪酸、$\gamma$-氨基丁酸（GABA）、结合和非结合胆红素、具有神经毒性的中分子物质等；第二类则是引起全身系统性损伤的毒性物质，如内毒素、自由基、炎性细胞因子等。人工肝支持系统的治疗机制是基于肝细胞的强大再生能力，通过体外的机械、理化和生物装置，清除各种有害物质，补充蛋白质、凝血因子等必需物质，改善内环境，纠正水、电解质紊乱，为肝细胞再生及肝功能恢复创造条件，或作为肝衰竭患者接受肝移植前的桥梁。因此，人工肝的用途归纳起来主要有以下几个方面。

（1）通过人工肝支持治疗，为重型肝炎或肝衰竭的肝细胞再生修复赢得时间，使可逆性肝损伤患者肝功能得到恢复，从而避免肝移植。

（2）可延长肝衰竭患者等待供肝时间，降低手术风险、减少并发症，为肝移植创造条件，是肝移植的桥梁。

（3）协助治疗肝移植后最初出现的肝脏无功能状态，通过人工肝支持治疗，部分患者可自行恢复，从而避免再次肝移植；不能恢复者通过改善内环境得以稳定，为再次肝移植创造条件，提高肝再移植的成功率。

（4）防治多器官功能衰竭（multiple organs failure，MOF），人工肝可通过其代谢功能对 MOF 起到预防和治疗作用。

（5）作为辅助措施有助于进行肝极量切除术，或作为肝脏特殊或应激情况下的辅助治疗手段。通过人工肝有效的体外肝功能支持可提高肝切除量，避免肝大量切除后发生急性肝衰竭，并可促进手术后肝组织的再生。

（6）对于高胆红素血症或肝衰竭患者，及时给予人工肝支持治疗，有较好的成本-效果比。研究发现，早、中期高胆红素血症或肝衰竭患者配合人工肝支持治疗，可显著提高治愈率，缩短住院时间，节省医疗费用，获得较好成本-效果比。

肝衰竭病死率高，肝移植被认为是最有效的治疗方法，但由于肝源稀缺、费用高昂等诸多因素限制，肝移植还未能作为治疗肝衰竭的主要手段。人工肝治疗可改善重型肝炎及肝衰竭患者乏力、腹胀、纳差等主要症状，大部分患者经人工肝治疗后食欲有不同程度的好转。在内科综合治疗的基础上及时配合人工肝治疗更能提高人工肝的疗效，所以两者并不矛盾。对于需要通过改善机体内环境，使自身肝细胞再生及肝功能恢复的患者要求自身肝脏有一定的功能基础，治疗时间不宜过晚。对于肝功能不能恢复，需要利用人工肝支持过渡到肝移植的患者，需要把握与肝移植的恰当衔接。有时肝脏损害与肝功能不全的表现明显，如有严重或快速上升的黄疸、明显恶心、乏力等症状，临床诊断虽然未达到重型肝炎、肝衰竭标准，但综合判断有明显向肝衰竭发展倾向者，一旦内科综合治疗效果不明显，也应考虑配合人工肝治疗。

## 二、人工肝支持治疗的临床应用

### 1. 急性肝衰竭

急性肝衰竭是没有肝病基础而短时间出现黄疸、肝性脑病等一系列肝损伤症状的临床综合征，一般而言包括四个主要要素：①既往没有肝脏病史；②出现症状是由严重肝损害导致；③首发症状出现 2 周内出现肝性脑病症状；④具有可逆性。急性肝衰竭的病因在于急性的肝损害导致机体有效肝细胞减少，不能够适应机体代谢需要，从而出现肝性脑病等一系列肝损伤症状。在治疗过程中，除了要首先确定导致肝损害的病因外，非常重要的一点即是采取有效的手段，挽救那些濒临死亡的肝细胞，此时，人工肝支持系统可以起到很好的效果。

研究表明，人工肝在急性肝衰竭患者中的应用不仅可以发挥临时肝功能替代作用，还可以彻底破坏毒性物质导致肝细胞进一步坏死的恶性循环，一定程度上还可以发挥促进肝脏再生作用。统计表明，正是由于人工肝及多种现代技术的应用，急性肝衰竭的病死率已经从 50 多年前的 90% 以上，下降到现今的 10%～30%，有报道甚至更低。

**2. 慢性肝衰竭**

与急性肝衰竭不同，慢性肝衰竭患者的肝功能损伤是一个缓慢、长期累积的过程，其没有暴发式的肝脏组织坏死。主要表现为肝功能异常、慢性肝脏病理损害等，通常状况下肝功能整体处于一种代偿状态。导致慢性肝衰竭的原因包括病毒感染、酒精损害、自身免疫性肝炎、原发/继发性胆汁性肝硬化、一些代谢性疾病及某些原因不明者。慢性活动性肝炎及失代偿性肝硬化最终都可以导致慢性肝衰竭。

由于慢性肝衰竭的病理生理在于长期累积的肝细胞损伤，单纯内科综合治疗不能够完全逆转该过程，但是并不表明内科综合治疗没有作用。现代针对慢性肝衰竭最有效的治疗方法就是人工肝结合肝移植。应用人工肝支持治疗慢性肝衰竭，使患者一般状况好转，同时延长患者生命，等待供体肝脏。

**3. 终末期肝病进行肝移植围手术期支持**

肝移植作为终末期肝病的有效治疗方法，已经成为众多肝衰竭患者的选择。但是肝衰竭患者，不管是慢性还是急性发作，在等待肝移植的过程中均可能发生病情变化，甚至危及生命。作为有效的肝功能短期支持技术，人工肝可以对这部分患者进行支持，以使之度过等待供体肝脏的过程。

现代研究表明，由于人工肝与肝移植的联合应用，即使是暴发性肝衰竭患者，其存活率有时也可以达到100％。人工肝一方面可以有效地短期支持患者肝功能，使得患者可以等待供体肝脏；另一方面还可以有效地改善患者的一般状况，使得肝移植的安全性得到提高。在我国，由于多种原因，肝移植患者除了一些肝癌患者外，多数是肝衰竭一般状况恶化严重者。有条件的情况下，需要前期进行肝功能支持，改善一般状况，以提高移植手术的成功率。

**4. 肝移植术后原发性肝脏无功能**

原发性肝脏无功能是肝移植术后最严重并发症之一，发生率为5％～10％，一般发生在移植手术后数小时或者数天，发病原因与供肝的缺血再灌注损伤、免疫排斥反应、血管痉挛、手术中机械性损伤等有关，发生后常常需要再次肝移植进行挽救，否则后果严重。发生移植肝脏无功能的患者全身状况会急剧恶化，体内胆红素、氨等毒性物质聚集，暂时缺乏供肝的基础下，需要应用人工肝技术进行肝功能替代，直至再次获得供肝。

### 5. 外科极限肝切除后肝功能不全的支持

极量肝切除是指肝脏外科手术过程中切除肝脏量超过机体最大承受量，通常是指超过 70%。但是对于不同肝功能状况的患者，极量的概念完全不同。存在肝脏损害基础的患者，肝脏切除不到 50% 有时同样会发生术后肝功能不全，甚至肝衰竭。在肝脏外科手术围手术期，有相当部分由于进行了极限肝脏切除，短期患者肝功能不能够完全恢复，有些患者甚至出现体内毒性物质聚集，进而导致肝细胞进一步损伤，肝脏围手术期发生肝功能不全显然对患者恢复极为不利。为了防止该种情况出现，临床可以短时间应用人工肝对该类患者进行肝功能支持，帮助进行解毒、代谢等功能，防止机体毒性物质蓄积导致进一步肝损伤的恶性循环发生，促进残余肝脏的再生，成功度过围手术期。

### 6. 肝硬化失代偿期患者的围手术期支持

肝硬化患者，特别是失代偿期患者进行手术风险极大。一般认为，失代偿期患者不适宜进行手术，但是如果手术确实必须进行，此时可以在权衡利弊的基础上，应用人工肝为该类患者提供短期肝功能支持，使肝功能改善，以成功度过围手术期的手术创伤打击。

### 7. 其他肝脏损伤导致肝衰竭

包括放疗、化疗过程中的肝损伤，介入治疗之后的肝损伤、急性脂肪肝、毒物或药物导致的肝损伤等。这些损伤也可能会发生肝衰竭，急性期应用人工肝支持可以达到清除毒性物质、促进肝功能恢复的作用。

### 8. 多脏器功能不全的支持治疗

肝衰竭患者易并发肝性脑病、脑水肿、电解质紊乱、肝肾综合征、胃肠功能不全、呼吸衰竭和心力衰竭等多脏器功能损害，甚至危及生命。缺血缺氧和内毒素血症等导致机体内环境紊乱是肝衰竭患者病理生理机制中的重要环节，持续大量炎症因子的释放是其启动和恶化的根本；免疫内稳态机制紊乱不仅使机体丧失了识别和抵御致病因子的能力，而且破坏了重要脏器之间的正常功能协作，从而出现多器官功能障碍综合征（multiple organ dysfunction syndrome，MODS），最终可导致患者死亡。现有的一些治疗手段尚不能阻逆这个过程，在特异性病因治疗起效之前即可导致患者死亡。而人工肝血液净化治疗技术在肝衰竭不同阶段（包括病程中后期）的救治中可起到不断地清除毒素，有效地控制水、电解质平衡，稳定血流动力学，保障营养支持和静脉药物治疗等作用，为肝衰竭患者的治疗提供良好的内环境,从而达到促进病情恢复,提高治愈率的作用。

人工肝的临床应用,使现今的肝脏疾病诊疗进入了一个全新的阶段,它提供给临床医生一种进行短时间肝功能替代的方法,在一定程度上纠正机体肝功能失代偿,分解毒性物质,阻止肝细胞进一步损伤,保护了濒临死亡的肝细胞,促进剩余肝细胞的再生,同时还可以降低体内内毒素及炎性细胞因子的水平,改善多个脏器的功能,明显提高急性肝衰竭患者的存活率,与肝移植结合使用已经成为治疗肝衰竭的最有效方法。

## 第三节 人工肝技术新特征、新问题和未来展望

### 一、人工肝技术新特征

自 20 世纪 80 年代始,国外有学者尝试应用血液透析、阴离子吸附、活性炭吸附、血浆置换等技术治疗肝衰竭,结果证明这些疗法对肝衰竭患者均有一定的支持作用,如改善肝性脑病、降低血清胆红素水平等,但关键技术没有突破,患者生存率未见显著提高。自 20 世纪 90 年代以来,我国非生物型人工肝技术迅速发展,形成了一套较完整的人工肝支持系统理论,目前国内有上千家单位开展了人工肝治疗技术。人工肝技术经过近年来的迅速发展,已经呈现出如下特征。

(1)治疗应用范围不断扩大 从最初治疗暴发性肝衰竭,到后来的慢性肝衰竭、高胆红素血症、胆汁淤积性肝病、急性中毒以及肝极量切除术和肝移植前后的肝脏支持替代治疗等。对并发严重感染、电解质紊乱、肝肾综合征、肝性脑病的终末期肝病患者也可起到辅助治疗作用。

(2)从单一治疗模式向多种方法组合或序贯应用发展 包括非生物型人工肝方法的组合应用和将非生物人工肝和生物型人工肝结合起来的混合型生物人工肝支持系统。目前研究比较多的首先是血浆置换与血液滤过的联合治疗,即在血浆置换完成后,再配合血液滤过或血液透析滤过治疗。这一联合的优点是,先行的血浆置换可在短时间内去除较大量的血浆中各种分子量、不同溶解性的毒素,后续的血液净化治疗再去除部分条件性或选择性毒性物质以及炎性介质和中分子物质,这样联合治疗,毒素去除量更大、范围更广;血浆置换引起的水电解质和酸碱改变可经后续的治疗予以调整,血浆胶体渗透压的急剧变化及水钠潴留等血浆置换的不良反应会

大幅度下降；血浆置换输入的较大量的抗凝药可予以清除；置换补充的凝血因子可减少后续治疗出血的风险。此外，血浆置换联合血浆灌流、血浆置换联合双重血浆吸附系统（DPMAS）、血液滤过联合血液灌流、血浆置换联合分子吸附循环系统（MARS）等方法也被国内外众多学者采用。可以预见，把不同非生物型血液净化技术结合人工肝支持方法在临床上的应用会愈加广泛。在生物型人工肝前加用血浆置换、胆红素吸附、血液灌流等非生物人工肝方法，既可加强毒素的清除，又可减少毒素对生物反应器内肝细胞的损害。目前国外多数新开发设计的生物型人工肝系统在生物反应器前都带有非生物毒素清除系统，以加强毒素的清除，延长细胞的功能和寿命。

（3）持续性血液净化技术的应用日益广泛　如持续性血液（透析）滤过、缓慢持续血浆置换、长时间的非生物型人工肝支持治疗等，此类方法强调长时间、缓慢、持续地清除毒性物质，较长时间维持机体内环境的稳定，以利于肝细胞的再生和功能恢复。目前国外最新建立的混合生物型人工肝系统，体外细胞重量可达400～450g，与人体血液循环系统连接后细胞活性可维持 7～10 天，如此长时间的体外支持，必将对肝衰竭的预后产生重要影响。

（4）对各种人工肝方法的选择、适应证、不良反应、治疗时机、治疗间隔和预后判断的认识逐渐深入　根据患者的病情和经济承受能力制定个体化的治疗方案，选择最佳的治疗方法；对可能出现的过敏、出血、血压下降已经能够做到有效的治疗和预防；慢性肝衰竭早中期的疗效高于晚期；同时配合强有力的内科综合治疗，预防人工肝治疗后的出血和感染是降低病死率的关键；根据治疗后胆红素的反弹趋势，通过计算机运算得出的"生存曲线"和"死亡曲线"可以进行预后判断等。

## 二、人工肝技术面临的新问题

自人工肝支持治疗系统进入临床以来，已经成为治疗肝衰竭患者的重要手段，但其发展和临床应用仍有许多亟待解决的问题。

### 1. 非生物型人工肝面临的问题

随着对肝衰竭认知的深入，NBAL 治疗目的发生了观念性变化。对于肝细胞能够迅速再生的可逆性肝衰竭，通过 NBAL 治疗，生存率明显提高；对于不可逆性肝衰竭，NBAL 则是通向肝移植的桥梁。NBAL 因为已经在肾病、重症感染、多脏器衰竭等非肝脏疾病有较多的应用，技术比较成熟，主要的问题是如何在肝病领域安全地应用，并取得较好的效果。目前需要探讨的问题为不同方法如何组合应用并进行治疗模式的优化；长时间人工肝治疗如持续血液滤过等凝血状态如何实时检测并指导抗凝药个体化使用；一些新型方法如高通量血浆置换、血浆滤过透析、双重血浆分子吸附系统、普罗米修斯系统对我国以慢加急性肝衰竭为主要类型的患者的效果如何，适应证包括哪些。

随着肝衰竭患者的不断增加，人工肝技术的应用迎来巨大的机遇和挑战。尽管人工肝的应用在肝衰竭患者的治疗中取得了显著成绩，但以血浆置换为代表的国内常用非生物型人工肝技术面临血浆来源受限的问题，而国外应用最为广泛的MARS也因白蛋白来源不足及价格昂贵而无法在我国大面积推广应用。在各型人工肝治疗的选择方面，临床医师也需要对患者的病情、期望值及经济条件等多个方面综合考虑。

新型NBAL扩大了以往人工肝治疗的适应证范围，为危重肝衰竭患者带来了更多的生存或等待供体接受肝移植的机会。由于不同NBAL治疗方法各有利弊，所以技术的整合、联合治疗成为当今NBAL治疗的研究热点和方向。尽管如此，目前NBAL治疗仍存在以下问题。

（1）缺乏一套系统的规范化的管理体系及标准化的人工肝支持治疗模式，对于病因、病情程度各不相同的肝衰竭患者如何确定最佳的人工肝支持治疗方案，以达到成本-效果最优化，需要更多的临床研究。

（2）各种类型的NBAL治疗肝衰竭患者的生存率问题尚需更多大规模的随机对照试验来验证。

（3）对于NBAL的疗效缺乏可靠的风险预测模型，即根据对肝衰竭患者预后的推测，如何明确NBAL最佳治疗时机，决定是内科联合NBAL治疗还是及时准备肝移植手术。

（4）目前主要是非生物型人工肝广泛应用于临床，其改善临床症状方面的疗效肯定，但NBAL的远期疗效尚存争议、评价不一。

### 2. 生物型人工肝难点与争议问题

生物型人工肝的主要挑战在于肝细胞源的选择、如何维持肝细胞的形态和功能的稳定以及生物反应器的设计问题。并且，无论是非生物型人工肝还是生物型人工肝，其对患者生存率的影响尚存在争议。下列问题亟待解决。

（1）目前，干细胞分化为成熟功能的肝细胞的方法很多，但是尚未有真正统一的技术方法，因此，如何建立标准化的干细胞向肝细胞分化的技术方法是亟待解决的难题。

（2）如何进一步提高干细胞诱导分化后的肝细胞功能和活性，使其分化为表型一致的肝细胞，且更加接近原代肝细胞功能。

（3）如何实现干细胞在体外进行大规模扩增与大规模诱导分化为肝细胞，以及保持在高数量下分化后的肝细胞功能和活性。

（4）干细胞的安全性仍然受到许多学者的质疑，如何进一步提高和评价其临床应用的安全性。

（5）鉴于包括各种干细胞来源的肝细胞都还存在着一些问题，哪种干细胞来源的肝细胞更适用于 BAL，目前仍未确定。

（6）如何改善肝细胞冻存技术，改善运输装置，使其能广泛应用。

（7）如何建立生物安全性评估和监测系统保证生物型人工肝安全；同时发展更有效的生物相容性反应器，把不同的系统组合起来，满足临床特殊的需要。

## 三、人工肝技术未来展望

在供肝紧缺时代，肝衰竭始终是医生面临的严峻挑战，而人工肝技术有望成为医生战胜挑战的有力武器。为了更好地应用该项技术，在未来的临床实践中，需要更加清晰地定义人工肝的适应证及治疗时机、模式、频度和时间，筛选出最佳获益人群。科学家、临床医生和工程师之间须密切交流合作，更深入地研究肝衰竭的发病机制，设计更好的临床试验，开发新型人工肝技术，才能最终实现挽救生命这个最高目标，从而使人工肝技术更好地为患者服务。

理想的人工肝应该与原来的生物器官接近或类似，基本上能够担任及完成正常肝脏的工作。

（1）今后的研究仍主要集中于现有非生物型人工肝的最佳适应证、治疗时机与方式的选择，以及根据病情变化，如何确定人工肝治疗的次数、间隔时间等，需要通过严格的临床对照观察，对足够的病例加以分析、比较进行确定。而对终末期肝病患者，除非已确定等待肝移植，其余应慎用人工肝治疗。随着临床治疗的不断开展，非生物型人工肝技术日趋成熟，研究和优化人工肝治疗方案，制定人工肝治疗的标准化流程，规范临床人工肝治疗是当前的趋势。对合理的血浆用法和用量的研究、人工肝治疗的时间及间隔研究等均有利于非生物型人工肝的合理、有效、经济应用。非生物型人工肝治疗的规范化、标准化有利于提高疗效、减少不良反应、节约临床资源，是解决临床血浆、白蛋白来源困难的可行方案。

（2）各种人工肝技术都有各自的特点及不足。如在血浆置换治疗过程中会丢失大量有益物质，消耗大量新鲜冰冻血浆，可能出现血浆过敏反应，抑制肝细胞再生的现象；血液透析以清除小分子物质为主，对与蛋白结合的各种毒素难以清除；血液灌流对水、电解质、酸碱平衡紊乱者无纠正作用等。因此，多种不同原理的人工肝方法联合治疗也是目前非生物型人工肝治疗的研究热点和新方向。各种人工肝治疗方法的标准操作规程将会进一步完善，人工肝设备将会更加精确、安全、高效和智能化，治疗模式多样化、功能强大，报警监测系统发达，操作将更加便捷。

（3）今后开发新型材料，更加接近于体内肝细胞的生长代谢环境；改善体外支持系统内的微环境，能提高肝细胞分化及存活能力，保持肝细胞的合成代谢功能，以利于长时间进行体外肝功能替代。

（4）发展能在体外高水平增殖并具有较完善肝功能的人类细胞株，如通过基因修饰的永生化人类肝细胞，以及安全性和有效性均经过严格评估的人类肿瘤细胞系细胞。已有报告从肝脏纤维母细胞瘤中分离出的肿瘤转化细胞株，如 HepG2、C3A、HuH6、Jhh2 等，也有经转染等处理后得到的人永生化细胞系，如 C8-B、HepZ、OUMS-29、NKNT-3 等，它们均具有成熟肝细胞的功能，还具有永久繁殖特点，已有应用于临床的报道，但是否安全成为研究的焦点。通过基因修饰，可使肝细胞的增殖能力及某些功能得到加强；如产生温度敏感的可调控蛋白，可在细胞失去控制时通过干预诱导细胞凋亡，确保安全。骨髓干细胞及肝脏干细胞是国内外研究的热点，分子克隆、基因工程技术、干细胞和肝再生等基础研究的突破和进展将会极大地推动人工肝的发展。

（5）具有产业化规模的肝细胞大量增殖、低温保存和运输，将使生物型人工肝的应用更加普及。

（6）生物反应器研究，除普通中空纤维管生物反应器外，复合型中空纤维管生物反应器、编织型中空纤维管生物反应器、径流型或辐流型聚酯织物生物反应器均显示出良好的应用前景。

（7）稳定、可重复的急性肝衰竭动物模型的建立，将为评价各种人工肝治疗方法的效果提供良好的平台，并有助于从组织学、分子生物学基础上探讨肝衰竭的发病机制和人工肝的干预机制。

（8）医学正向着高度综合与高度分化的方向发展，促使传统的生物医学模式向生物-心理-社会的现代医学模式转换。人们越来越认识到社会、心理、精神因素对疾病的影响，人工肝治疗的心理、伦理等问题应更加受到重视。治疗前不只探索何种病毒感染、肝细胞坏死的程度、肝性脑病的程度及治疗方案，更着重考虑和理解患者的心理需求和社会需求。应建立伦理小组，加强对患者的保护作用，客观公正地选择患者，制定治疗方案及判断预后；治疗前医生详细地向患者及家属解释治疗的性质、风险和受益，签署知情同意书时，使患者及家属充分了解治疗的性质、风险和受益，包括治疗过程中可能出现的意外及治疗失败所带来的后果。由于人工肝治疗方法的特殊性及治疗对象的特殊性，要求未来应加强心理、伦理及安全性的研究，包括护理研究。

随着对肝衰竭与人工肝的基础和临床研究认识不断深入，细胞培养技术、生物工程技术、现代重症监护和肝移植技术的有效应用，各学科领域的交叉发展，把不同非生物型血液净化技术结合起来及非生物和生物型人工肝的有效组合，各型人工肝的装置设计将进一步优化，构成适合于不同患者的个体化方案，是人工肝未来发展的基本方向。

## 第四节　非生物型人工肝血液净化理论基础

人工肝的作用原理是基于肝脏损伤的可逆性及肝细胞的强大再生能力，即借助体外机械、化学或生物装置，清除肝衰竭时产生的各种有害物质，补充蛋白质和凝血因子等，纠正水、电解质紊乱，维持内环境稳定，暂时部分替代肝脏功能，从而创造条件促使残存肝细胞再生，使肝功能得以恢复或等待机会进行肝移植。其基本原理是通过弥散（diffusion）、对流（convection）、吸附（absorption）和置换（exchange）方式清除血液中血清胆红素、各种内源性和外源性"毒素"，通过超滤（ultrafiltration）和渗透（osmosis）清除体内潴留的水分，同时纠正电解质和酸碱失衡，使机体内环境改善，有利于肝细胞修复、再生从而达到治疗的目的。

不同的非生物型人工肝治疗模式其血液净化理论基础有所差异。比如血液透析以弥散清除为主；血浆置换以置换清除为主；血液滤过以对流清除为主，弥散和吸附清除为辅；血液灌流以吸附清除为主。不同物质被清除的方式也不同：小分子物质弥散清除效果好，中分子物质对流清除效果好，而大分子物质以吸附清除为佳。这些理论基础指导了临床，图1-1为各种溶质的分子量和适合的人工肝治疗模式。

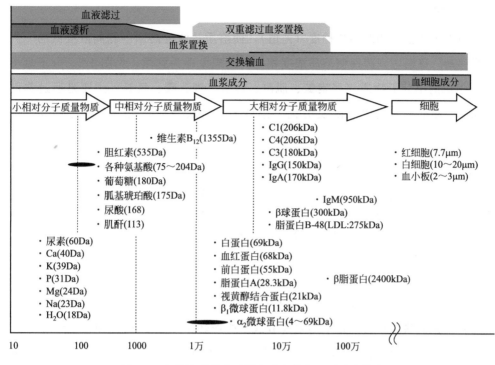

图 1-1 各种溶质的分子量和适合的人工肝治疗模式

## 一、溶质的清除原理

溶质的清除主要根据分子量大小通过弥散、对流、吸附和分离技术等方式，可清除血液中血清胆红素、各种内源性和外源性毒素。溶质按与蛋白结合特性分为蛋白结合毒素和非蛋白结合毒素；按分子大小分为小分子（<500Da）、中分子（500Da～60kDa）、大分子（>60kDa）。见表 1-2。

表 1-2 血液中各种分子量大小

| 小分子物质/Da | | 中分子物质/Da | | 大分子物质/Da | |
| --- | --- | --- | --- | --- | --- |
| 氯化钠 | 58.5 | 多肽 | 778 | 前白蛋白 | 55000 |
| 尿素 | 60 | 维生素 $B_{12}$ | 1355 | 抗凝血酶原 3 | 65000 |
| 磷酸 | 96 | 聚糖 | 5200 | 白蛋白 | 66500 |
| 肌酐 | 113 | 甲状旁腺激素 | 9000 | 血红蛋白 | 68000 |
| 尿酸 | 168 | $β_2$-微球蛋白 | 11800 | 凝血酶原 | 68000 |
| 葡萄糖 | 180 | 肝素 | 11200 | 转铁蛋白 | 76500 |
| | | 肌球蛋白 | 17000 | 免疫球蛋白 G | 160000 |
| | | 因子 D | 24000 | 纤维蛋白原 | 341000 |
| | | 白介素-1 | 31000 | | |
| | | 蛋白酶 | 35000 | | |
| | | 肿瘤坏死因子 | 39000 | | |

### 1. 弥散

由于半透膜两侧的溶质梯度（差值），使溶质从浓度高的一侧向浓度低的一侧跨膜移动，逐渐达到膜两侧溶质浓度相等，此现象即为弥散，见图 1-2。分子量小于 500Da 的小分子物质（尿素氮、肌酐、尿酸、钾、磷、氢等）主要是通过弥散清除的。驱动力为膜两侧溶质的化学浓度差。血液透析溶质主要的清除方式是弥散。

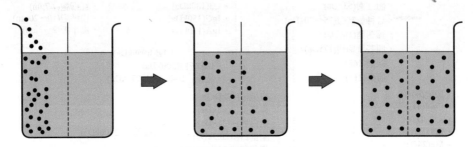

图 1-2　弥散作用（溶质从较高浓度区域扩散到较低浓度区域）

弥散是清除中小分子毒素的主要方式。弥散转运依从 Fick 定律：$J = DA\Delta C / \Delta X$（$J$ 为溶质的弥散量；$D$ 为弥散系数；$A$ 为膜的有效弥散面积；$\Delta C$ 为溶质浓度梯度差；$\Delta X$ 为溶质有效弥散距离。其中 $A = n\pi r^2$，$n$ 为膜孔数；$r$ 为膜孔半径，$\pi$ 为圆周率）。

实际血透中影响弥散转运的主要因素有：①溶质的分子量；②溶质浓度梯度；③半透膜的阻力；④血液与透析流速；⑤其他，如温度、血液浓度等。其中，半透膜是绝大多数血液净化治疗的基础。可允许一定体积范围内的溶质（分子或离子）通过。血液净化的效率和结果与半透膜的材质、厚度、结构、面积等有关。

### 2. 对流

在跨膜压（TMP）的作用下，液体从压力高的一侧通过半透膜向压力低的一侧移动，这种方法即为对流，见图 1-3。溶质和溶剂一起移动，是摩擦力作用的结果。不受溶质分子量和其浓度梯度差的影响，跨膜的动力是膜两侧的静水压差，即所谓溶质牵引作用。中分子（多肽）、小分子（尿素氮、肌酐、尿酸）均能通过对流进行溶质清除。对流是模拟正常人肾脏的肾小球滤过原理，血液滤过主要的清除方式是对流。

血液滤过中影响对流转运的主要是溶液的超滤量和膜的筛选系数（$S$），对流清除率：$C = S \cdot UFR$；$UFR = Lp \cdot A \cdot TMP$

式中，$S$ 为筛过系数，$S = C_a / C_b$（$C_a$ 为超滤液中的溶质浓度，$C_b$ 为血中的溶质浓度），与膜的特点、溶质大小有关，小分子溶质 $S$ 为 1；$UFR$ 为超滤率；$L_p$ 为膜的超滤系数（与膜的材料及结构有关，大于 20 为高通量膜）；$A$ 为膜的面积；$TMP$ 为跨膜压。

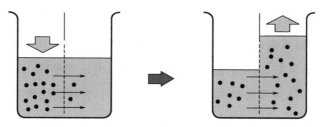

图 1-3　对流作用（在跨膜压的作用下，溶质和溶剂一起移动）

增加某种溶质的对流清除率有两种方法：①选择一块更易于溶质通过的薄膜；②增加超滤出来的容量。

**3. 吸附**

吸附是通过正负电荷的相互作用或范德华力和透析膜表面的亲水性基团选择性吸附某些蛋白质、毒物及药物（如 $\beta_2$-微球蛋白、补体、炎性介质、内毒素等），见图 1-4。

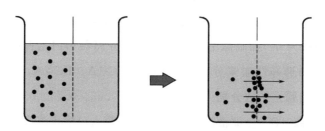

图 1-4　吸附作用（溶质吸附在膜器的表面）

所有透析膜表面均带负电荷，膜表面负电荷量决定了吸附带有异种电荷蛋白的量。吸附并不属于一种转运模式，它与膜的特性密切相关，不同透析膜，吸附能力相差很大。吸附清除对于某些大分子物质有一定作用。无论哪种吸附器，都只是对病原物质的清除，血浆量和血液量都没有变化，因此具有不需要补充白蛋白和置换液的优点。此外，吸附器对物质的吸附量有上限，一旦吸附器达到饱和，就不再进行吸附，这是其缺点。在血液透析过程中，血液中某些异常升高的蛋白质、毒物和药物等选择性地吸附于透析膜表面，使这些致病物质被清除，从而达到治疗目的。应用于血液灌流、血浆吸附等模式中，也用于配对血浆滤过吸附治疗。

### 4. 分离技术

血液净化疗法中的核心技术是血液成分的分离，目前，主流的分离技术有膜分离技术和离心分离技术。

(1) 膜分离技术　膜分离技术的应用最为广泛，其产品是使用一定孔径大小的中空纤维膜填充制成的滤器，对不同分子量的物质进行分离（膜孔径为 $0.04\sim0.05\mu m$ 可清除小于 1500Da 的物质，膜孔径为 $0.10\mu m$ 可清除 $10\sim30kDa$ 的物质，膜孔径为 $0.2\sim0.6\mu m$ 可清除 $600\times10^4 Da$ 的物质），常用的滤器有血液透析器、血液滤过器、血浆分离器及血浆成分分离器。其具有分离效率高、电解质平衡易于调节等优点；但也存在相对特异性不足，往往难以兼顾不同分子量大小、不同亲疏水性质的目标物质的缺点，使得需要进行重复治疗，不仅提高了治疗成本，也使患者的耐受性急剧降低。前面已经提到，物质能否通过分离膜被滤过，相对分子量的大小起到决定作用。也就是说，膜的特性取决于膜孔径的大小，比膜孔径小的物质可通过，比膜孔径大的物质无法通过这些细孔，从而无法被过滤。

膜分离中一个重要的概念是筛选系数（sieving cofficint，SC）。它是指过滤出来的物质占流入分离器的物质的比例。例如，比膜孔径小、完全能够通过细孔、从而 100% 被过滤出来的物质的筛选系数为 1.0，而比膜孔径大、完全不能过滤出来的物质的筛选系数为 0。如临床上常用普通血浆分离器为白蛋白筛选系数为 1.0，日本可乐丽公司的选择性血浆分离器 Evacure EC-1A、EC-2A、EC-3A、EC-4A、EC-5A 型的白蛋白筛选系数分别为 0.20、0.25、0.65、0.75、0.87。

$$筛选系数（SC）=滤液溶质浓度（CF）/膜入口溶质浓度（CBi）$$

(2) 离心分离技术　离心分离是根据各种血液成分比重的不同而分离细胞成分和血浆成分的方法。加入抗凝药的血液放置一段时间后，细胞成分在下部沉淀，与血浆成分上清得以分离。这是因为血细胞成分的比重大于血浆的缘故，与离心分离的相关血浆与各种血液成分的比重见表 1-3。离心分离促使血液不同组分分离过程均一化并在短时间得以完成。离心分离技术可用于红细胞增多症、白血病、血栓性疾病的治疗，但目前已不常用该法。

表 1-3　血浆与各种血液成分的比重

| 血液成分 | 比重 |
| --- | --- |
| 血浆 | $1.025\sim1.029$ |
| 血小板 | $1.030\sim1.040$ |
| 淋巴细胞 | $1.050\sim1.066$ |

| 血液成分 | 比重 |
|---|---|
| 单核细胞 | 1.065～1.068 |
| 颗粒白细胞 | 1.070～1.095 |
| 红细胞 | 1.078～1.114 |

利用离心分离的血液净化疗法，主要用于血浆成分的清除，即利用离心分离进行血浆置换（国际上施行比较多）；细胞成分的清除，即利用离心分离进行白细胞清除、成分献血；另外，还用于采集外周血干细胞等。从目标物质的角度，离心分离与膜分离的设计思路相近，优劣相似，区别仅在于实现的技术不同，但由于离心分离对设备与环境要求较高，目前除了一些特殊使用场景，已较少使用。

## 二、水的清除原理

### 1. 超滤

液体在静水压力梯度或渗透压梯度作用下通过半透膜的运动称为超滤，见图1-5。临床上透析时，超滤是指水分从血液侧向透析液侧移动；反之，如果水分从透析液侧向血液侧移动，则称为反超滤。

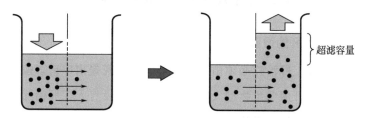

超滤容量

图1-5 水的超滤清除原理

影响超滤的因素如下。

（1）静水压力梯度 主要来自透析液侧的负压，也可来自血液侧的正压。

（2）跨膜压力 是指血液侧正压和透析液侧负压的绝对值之和。血液侧正压一般用静脉回路侧除泡器内的静脉压来表示。

（3）超滤系数 是指在单位跨膜压下，水通过透析膜的流量，反映了透析器的水通过能力。不同超滤系数值透析器，在相同跨膜压下水的清除量不同。

### 2. 渗透

膜两侧渗透梯度使水由渗透压低的一侧向渗透压高的一侧做跨膜移动，称之为渗透，见图1-6。在血液透析中，渗透脱水作用甚轻。渗透和弥散的不同之处在于，其溶质不能通过半透膜，而水分仍旧可以通透，最终导致两侧浓度趋于平衡。

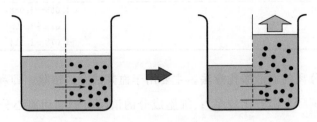

图 1-6　水的渗透清除原理

## 第五节　非生物型人工肝的准入和管理制度

开展非生物型人工肝治疗肝衰竭必须由相关医疗行政管理单位批准，在人员、设备等方面进行配置，人工肝治疗室设置专门负责人，对治疗室的人员培训、安全、水电、仪器、物资等方面进行全面管理。

### 一、开展非生物型人工肝治疗必须具备的条件

#### 1. 非生物型人工肝的设置

开展非生物型人工肝治疗必须由二级甲等以上医院提出申请，按规定由当地卫生健康委员会批准。开展非生物型人工肝的医院必须设有人工肝治疗室、重症监护病房、污水处理系统等硬件设施。

#### 2. 人员配备

至少配备 1 名副主任医师及 1 名专职护师。整体人员配备（指医师与治疗床比、护士与治疗床比）参照监护室。医务人员须经国家指定具备培训资格的人工肝中心培训合格后方能上岗。

#### 3. 设备配置

人工肝治疗室除基本设备外还必须配置以下设备。

（1）血液净化治疗仪。

（2）心电监护仪。

（3）抢救设备。

## 二、人工肝治疗仪器的使用及保养

（1）仪器启动前应认真检查仪器仪表、开关和电源。

（2）操作时应小心注意，切忌猛按压各按钮、开关等。

（3）仪器在使用过程中出现任何异常现象，应及时排除故障，保证患者安全。

（4）每次使用后需用柔软湿布清洁仪器外壳（包括正面仪表和侧面挡板），并按照医院感染防控的要求进行消毒。

（5）定期校对仪器，以保证仪器处于正常状态。

（6）每半年检查仪器的易消耗零件1次，发现异常及时更换。

## 三、非生物型人工肝治疗消耗品的管理制度

（1）血浆分离器、血液灌流器、血液滤过器、血浆吸附器等仪器及管路均应一次性使用，合格证必须妥善保存并登记。

（2）所有消耗品必须符合产品使用说明书的要求，并在有效期内使用。

（3）人工肝一次性耗材储物柜顶离天花板30cm，底离地面30cm。

## 四、人工肝治疗消毒隔离制度

（1）人工肝治疗室应保证良好的通风，避免交叉感染。

（2）工作人员进入治疗室必须换鞋或鞋套、更换工作衣，操作时戴手套，严格无菌操作。

（3）重视消毒隔离技术，尤其对合并有特殊感染的患者应根据病原体特点、传播途径进行隔离预防。

（4）患者须穿着病号服进入治疗室。

（5）治疗室必须在使用前后进行清洁和消毒。清洁、消毒步骤如下。

① 操作前后用紫外线灯照射消毒1h。治疗结束后治疗仪用5g/L葡萄糖酸氯己定进行表面擦拭，回路及分离器行污物处理后废弃，不得重复应用，以免交叉感染。

② 机器外部消毒：每次结束人工肝治疗后应采用1000mg/L的含氯消毒剂或其他有效消毒剂擦拭消毒；如果血液污染到治疗仪，应立即用1000mg/L的含氯消毒剂擦拭血迹后再消毒。

③ 空气和物体表面消毒：参照国家卫生健康委员会"血液净化标准操作规程

（2020 年版）"。

④ 医疗污物及废物处理：参照国家卫生健康委员会"血液净化标准操作规程（2020 年版）"。

（6）特殊感染患者必须做好消毒隔离措施，在指定的区域和机器接受治疗，以防交叉感染。

## 五、人工肝治疗医务人员的培训制度

（1）医务人员必须经专业培训取得人工肝专业培训合格证后才能上岗。

（2）须经常性开展业务学习，组织学术讨论，了解国内外研究进展。

（3）人工肝培训基地应定期举办人工肝技术推广应用学习班。

## 六、人工肝治疗的管理制度

（1）人工肝治疗属于特殊治疗，应严格执行有关规定和规范。

（2）应有专门的治疗场地，布局合理。

（3）建立相应的工作制度及操作规范。

（4）开展人工肝治疗的医护人员必须熟练掌握相关技术。

（5）严格执行消毒隔离制度和血液制品使用制度。

（6）所有人工肝治疗患者均需在治疗前签署知情同意书。

（7）治疗记录等资料须及时归档，妥善保存，康复者建议随访观察。

## 七、人工肝治疗室安全管理制度

（1）人工肝治疗室由专职护士（护师）专管，负责水电、仪器、物资保管与清洁消毒工作，每周对人工肝治疗室的水电安全、仪器、物品进行全面检查，一旦发现问题，应及时报告，妥善处理。

（2）人工肝治疗室钥匙只发给在职员工，其他人员均不得私配。拥有钥匙者要承担安全保卫责任。

（3）贯彻安全工作管理规定，违反规定者，按情节轻重与造成的不良后果导致的损失，做出相应处分。

## 八、人工肝患者转运制度

（1）患者人工肝执行时间由人工肝中心通知病房，责任护士评估患者情况选择合适的转运工具并由工人护送患者至人工肝中心，病情较重的患者转运必须有医护人员陪同，并填写患者转运交接单。

（2）患者的医疗和护理记录应随患者一起送至人工肝中心。

（3）患者治疗结束，评估患者情况选择合适的转运工具转运患者，并填写患者转运交接单。

（4）患者人工肝治疗前、后，病房护士和人工肝护士应做好交接班，并记录。

## 第六节　非生物型人工肝血液净化装置和耗材介绍

人工肝支持系统是暂时替代肝脏部分功能的体外机械、理化和生物装置。非生物型人工肝支持系统由人工肝治疗血液净化装置和血浆分离器、血浆吸附器、血液灌流器、血液滤过器、血液透析器及相应的管路组成。

### 一、人工肝治疗血液净化装置的组成

人工肝治疗血液净化装置基本构成有血液泵、超滤泵、补液泵、相关的平衡装置、补液加温装置以及血液与透析液安全报警装置。

**1. 流量泵**

流量泵均为蠕动泵，带有动态流量监测系统，要求精确、耐久。一般设有3～4个流量泵，即血液泵、补液泵、排液泵、透析液泵，操作时只需设定治疗数值即可。血液泵流量范围为0～400mL/min；置换液流量范围为0～200mL/min；透析液流量范围为0～200mL/min；滤过液流量范围为0～500mL/min；超滤速率范围为0～600mL/min。

**2. 肝素泵**

肝素泵注入流量为0～10mL/h，精度为≤±0.1mL/h，可大剂量给药，每次可至0.1～10.0mL。

**3. 空气捕获器**

用于捕获进入管道的气体，该处是容易发生凝血的部位。

**4. 容量控制系统**

流量泵的误差率约为3%，血浆置换量每次为3500mL时，这样的误差尚能接

受；但用于控制血液滤过 2L/h（48L/d）的置换液输入时，3%的误差意味着液体的实际出入量与设定值可能相差 1.44L/d。如果出入量偏离方向相反，意味着患者体内每天蓄积或额外清除近 3L 液体，这将会给重危患者带来致命后果。因此，理想的装置应有自动反馈式容量控制系统。

### 5. 监控系统

通常可动态监测液体流量、各种压力、气泡、温度等，并予以显示和报警。如监测双腔导管的流入端、流出端，滤器的血路入口、出口，空气捕获器的入口、出口，滤器的超滤端口压力。通过这些参数，可判断滤器、空气捕获器、血管通路功能状态，及时发现凝血部位并进行处理。压力监测范围：动脉压监测，$-450\sim+50\text{mmHg}$；静脉压监测，$-50\sim+500\text{mmHg}$；跨膜压监测，$0\sim+400\text{mmHg}$；滤器前压力监测，$0\sim+600\text{mmHg}$。空气监测：可检测$\geqslant0.025\text{mL}$ 气泡。漏血监测：可检测$\geqslant0.2\text{mL/min}$漏血（HCT 32%）。

### 6. 加热系统

输入患者体内的液体必须加热、保温，这对危重患者极为重要。具备内置独立加温系统，温度范围为 $30\sim40℃$，每次调整 $0.1℃$，温度控制精度$\leqslant\pm0.1℃$。

### 7. 液体平衡称系统

具备 $1\sim4$ 个平衡秤进行液体平衡，每个秤称重范围 $0\sim12\text{kg}$。

理想的人工肝治疗血液净化装置具有以下特点：①人机界面友好，高度机动灵活；②简单、快速、自动预冲功能；③补液泵、废液泵和血泵一体化；④废液管路上有漏血检测；⑤精准和稳定的液体平衡系统，每天液体平衡误差小于 100mL；⑥滤器前后有压力检测，跨模压自动显示；⑦能够完成各种 CRRT、血液灌流和血浆置换治疗。

## 二、管路和连接

理想的人工肝血液净化的管路应安装方便、连接灵活，泵管部分不易被拉伸变形，具有良好的生物相容性，血液动力学稳定，不引起炎性反应、不引起凝血。

## 三、血液净化器

人工肝支持系统集成血液透析、血液滤过、血浆置换、血液/血浆灌流等技术，用于清除炎症介质、内毒素及中小分子有毒有害物质，补充白蛋白、凝血因子等有益物质，调节水电解质、酸碱平衡。人工肝血液净化的主要耗材是各种血液净化器，根据其基本原理，使用的净化材料主要是分离膜和吸附剂。分离膜依赖于膜的通透性即膜孔径的大小；吸附净化则取决于吸附剂对目标物质的亲和性。人工肝治疗常用的血液净化器包括血浆分离器、血浆成分分离器、血液灌流器、血浆吸附器、血液透析器、血液滤过器等。各种血液净化器孔径不同，从而截留物质分子量不同。不同血液净化器通过弥散、对流、分离和吸附等不同原理清除致病物质。因此，临床上主要通过选择不同人工肝血液净化模式而使用不同的血液净化器来充分清除水溶性、脂溶性及不同分子量的毒性物质，同时稳定肝脏及全身血流动力学，各种血液净化器特点和应用见表1-4。

表1-4 各种血液净化器特点和应用

| 特点 | 透析器 | 血滤器 | 成分分离器 | 血浆分离器 | 灌流器 |
|---|---|---|---|---|---|
| 孔径 | $<0.01\mu m$ | $<0.02\mu m$ | $0.01\sim0.035\mu m$ | $0.2\sim0.6\mu m$ | 大孔径 |
| Cut-off* | $<30kDa$ | $30kDa$ | $100\sim500kDa$ | $1000\sim3000kDa$ | 各种分子 |
| 应用 | HD/HDF | HF/CRRT | FPE/PDF/DFPP | PE/DPMAS/PP | HP/PP |

注：Cut-off指最大截流分子量。

### 1. 血浆分离器

血浆分离器在血浆吸附治疗中将血液分离为血浆和血细胞。过去血浆分离器一直采用离心式分离器，而目前应用最广泛的是中空纤维膜式血浆分离器，其优点在于制造成本低、结构简单、操作方便，且分离后的血浆不含血小板。膜型血浆分离器将全血有形成分与血浆分离出来，除血液的有形成分外，其余成分都可以通过该膜。膜型血浆分离器纤维膜材料主要有聚乙烯、聚丙烯、聚乙烯醇、醋酸纤维素、丙烯酸酯等。膜面积一般为$0.2\sim0.8m^2$，孔径$0.2\sim0.6\mu m$，最大截流分子量为3000kDa。

影响血浆分离器分离效率的因素包括以下几点。

（1）膜面积 面积越大，分离血浆的速度越快，中空纤维型膜面积为$0.2\sim$ $0.8m^2$，临床通常应用的膜面积约$0.5m^2$。

（2）膜特性 指膜的孔径大小、孔径均等度、膜的壁厚等理化性质。

（3）跨膜压 跨膜压力（TMP）升高时在一定范围内分离速度直线加快；超过一定限度，由于细胞成分阻塞膜孔，分离速度不仅不再增加，反而急剧下降。另外，压力过大会导致溶血。

（4）血流量 血流量越大，分离速度越快；随时间延长，膜的血浆滤过速度降低。血细胞比容越大，分离速度越慢。接近空心纤维滤过器出口时，蛋白质浓度和血细胞比容均升高，故分离速度显著下降。血流速度过快也会引起溶血。

（5）血液黏滞度 血液黏滞度升高，可使血浆滤过速度减慢。

**2. 选择性血浆成分分离器**

血浆置换是较为成熟的肝脏替代疗法，由于传统的血浆分离器孔径大（0.2～0.6μm），分离与去除血浆无选择性，即在去除血浆中有毒物质的同时，也丢弃了补体、纤维蛋白原、免疫球蛋白和凝血因子等对人体有益的生物活性物质。此外，由于该方法需消耗大量新鲜冷冻血浆，因此受血浆供给的影响较大。选择性血浆成分分离器采用 EVAL 膜，组织相容性好，截孔面积小，膜交换面积大（2.0m²），溶质通过性能介于普通血浆分离器和血液滤过器之间。凝血因子和血小板的膜接触反应轻微，减少了分离器凝血和破膜的发生，同时也减少了肝素用量，降低了出血的风险。同时，进行血浆置换时能减少白蛋白、凝血因子、纤维蛋白原的丢失，起到选择性血浆置换的作用。临床上可用于选择性血浆置换/血浆透析滤过和双重滤过血浆置换。

**3. 血液灌流器**

血液灌流器分圆柱形、腰鼓形、梭形等不同外形。血液灌流器包括装吸附剂的柱体、截留吸附剂的滤网、与血路管相连的端盖接口及吸附剂四个部分。材料采用不锈钢或塑料，灌流器的内壁材料一般都经过硅化处理，以提高其生物相容性，内腔设计则要求血流经过各部位时能够分布平均，且流速大致相等。前者可重复使用，后者为一次性。灌流器设计符合流体力学特点，能使罐的无效腔最小、阻力最低。

炭系列灌流器型号以质量（g）命名，如型号 100 则表示有 100g 的树脂炭。树脂系列灌流器型号以体积（mL）命名，如型号 100 则表示有 100mL 的树脂。mL 要转换成 g，必须乘以堆密度，树脂的堆密度一般在 0.4～0.5g/mL 之间，所以 100mL 树脂的比表面积远远要小于 100g 树脂炭的比表面积。活性炭灌流器吸附剂为树脂炭、活性炭。根据装量的不同分为 60/100/150/300，60 适用于透析或滤过串联使用或用于儿童患者；100 适用于透析或滤过串联使用或用于第二次灌流；150 适用于一般中毒者。树脂血液灌流器吸附剂为大孔中性树脂，根据装量不同分为 80/100/130/150/200/230/250/280/330/350。其应用与活性炭灌流器一致，小型号 80～130 主要应用于透析串联灌流对于尿毒症中分子的吸附；150～280 应用于中毒毒素的吸附；280～330 及以上应用于免疫吸附与肝病领域。

#### 4. 血浆吸附器

血浆吸附器是起吸附作用的装置，内部的吸附剂与血浆接触，吸附血浆中的目标物质。血浆吸附器一般呈圆柱形，柱（罐）体原料一般采用聚碳酸酯或聚丙烯材料。柱体设计符合流体力学特点，适宜的直径与长度比例，使吸附柱的无效腔最小、阻力最低。血浆吸附器结构与全血吸附器类似，也分为四个部分：装吸附剂的柱体、截留吸附剂滤网、与血路管相连的端盖接口及吸附剂。主要不同在于滤网部分，因为血浆吸附器接触的是血浆，不含血细胞等有形成分，因此所用滤网孔径更小，通常在 200 目以上，常增加无纺布于滤网上，更好地防止内部微粒进入人体。在吸附剂方面，血浆吸附柱装量一般为 50～300mL，所用吸附剂粒径较小，一方面是与血浆流速相适应；另一方面增加了血浆与吸附剂的接触面积，有利于提升吸附效果。

#### 5. 血液透析器

血液透析器主要由支撑结构和透析膜组成。目前各种类型血液透析器对中、小分子物质的清除以及对水分超滤的效率较大程度上取决于透析膜性能。如聚砜膜、聚甲基丙烯酸甲酯膜和聚丙烯膜等对中分子物质和水分清除效果优于铜仿膜透析器。此外，透析效率尚与透析器有效透析面积成正比。一般选用透析面积为 1.2～1.5$m^2$ 的透析器为宜。透析器可分为三类：平板型透析器、蟠管型透析器、空心纤维型透析器。空心纤维型透析器是目前临床使用最多、效果最好的一类透析器。空心纤维型透析器由 8000～12000 根空心纤维构成，纤维内径 200～300$\mu$m，壁厚 2～30$\mu$m，面积为 1.1～2.5$m^2$，预充血量 50～200mL。透析器外有透明的封装外壳，透析器上下各有四个管口，分别是血液和透析液的流入口和流出口。不同种类的透析器，其型号是不一样的，以通量透析器为例，分为高、低、中三种型号，高通量透析器型号有 F5、F60、HF80、VA600s、814G、816G、FilTral16/AN69、Polyflux17R、Primus1350、Primus2000 等；低通量、中通量透析器型号有 F6、F7、GFSplus12、GFSplus16、CAHP170、Polyflux6LR 等。

#### 6. 血液滤过器

血液滤过器基本结构和透析器一样，滤器由外部的外壳以及内部的中空纤维组成。滤器的外壳对于中空纤维起到支撑固定作用，其外壳接口还连接引血、回血管路，透析液管路以及废液管路，利于血液进出滤器中空纤维，透析液进入及废液排出。滤器的中空纤维根据膜面积的不同，其中空纤维的数量以及长度各有不同。膜面积越大的滤器，其中空纤维的数量越多、长度越大，反之则小。滤器的中空纤维上有均匀分布的孔径，其孔径的大小决定这款滤器能进行什么样的治疗，其最大截留分子量是多少，可以清除什么样的物质，也决定着膜的超滤系数。

膜的材料是决定滤器的性能的关键。滤膜分为未修饰纤维素膜、修饰纤维素膜和合成膜等三大类型。未修饰纤维素膜的价格低廉，但通量低、生物相容性较差；修饰纤维素膜生物相容性略有改善；合成膜具有高通量、筛选系数高、生物相容性良好的优点，成为目前重症患者血液滤过治疗中应用最多的膜材料。在市售商品中有多种合成膜滤器，如聚丙烯腈膜（PAN）、聚砜膜（PS）、聚酰胺膜（PA）、聚甲基丙烯酸甲酯膜（PMMA）、聚碳酸酯膜（PC）等，应用较多的为聚丙烯腈和聚砜材料。对于标准体重 60kg 的患者，膜面积推荐 1.5m$^2$ 左右。

理想的血液滤过器具有以下特点：①超滤系数大于 30mL/(h·mmHg)；②膜通透性高（30～50kDa）；③生物相容性高，不激活补体系统，合成膜＞修饰纤维素膜＞未修饰纤维素膜；④血液相容性好，对凝血系统影响小；⑤预冲量小，面积大。

## 第七节 置换液和透析液的成分以及配制

在血液透析、血液滤过、血浆透析滤过和连续性肾脏替代治疗等非生物型人工肝血液净化治疗过程中需连续地输入透析液或置换液与血液进行交换从而达到改善内环境、超滤水分和清除物质的目的。如果置换液或透析液配制不当，可导致严重并发症。因此，置换液的配制是非常重要的，直接关系到能否纠正患者的水、电解质紊乱，调节酸碱平衡。透析液/置换液电解质原则上要求与生理浓度相符，透析液和置换液的要求和配置并无明显差异。

### 一、置换液来源

#### 1. 成品置换液

成品置换液优点是无菌袋装，有效期相对较长（一般为 6 个月）。4000mL 置换液通常需配合 5％碳酸氢钠注射液 250mL 一同使用；碳酸氢钠注射液由另一通路输注，置换液不含钾，可帮助清除体内过多的钾离子；为维持正常的血钾浓度，治疗时需监测患者的血钾水平，并进行及时的调整，4000mL 置换液每加入 10％氯化钾注射液 1mL，钾离子浓度提高 0.335mmol/L。表 1-5 为成品置换液及各组分浓度表。

**表 1-5　成品置换液及各组分浓度表**

| 成品置换液组分 | 浓度/(mmol/L) |
|---|---|
| 无水葡萄糖 | 10 |
| 氯离子 | 110 |
| 镁离子 | 0.75 |
| 钙离子 | 1.50 |
| 钠离子 | 141 |
| 碳酸盐 | 35 |
| 钾离子 | 每加入 10%氯化钾 10mL,钾离子浓度提高 0.335mmol/L |

### 2. 自行配制置换液

成品置换液价格高，大部分人工肝治疗室都是自行配置置换液，其优点是价格相对便宜、方便随患者病情变化随时调整配方。缺点是现用现配、不宜放置；可能会出现人为错误和易被污染。

## 二、置换液配制原则

置换液的配制应遵循以下原则。

（1）无致热原。

（2）电解质浓度应保持在生理水平，为纠正患者原有的电解质紊乱，可根据治疗目标进行个体化调节。

① 血浆浓度正常的物质，如钠、氯、糖，其置换液、透析液浓度应接近生理浓度；

② 血浆浓度低或不断消耗的物质，如碳酸氢根、钙、镁，其置换液、透析液浓度应高于生理浓度；

③ 血浆浓度高的物质，如钾，其置换液、透析液浓度应低于生理浓度。

（3）缓冲系统可采用碳酸氢盐、乳酸盐或枸橼酸盐。

（4）置换液或透析液的渗透压要保持在生理范围内，一般不采用低渗或高渗配方。

## 三、置换液配方选择

### 1. 碳酸氢盐配方

碳酸氢盐配方直接提供 $HCO_3^-$，但 $HCO_3^-$ 易分解，故需临时配制。由于钙离子和碳酸根离子易发生结晶，故钙溶液不可加入碳酸氢盐缓冲液内，两者也不能从同一静脉通路输注。重症患者常伴肝功能不全或由于组织缺氧而存在高乳酸血症，宜选用碳酸氢盐配方。研究证明，碳酸氢盐配方还具有心血管事件发生率较低的优点。碳酸氢根离子是机体内最主要的缓冲剂，碳酸氢盐置换液最符合机体的生理状态，因此是最理想的置换液。

### 2. 乳酸盐配方

乳酸盐配方化学成分稳定，易储存，利于商品化生产。乳酸盐配方经肝脏代谢产生 $HCO_3^-$，间接补充 RRT 过程丢失的 $HCO_3^-$，乳酸盐配方仅适用于肝功能正常患者。正常肝脏代谢乳酸的能力为 100mmol/h，故在高流量血液滤过时仍可能导致高乳酸血症，干扰乳酸监测对患者组织灌注的评估。在乳酸酸中毒和机体代谢乳酸能力下降如肝衰竭时，使用乳酸盐置换液会增加高乳酸血症的概率，增加病死率，因此乳酸盐配方避免在危重患者中使用。

### 3. 枸橼酸盐溶液

枸橼酸盐溶液经肝脏代谢产生 $HCO_3^-$，间接补充 RRT 过程中丢失的 $HCO_3^-$，可用于高出血风险患者的 RRT 治疗。

## 四、置换液配方中各离子浓度的计算公式

### 1. $HCO_3^-$ 浓度计算

（1）5％碳酸氢钠注射液 100mL 含碳酸氢钠注射液 5g，碳酸氢钠分子量：84（23＋61）。

（2）5％碳酸氢钠注射液 100mL 含碳酸氢钠摩尔数：5（g）×1000/84 ＝ 59.5mmol。

（3）置换液 4L/袋，每加入 5％碳酸氢钠注射液 100mL，$HCO_3^-$ 浓度增加量：59.5/4＝14.875mmol/L。

### 2. 钾离子浓度计算

（1）10％氯化钾注射液 1mL 含氯化钾注射液 0.1g，氯化钾分子量：74.5（39＋35.5）。

（2）10％氯化钾注射液 1mL 含钾离子的摩尔数：0.1（g）×1000/74.5 ＝ 1.34mmol。

（3）置换液 4L/袋，每加入 10％氯化钾注射液 1mL，钾离子浓度增加量：

1.34/4＝0.335mmol/L。

**3. 镁离子浓度计算**

（1）25％硫酸镁注射液 1mL 含硫酸镁注射液 0.25g，硫酸镁分子量：120（24＋96）。

（2）25％硫酸镁注射液 1mL 含镁离子的摩尔数：0.25（g）×1000/120＝2.08mmol。

（3）置换液 4L/袋，每加入 25％硫酸镁注射液 1mL，镁离子浓度增加量：2.08/4＝0.52mmol/L。

**4. 钙离子浓度计算**

（1）5％氯化钙注射液

① 5％氯化钙注射液 1mL 含氯化钙注射液 0.05g，氯化钙注射液分子量：111（40＋35.5＋35.5）；

② 5％氯化钙注射液 1mL 含钙离子的摩尔数：0.05（g）×1000/111＝0.45mmol；

③ 置换液 4L/袋，每加入 5％氯化钙注射液 1mL，钙离子浓度增加量：0.45/4＝0.113mmol/L。

（2）10％葡萄糖酸钙

① 10％葡萄糖酸钙 1mL 含葡萄糖酸钙 1g，葡萄糖酸钙分子量：430；

② 10％葡萄糖酸钙 1mL 含钙离子的摩尔数：1（g）×1000/430＝2.326mmol；

③ 置换液 4L/袋，每加入 10％葡萄糖酸钙 1mL，钙离子浓度增加量：2.326/4＝0.58mmol/L。

**5. 钠离子浓度计算**

（1）0.9％氯化钠注射液

① 0.9％氯化钠注射液 100mL 含氯化钠注射液 0.9g，氯化钠分子量：58.5（23＋35.5）；

② 0.9％氯化钠注射液 100mL 含钠离子的摩尔数：0.9（g）×1000/58.5＝15.38mmol；

③ 置换液 4L/袋，每加入 0.9％氯化钠注射液 100mL，钠离子浓度增加量：15.38/4＝3.845mmol/L。

（2）5％碳酸氢钠注射液

① 5％碳酸氢钠注射液 100mL 含碳酸氢钠注射液 5g，碳酸氢钠分子量：84（23＋61）；

② 5％碳酸氢钠注射液 100mL 含碳酸氢钠摩尔数：5（g）×1000/84＝59.52mmol；

③ 置换液 4L/袋，每加入 5％碳酸氢钠注射液 100mL，钠浓度增加量：59.52/4＝14.88mmol/L。

（3）10％氯化钠注射液

① 10％氯化钠注射液 1mL 含氯化钠注射液 0.1g，氯化钠分子量：58.5（23＋35.5）；

② 10％氯化钠注射液 1mL 含钠离子的摩尔数：0.1（g）×1000/58.5＝1.71mmol；

③ 置换液 4L/袋，每加入 10％氯化钠注射液 1mL，钠离子浓度增加量：1.71/4＝0.43mmol/L。

**6. 葡萄糖分子浓度计算**

（1）50％葡萄糖注射液 1mL 含葡萄糖 0.5g，葡萄糖分子量：180。

（2）50％葡萄糖注射液 1mL 含葡萄糖分子的摩尔数：0.5（g）×1000/180＝2.78mmol。

（3）置换液 4L/袋，每加入 50％葡萄糖 1mL，葡萄糖分子浓度增加：2.78/4＝0.695mmol/L。

# 五、实用的 HD、HDF、PDF 或 CRRT 置换液配方

**1. 原南京军区总医院配方**

（1）标准 PORT 配方（$Na^+$ 147mmol/L，$HCO_3^-$ 36mmol/L，Glu 66.8mmol/L，$Ca^{2+}$ 2.4mmol/L，$Mg^{2+}$ 0.7mmol/L，$Cl^-$ 115mmol/L）

A 液：0.9％氯化钠注射液 3000mL＋5％葡萄糖注射液 1000mL＋50％硫酸镁注射液 1.6mL＋10％氯化钙注射液 10mL；

B 液：5％碳酸氢钠注射液 250mL；

A 液与 B 液不混合，B 液同步由另一输液管单独输入，80～200mL/h。

（2）改良配方（$Na^+$ 140mmol/L，$HCO_3^-$ 35mmol/L，Glu 10.5mmol/L，

Ca$^{2+}$ 1.5mmol/L，Mg$^{2+}$ 0.94mmol/L，Cl$^-$ 110mmol/L）

A液：0.9％氯化钠注射液 3000mL＋5％葡萄糖注射液 170mL＋50％硫酸镁注射液 1.6mL＋10％氯化钙注射液 6.4mL＋注射用水 820mL；

B液：5％碳酸氢钠注射液 250mL；

A液与B液不混合，B液同步由另一输液管单独输入，80～200mL/h。

**2. 北京大学第一医院配方**

（1）常用配方（Na$^+$ 147mmol/L，HCO$_3^-$ 36mmol/L，Glu 65mmol/L，Ca$^{2+}$ 2.4mmol/L，Mg$^{2+}$ 0.7mmol/L，Cl$^-$ 115mmol/L）

A液：0.9％氯化钠注射液 3000mL＋5％葡萄糖注射液 1000mL＋25％硫酸镁注射液 3.2mL＋5％氯化钙注射液 20mL（或10％葡萄糖酸钙 37mL）；

B液：5％碳酸氢钠注射液 250mL，同步由另一输液管单独输入，80～200mL/h。

（2）糖尿病患者、应激性高血糖患者或血糖较难控制患者的配方（Na$^+$ 147mmol/L，HCO$_3^-$ 36mmol/L，Glu 33mmol/L，Ca$^{2+}$ 2.4mmol/L，Mg$^{2+}$ 0.7mmol/L，Cl$^-$ 115mmol/L）

A液：0.9％氯化钠注射液 3000mL＋5％葡萄糖注射液 500mL＋注射用水 500mL＋25％硫酸镁注射液 3.2mL＋5％氯化钙注射液 20mL（或10％葡萄糖酸钙 37mL）；

B液：5％碳酸氢钠注射液 250mL，同步由另一输液管单独输入，80～200mL/h。

**3. 中山医科大学附属第一医院配方**

（1）常用配方（Na$^+$ 138.7mmol/L，HCO$_3^-$ 36mmol/L，Glu 9.2mmol/L，Ca$^{2+}$ 2.25mmol/L，Mg$^{2+}$ 1.67mmol/L）

A液：0.9％氯化钠注射液 2000mL＋5％葡萄糖注射液 100mL＋注射用水 700mL＋25％硫酸镁注射液 2.5mL＋5％氯化钙注射液 15mL；

B液：5％碳酸氢钠注射液 180mL，同步由另一输液管单独输入，80～200mL/h。

（2）改良配方（Na$^+$ 102.7mmol/L，HCO$_3^-$ 36mmol/L，Glu 9.2mmol/L，Ca$^{2+}$ 2.25mmol/L，Mg$^{2+}$ 1.67mmol/L）　0.9％氯化钠注射液 2000mL＋5％葡萄糖注射液 100mL＋注射用水 900mL＋25％硫酸镁注射液 2.5mL＋5％氯化钙注射

液 15mL。根据患者电解质、酸碱平衡情况，5%碳酸氢钠注射液经其他静脉通路输入。

### 4. 北京协和医院配方

A 液：0.9%氯化钠注射液 2000mL＋5%葡萄糖注射液 500mL＋25%硫酸镁注射液 1mL＋10%葡萄糖酸钙注射液 10mL＋10%氯化钾注射液 5mL；

B 液：5%碳酸氢钠注射液 125mL，同步由另一输液管单独输入，80～200mL/h。

根据患者的电解质水平再做相应调整，如低钙时可静脉补充 10%葡萄糖酸钙；高钾时可不加氯化钾注射液；酸中毒明显时可开始用 5%碳酸氢钠注射液纠正；糖尿病时减少葡萄糖用量。治疗中一定要检查患者电解质情况，同时注意患者心电图的变化。

### 5. 四川大学华西医院配方

肾内科常用配方（$Na^+$ 143mmol/L，$HCO_3^-$ 34.8mmol/L，Glu 10.2mmol/L，$Ca^{2+}$ 2.11mmol/L，$Mg^{2+}$ 1.56mmol/L，$Cl^-$ 112mmol/L）

A 液：0.9%氯化钠注射液 3000mL＋5%葡萄糖注射液 170mL＋25%硫酸镁注射液 3.2mL＋10%氯化钙注射液 10mL＋注射用水 820mL；

B 液：5%碳酸氢钠注射液 250mL；

A 液与 B 液不混合，B 液同步由另一输液管单独输入，80～200mL/h。

### 6. 南昌市第九医院配方

复方氯化钠注射液 3500mL＋50%葡萄糖注射液 40mL＋5%碳酸氢钠注射液 250mL，根据患者电解质、酸碱平衡和糖代谢等紊乱做相应个体化调整。

## 六、置换液使用注意事项

（1）根据患者血钾情况在置换液中添加氯化钾注射液。

（2）根据患者血糖情况在置换液中添加一定比例的普通胰岛素或持续静脉输注普通胰岛素。

（3）因碳酸氢钠注射液和钙剂混合时易产生钙盐结晶，很多医院选择将碳酸氢钠注射液和钙剂经不同静脉通路输入。

（4）5%碳酸氢钠注射液为高渗液体，选择经外周静脉输注时可能造成静脉损伤，需控制输注速度。

（5）脓毒症/缺氧时乳酸产生过多，肝功能不全时乳酸代谢能力下降，故不宜选择含乳酸盐的配方。

（6）置换液中不含磷，所以需补充磷酸盐。

## 第八节 非生物型人工肝治疗设备常见报警及处理对策

在人工肝治疗操作时，血泵速度控制在 $100\sim150mL/min$；血浆置换血浆分离泵速度控制在 $20\sim25mL/min$；血液滤过分离泵速度为 $40\sim50mL/min$；PDF 置换透析液的泵速为 $40\sim50mL/min$、血浆分离泵速为 $8\sim10mL/min$；跨膜压控制在 $50mmHg$ 以内。但是，由于患者病情复杂、严重而多变化，人为因素、机器故障等多种原因均会引起人工肝治疗机器报警。人工肝治疗机器采用传感器保护罩与机器传感器连接的方式来监测压力，通过监测各项压力的动态变化，有效地反映体外循环的情况，使医护人员对体外循环运行情况进行判断，有效地预防问题的发生。通过漏电保护装置和监测管路内气泡、漏血、温度情况来保障人工肝治疗安全有效进行。

### 一、非生物型人工肝血液净化治疗仪的压力监测

人工肝治疗机器通过监测各项压力的动态变化来有效地反映体外循环的情况，机器压力监测及干预值如下（表 1-6）。

#### 1. 动脉压（PA）

动脉压为血泵前的压力，由血泵转动后抽吸产生，通常为负压。主要反映血管通路所能提供的血流量与血泵转速的关系。动脉压正常值为 $-50\sim-150mmHg$。

#### 2. 滤器前压（PBE）

滤器前压是体外循环压力的最高处。与血泵流量、滤器阻力及血管通路静脉端阻力相关。血流量过大、滤器凝血、空心纤维堵塞、回路静脉端阻塞都可导致压力增大，通常滤器前压须在 $10mmHg$ 以上，正常值为 $+100\sim+250mmHg$。

#### 3. 静脉压（PV）

静脉压是血液流回体内的压力，是反映静脉入口通畅与否的良好指标，通常为正值。静脉压正常值为 $+50\sim+150mmHg$。

### 4. 滤出液压（PD）

滤出液压又称废液压，由两部分组成：一是滤器中血流的小部分压力通过超滤液传导产生，为正压（PD1）；二是由超滤液泵产生，为负压（PD2）。滤出液压正常值为＋50～－150mmHg。反映滤器是否受阻，静脉回路是否凝血。

### 5. 跨膜压（TMP）

跨膜压为计算值，反映滤器要完成目前设定超滤率所需的压力，为血泵对血流的挤压压力及超滤液泵的抽吸压力之和。跨膜压过大，可能是反映滤器凝血，也可能是反映设定超滤率过大，超过了滤器的性能。滤器前压、静脉压及废液压构成计算跨膜压的三要素：TMP＝[（PBF＋PV)/2]－PF。跨膜压正常值为 0～300mmHg。跨膜压不可能是负值，出现负值会发生反超滤，或静脉回路凝血受阻。

### 6. 滤器压力降（PFD）

滤器压力降计算公式：PED＝PBE－PV。压力高低与滤器阻力和血流速度有关。血流速度增加，PFD增加。血流速度一定时，PFD反映了滤器凝血的情况。

表1-6　机器压力监测及干预值

| 压力 | 报警原因 | 建议干预值/mmHg | 报警范围值/mmHg |
|---|---|---|---|
| PA 低 | 导管口不畅、血流量不足 | −150 | −200～100 |
| PV 低 | 血流量不足、管路破损或脱落 | 10 | 10～180 |
| PV 高 | 静脉壶凝血、静脉管路受压或弯折 | 100 | 10～180 |
| PBE 高 | 血浆分离器或滤器、动脉壶、血路管进滤器端发生凝血 | 180 | 400 |
| PFD 高 | 导管出口不畅，血流量不足 | 150 | 200 |
| TMP 高 | 血浆分离器或滤器、动脉壶、动脉端与血路管连接处凝血 | 180 | 400 |
| TMP 低 | 静脉回路凝血、管路弯折或滤器静脉端凝血 | 不可负值 | 0 |
| PD2 高 | 血浆分离器或滤器凝血，废液袋夹子没打开或管路弯折 | 120 | −100～200 |
| PD2 低 | 静脉回路受阻、血浆分离器或滤器静脉端凝血 | −80 | −100～200 |
| PD1 高 | 置换液连接错误、置换液夹子未打开 | — | 50～400 |

## 二、非生物型人工肝血液净化装置安全性监测

### 1. 气泡监测

检测灵敏度为 0.2mL 以上的单独气泡，气泡监测是静脉压的测量点，可防止发生空气栓塞和血栓。易发生血液循环回路的凝血，出现血气界面、血液停止区。

### 2. 漏血监测

检测灵敏度每升透析液中漏血≥2mL。

### 3. 血液加温系统

人工肝血液净化装置一般配备温度报警监测。

### 4. 漏电保护装置

通过漏电保护装置来保障人工肝治疗安全有效进行。

## 三、治疗设备常见的故障报警原因及处理方法

报警分黄灯、红灯报警。黄灯报警提示仪器干扰、自检、换袋等情况，血泵仍在转动，根据原因酌情处理；红灯报警提示血泵停止转动，管道内的血流停止而致凝血，须迅速排除原因，以免治疗停止。治疗设备常见的故障报警原因及处理方法如下。

### 1. 静脉压低报警

原因：①危重患者血管条件差或低血压引起的低血流量；②管路破损；③血管痉挛；④管道脱落或管路连接处不紧造成的漏血。

处理：①因体位关系，穿刺针贴血管壁，造成血流不通畅，此时应使患者安静，同时减慢血泵转速，调整位置再逐渐增加血泵速度；②血压低引起的低血流量可先灌盐水、推高渗糖，如无效，可用升压药（多巴胺、间羟胺等），有条件可测中心静脉压（CVP），用来判断机体血容量状况和心功能情况；③上机前应检查管路是否破损、漏气，管道连接处是否紧密，治疗过程中如管路破损，此时立即回血，保留动、静脉穿刺针，更换新的管路，重新冲洗管道再接上动、静脉端；④血管痉挛时可用热水袋敷在此处，解除痉挛后再加大流量。

### 2. 静脉压高报警

多是由于静脉管路不通畅，具体原因如下：①脱水量过高使阻力增加；②无肝素血透时引起的凝血或肝素量不足；③高血液黏稠症；④高血红蛋白；⑤血液管路受压、成角、扭曲、阻塞等；⑥体位不当导致管路受压，造成静脉穿刺部位肿胀。

处理：①持续无肝素血液滤过引起的血滤器凝血，阻力大，血液无法回到体内，此时千万不要把血块回输体内。如果管路全部凝血，立即停泵，重新更换血滤器及管道，且及时与医生联系给患者及家属解释。②对高血液黏稠症、血红蛋白较高患者，可加大肝素的用量，但要随时监测凝血分析。在持续血滤过程中，静脉压力逐渐上升，提示有管路凝血的倾向，要追加肝素量。管路弯折时要理顺，患者清醒时，应做好解释工作，患者烦躁时可使用镇静药。③静脉穿刺处部位肿胀，应立

即停机，拔除穿刺针，重新穿刺。

### 3. 动脉压低报警

原因：①中心静脉导管贴壁；②血泵流速过高；③泵前管路扭曲；④动脉血流不足；⑤患者血压下降。

处理：①调整导管、穿刺针位置及连接方向。检查动脉管路有无空气进入，管路及导管是否受压、扭曲、贴壁。如果降低血流速度，对换动、静脉位置，变换患者及导管位置后动脉压不继续下降，说明动脉血流不足，多为导管针位置不当。②患者血压下降时动脉血流减少，故应常规测血压，以免贻误病情。

### 4. 动脉压高报警

原因：动脉管道血流不畅。

处理：应减少血泵流量，调整穿刺位置或方向，检查是否有血浆分离器阻塞及不必要的钳子夹在回路上的情况。

### 5. 跨膜压高报警

原因：①肝素剂量不足；②血流速度太快；③超滤量多；④动脉压力高；⑤超滤液袋盛满。

处理：①加大肝素量，减慢血流速度，用等渗盐水冲洗管路。②观察血滤器有无凝血，应及早发现凝血倾向并及时处理更换滤器。凝血早期表现为血色渐暗，滤器的中空纤维膜出现暗黑色条纹，跨膜压逐渐上升，严重时动、静脉壶内有血块。③保证血管通路血流量充足稳定，避免出现抽吸现象，血流量不足容易引起血泵停止增加凝血可能，但血流量过高容易导致涡流加重凝血。血流量一般在 $100 \sim 150\text{mL/min}$ 为宜。血泵抽吸一方面可以加重细胞和血小板挤压破坏，导致凝血因子激活；另一方面可产生吸空现象，将空气吸入血液回路增加气液接触，从而加重凝血。在预冲体外循环管路时应尽量把空气排尽，避免循环回路中进气，产生血气界面，这样极易使这些部位凝血。尽量避免动脉壶、静脉壶气液平面出现泡沫，这也是容易凝血因素之一。

### 6. 空气报警

原因：①动脉压低产生气泡；②输碳酸氢钠、灌盐水时进入过多的空气；③置换液用完；④血滤器与管道处连接有空隙；⑤管路破损造成漏气。

处理：静脉壶里血液全部流空，此时立即关泵，拔掉全部针管及关上血液管道夹子，把针管与管道分开，并用肝素盐水冲净针管内的血液后封管，以免血液凝固，然后打开盐水开动血泵至 150mL/min 的速度，让系统循环至完全没气泡为止，再接上动、静脉端进行血液透析。如果血中未见气泡，重新安装管路上机。如有破损，及时更换。

### 7. 漏血报警

原因：①血滤器破膜；②血滤器与各管道连接不紧，进入过多的空气；③漏血探测器有脏物沉积；④探测器故障。

处理：观察滤出液颜色，如果滤出液中有血，说明血滤器破膜，应立即停血泵、停超滤，更换整套管路及滤器。如果滤除液中无血，需观察有无空气进入置换液，通常在超滤率较大、管路与血滤器接头较松的情况下发生。

### 8. 温度报警

原因：①设置温度不当；②置换液管路的开关未打开；③置换液加热器的门未关。

处理：置换液加温袋破损，停超滤泵，更换管路。根据室温调节温度，如果设置温度高而超滤流速慢，需增加液体流量，必要时打开加热门使加热器冷却。如果设置温度低而超滤流速快，需增加温度、减慢液体流速。若是机器故障，请维修商来维修。

### 9. 停电报警

原因：治疗时碰到突然停电。

处理：需用人工转动血泵，维持血流量 100～130mL/min，尽快查找原因恢复供电，如半小时内不能供电，应终止治疗。

# 第 二 章

# 非生物型人工肝操作的
# 准备工作和注意事项

## 一、非生物型人工肝操作的准备工作

### 1. 病房主管医生的准备工作

（1）对肝功能损害进展快、内科综合治疗效果不满意或合并肝性脑病、肾功能损害、电解质紊乱的患者应尽早使用人工肝支持治疗。完善人工肝治疗前各种辅助检查和输血前必要检验项目，尽量明确诊断，确定患者接受人工肝治疗的适应证，排除禁忌证，完善心电图检查，以便根据患者实际病情来选择合适的人工肝治疗模式。

（2）主管医生应向患者及家属详细说明进行人工肝治疗的目的、大概费用、治疗方式、一般疗效、治疗的可行性和可能出现的不良反应。

（3）主管医生征求患者及家属意见，得到明确答复后，仔细填写人工肝治疗会诊申请单送至人工肝治疗室，通知人工肝治疗室医生会诊患者，并知会患者家属在场。

### 2. 人工肝治疗室医生的准备工作

（1）人工肝治疗室医生接到会诊通知书后应及时到病房会诊患者，对患者进行全面问诊和查体，仔细阅读病历资料，再次确认患者是否具备人工肝治疗适应证和有无禁忌证。

（2）详细向患者及家属讲述人工肝治疗的目的、方式、治疗的可行性、治疗中可能出现的意外情况、术后一般疗效、治疗费用等协议内容。

（3）患者及家属同意后签署深静脉穿刺置管和人工肝支持治疗知情同意书，血浆置换需签署输血同意书。

（4）认真填写会诊记录，告知病房工作人员、患者及家属治疗时间和治疗方案，做好治疗前病房准备。

（5）核对原始血型报告单，送备血通知单到血库，以便联系血站及时足量备血。

（6）告知人工肝治疗室护理人员治疗时间、治疗模式，做好治疗前准备。

**3. 患者的准备工作**

（1）进行人工肝治疗之前，要根据患者实际病情来选择合适的治疗模式，确认患者的生命体征、凝血时间、过敏史等。

（2）治疗前患者下腹部和会阴部应做皮肤准备，以备放置临时性插管。

（3）人工肝治疗前行双侧股静脉血管超声检查，明确有无股静脉血栓、畸形和确定动、静脉走行间距。

（4）患者床上训练大小便。

（5）饮食指导。

**4. 人工肝治疗室的准备工作**

（1）人工肝治疗室必须配置以下相应的设备。

① 血液净化治疗仪（人工肝治疗机）；

② 血浆分离器、胆红素吸附器、血液灌流器、血液滤过器、血液透析器及相应的管路；

③ 可移动治疗床；

④ 心电监护仪；

⑤ 吸痰器；

⑥ 抢救车以及抢救药品。

（2）相应的院感消毒设备，治疗操作前一天做好治疗室的消毒。

（3）血液净化设备的确认。

治疗前要确认机器是否正常工作，确认科室所用耗材的有效期限。

（4）人工肝治疗前的物品准备工作有以下几方面。

① 血液滤过器（在 CRRT 治疗时准备）；

② 血浆分离器（在 PE、PP、DFPP 治疗时准备）；

③ 血浆成分分离器（在 FPE、PDF、DFPP 治疗时准备）；

④ 血浆吸附器 BR、PH、TR、BS 系列（在 PP 治疗时准备）；

⑤ 血液回路（相应治疗的回路）；

⑥ 压力传感器保护罩（三或四个）；

⑦ 中心静脉导管包及套件 1 套；

⑧ 止血钳 4～5 把；

⑨ 注射器 4～5 个（20mL 或 50mL）；

⑩ 预冲液收集容器和废液收集容器；

⑪ 生理盐水（根据治疗模式准备）；

⑫ 抗凝药用肝素或低分子肝素等（根据患者化验室指标选用）；

⑬ 治疗前半小时到输血科提取血浆，严格核对血型、数量等，尽量使用新鲜血浆。并按照分批进行血浆温浴的原则溶化部分血浆备用。

（5）医护人员进入治疗室应着工作服，戴口罩、帽子，按需选择防护隔离装备。操作治疗时，注重无菌操作，避免交叉感染。

## 二、人工肝技术操作注意事项

### 1. 术前准备注意事项

（1）心理护理　消除或减轻患者心理紧张和焦虑情绪，努力把患者从心理危机中解救出来。

（2）观察病情　治疗前详细询问病史，了解患者的病情及病程进展。监测体温、脉搏、呼吸、血压和心率。饮食指导、体位指导，做好卫生宣教。

### 2. 人工肝治疗时常见的故障原因及处理方法

（1）停电　治疗时碰到突然停电的情况，需用人工转动血泵，维持血流量 100～130mL/min，尽快查找原因恢复供电，如半小时内不能供电，应终止治疗。

（2）气泡报警　应检查动、静脉壶以上管路有无气泡或动、静脉壶血液平面是否太低，然后做相应处理。

（3）静脉压观察　静脉压增高的原因有回路不畅，肝素量不足，管道受压、成角、扭曲、阻塞等。静脉压下降的原因有管道脱落和血压下降等。在查明原因后做相应处理。

（4）动脉压观察　动脉压增高多为动脉管道血流不畅，应减少血泵流量，调整穿刺位置或方向，检查是否有血浆分离器阻塞及不必要的钳子夹在回路上。

（5）温度调节　大量较冷血浆置换入患者体内，可产生畏寒、寒战。预防方法为血浆袋外加热至37℃，治疗时管路适当加温到38～39℃。

（6）跨膜压　观察跨膜压高多为肝素剂量不足或血流速度太快所致。处理方法为加大肝素量，减慢血流速度，用等渗盐水冲洗加以调节。

**3. 人工肝治疗操作的注意事项**

（1）正确保存和融化血浆和蛋白制品，冷冻血浆应在37℃水浴中摇动融化，水温不宜过高，否则会引起蛋白凝固。备好的血浆应在6h内使用，天气炎热为4h内。

（2）严格执行三查七对，应以同种血型为原则，并查对血浆标签上的时间，包装有无破损。

（3）及时处理过敏反应，轻者如皮肤瘙痒，可使用抗过敏药物；重者如血压下降、恶心、呕吐及畏寒、寒战，应立即停止输注血浆，并给予吸氧，地塞米松5～10mg静脉推注或盐酸异丙嗪注射液12.5～25mg肌内注射。经处理无效的患者立即停止血浆置换，采取抢救措施。

**4. 人工肝治疗后患者的监测及处理**

人工肝治疗后，仍需对患者进行严格认真的观察及护理，包括以下几点。

（1）生命体征的观察　由于人工肝治疗有血液动力学的改变和化学物质的交换，对于患者的血压、心率等有持续效应，在人工肝治疗后仍需持续观察。

（2）不良反应的监测　人工肝治疗时患者可能会出现各种各样的不良反应，经过处理后仍可能有持续作用，或者有反复，仍需在人工肝治疗后持续观察和处理。

（3）各项指标的监测　血液生化学指标、凝血功能指标等的监测。

（4）深静脉留置管的护理

① 防止导管脱出，留置期间应卧床休息以免导管脱落引起大出血；对有肝昏迷症状的患者，留置插管处加强包扎，以免患者烦躁时拉出导管。

② 减少导管腔内污染，留置双腔导管避免作其他用途（输液、采血等），减少螺旋肝素帽开放次数。

# 第三章

# 非生物型人工肝血管通路的建立和维护

第一节 **非生物型人工肝血管通路的建立**

　　肝衰竭病情凶险，治疗手段多为在内科综合治疗基础上联合人工肝支持治疗。建立和维持一个良好的血管通路是进行人工肝治疗的前提条件。由于人工肝治疗方法是临时替代肝功能，治疗在 3～5 次，不需要建立永久性血管通路，且人工肝治疗时间短（多为 3～5h）、需要足够的血流量，因此静脉通路一般选择中心静脉置管，而不是动静脉瘘或外周静脉。为满足人工肝治疗血流量的要求，置管部位可选择股静脉、锁骨下静脉或颈内静脉（图 3-1）。锁骨下静脉导管的优点是锁骨下静脉位置相对固定，穿刺部位易保持清洁，不易发生导管相关感染（CRBSI），保留时间长，不影响患者活动。缺点是易受锁骨压迫而致管腔狭窄，因此血栓形成风险较其他部位的导管高；锁骨下静脉置管技术较难，对医生技术水平要求高；压迫止血法效果差、出血并发症较多，因此肝衰竭患者人工肝治疗应尽可能避免锁骨下静脉置管。颈内静脉导管没有上述缺点，且对患者活动限制少，因而可以作为肝衰竭患者中心静脉置管的一个选择，但缺点是 CRBSI 发生率相对较高。股静脉置管的优点是压迫止血效果好，血肿发生率低，且其 CRBSI 的发生率并不比颈内静脉高，穿刺方便、技术要求低，可让出锁骨下静脉、颈内静脉为重症患者血流动力学监测和治疗提供需要的血管通路。股静脉留置双腔或三腔管对于凝血机制差的肝衰竭患者更安全可靠，因此肝衰竭患者应首选股静脉置管，其次可选颈内静脉。

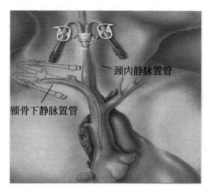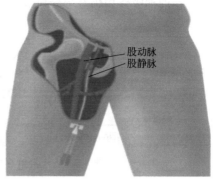

图 3-1 颈内静脉、锁骨下静脉和股静脉通路

# 一、中心静脉导管的种类、规格和材质

## 1. 中心静脉导管的种类

常用的中心静脉导管有单腔导管、双腔导管或三腔导管等（图 3-2）。

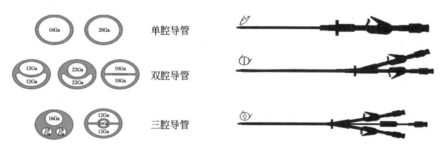

图 3-2 中心静脉导管的种类

（1）单腔导管 一般长度为 15～30cm，内径为 0.8～3.5mm，导管的尖端较细，便于插入血管内。从尖端向上至 5cm 处的管壁上有 4～6 个侧孔，侧孔呈螺旋状依次排列，能保证有充分的血流量。导管的上部置于血管外部分有 5～10cm 长的延长部分，质软、透明，有导管夹子，便于观察和关闭。末端为聚乙（丙）烯接头，人工肝治疗时可以连接血管通路，人工肝治疗结束后可用肝素帽封闭。

（2）双腔导管 长度一般为 12.5～25cm，内径为 1.8～3.5mm，导管内为两个腔，呈同心性内外排列或双腔并行排列，静脉腔内端开口于导管的尖端，距末端开口 1～2cm 内有 1～2 个侧孔，动脉腔开口的位置较高，两腔开口有一定的距离，一般为 4～5cm，以便减少重复循环，保证充分透析，动脉腔有 2～3 个侧孔，依次排列，其结构可见下图（图 3-3）。在治疗时血液从动脉腔的侧孔引出进入动脉通路，治疗后再由静脉腔的末端送入体内，虽然动静脉两腔的开口有一定的距离，但由于血泵工作的抽吸作用仍有部分血液形成重复循环，重复循环率约为 5%。

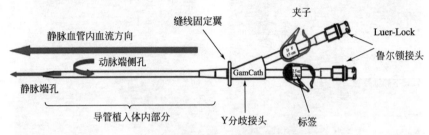

图 3-3　人工肝治疗中心静脉导管结构

　　人工肝血液净化导管多选择临时的非隧道式粗双腔导管，血流量为 100～200mL/min。根据管腔形状分为同心圆导管、双"O"导管、双"D"导管、肾形导管（Cycle-C 导管）等（图 3-4）。同心圆导管的管腔内表面与血液接触面积大，血流量受影响大，目前不推荐使用；双"O"导管为并排两个圆形管腔的椭圆形导管，缺点是外径较大，外表面凝血的风险增加；双"D"导管是目前应用较多的一种导管，截面为两个对称的"D"形管腔，但由于管腔中存在锐角，会增加流体的剪切力和阻力，影响血流量；肾形导管结合了双"O"和双"D"导管的优点，具有动脉腔大、无锐角、外径相对小等优点，是最理想的管腔设计。

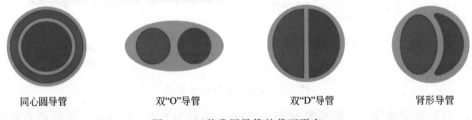

同心圆导管　　　　　　双"O"导管　　　　　　双"D"导管　　　　　　肾形导管

图 3-4　四种常用导管的截面形态

　　（3）三腔导管　特有的三腔导管可用于给药、测中心静脉压和抢救时快速补液等，实物如图所示（图 3-5）。

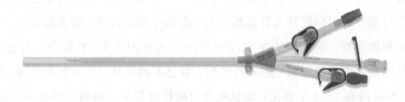

图 3-5　中心静脉三腔导管

## 2. 中心静脉导管外形

　　人工肝血液净化中心静脉导管外形可分为直管、弯管和弯外延管（图 3-6）。

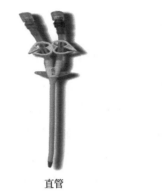
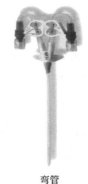
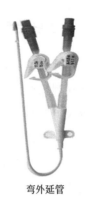

| 直管 | 弯管 | 弯外延管 |

图 3-6 人工肝血液净化中心静脉导管外形

### 3. 中心静脉导管的型号

欧美国家穿刺针产品的单位为"G"或"GA"（gauge）与我国现在使用的毫米（mm）有较大的区别。例如我国规定数字越大针也越粗，而欧美国家穿刺针类的产品"G"越大反而越细。

一般 G 对应外径计算公式：20～30G 公式为（36－相应的 G 号）/20；小于19G 公式为（24－相应的 G 号）/5。例如 18G 的穿刺针对应外径（24－18）/5＝1.2mm，相当于我国 12 号穿刺针的规格。

单腔导管或引流管管径较细的可以用 G 表示。G 是指单位面积内液体通透量，是一个流量系数；与公制单位换算 G 的单位越大、换算过来的值越小，20G＜18G＜16G＜14G。如单腔中心静脉导管包（16Ga  20cm  0.035）表示导管管径 16G（外径 1.65mm），长度 20cm，导丝直径 0.035 英寸。双腔或三腔导管管径大小以 Fr 或 F 表示，Fr 是导管的单位，原本是测量周长的单位，为英文French 的简写。1Fr＝1mm 周长，又因周长＝3.14×直径，所以 1Fr 导管的直径约为 0.33mm。人工肝置管导管的管径多选择 10～14Fr，以确保导管内有足够的血流量，以 12Fr 导管最常用，若使用三腔血液净化导管，则选择管径大 1Fr的导管。

### 4. 中心静脉导管的材质

一般由聚四氟乙烯及聚氨基甲酸酯材料构成，内、外管壁十分光滑，组织相容性好，不易形成血栓。因管壁在常温下较紧挺，便于插入操作。而在体温下则较柔软，对血管壁损伤小，可以较长时间在体内留置，很少有老化折断的风险。导管壁不透过 X 线，通过摄片或 X 线透视可明确导管的位置。

## 二、人工肝治疗中心静脉临时导管置管术

中心静脉导管是各种人工肝治疗的血管通路之一。行人工肝治疗前，盲穿置管时反复地穿刺操作很容易在全身抗凝状态下出现穿刺部位的局部血肿，处理不及时可能导致人工肝治疗推迟、中断，或者被迫变更为局部抗凝，也可能导致贫血、失血性休克或窒息，甚至危及患者生命。因此，强烈推荐穿刺前行血管超声检查了解动静脉走行，确定有无血栓形成、解剖位置异常、静脉受压狭窄等，否则引导钢丝、扩张管或留置导管可能导致静脉穿孔，引起血肿、大出血。较为困难的穿刺可在超声导引下进行，有助于降低穿刺相关的并发症。

### 1. 适应证

（1）有人工肝指征的肝衰竭。

（2）急性药物或毒物中毒需要紧急进行血液净化治疗的患者。

（3）其他原因需临时血液净化治疗。

### 2. 禁忌证

无绝对禁忌证，相对禁忌证为以下几点。

（1）广泛腔静脉系统血栓形成。

（2）穿刺局部有感染。

（3）凝血功能极度障碍。

（4）患者不合作。

### 3. 术前评估

（1）患者能否配合。

（2）是否有可以供置管用的中心静脉。

（3）根据条件选择患者的体位和穿刺部位。

（4）必要时可采用超声定位或超声引导穿刺。

（5）操作可在手术室或治疗室内进行。

（6）操作应由经过培训的专业医生完成。

### 4. 器材及药物

（1）穿刺针。

（2）导丝。

（3）扩张器。

（4）导管　分单腔、双腔、三腔导管三种，各种不同类型导管各有其优缺点，中心静脉导管包及套件如图所示（图 3-7）。

① 单腔导管：血流从单一管腔出入可行单针透析，目前已很少用；也可以将单腔导管作为引出血液通路，另外找周围静脉作回路。

② 双（三）腔导管：无效腔减少，再循环减少，导管相对较粗，穿刺难度增加。目前主要使用的是双腔导管。特有的三腔导管可用于给药、测中心静脉压和抢救时快速补液等，因为三腔导管感染机会增加，不推荐常规使用。

（5）肝素帽。

（6）注射器、缝皮针、缝线、小尖刀片、无菌纱布、透气敷料等。

（7）2%利多卡因 5mL、肝素 100mg 和生理盐水 200mL。

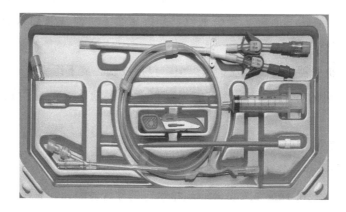

图 3-7　中心静脉导管包及套件

## 5. 经皮置入中心静脉内的人工肝导管深度

人工肝治疗时血管通路位置的选择影响导管长度，应根据解剖条件和感染风险选择血管通路和调整长度（表 3-1）。

表 3-1　人工肝治疗时血管通路位置及中心静脉导管选择

| 血管通路位置 | 置入导管长度 | 建议导管规格 |
| --- | --- | --- |
| 右侧锁骨下和颈内静脉 | 12～15cm | 12F/13cm |
| 左侧锁骨下和颈内静脉 | 15～19cm | 12F/16cm |
| 股静脉 | 20～25cm | 12F/20cm |

行人工肝血液净化时股静脉置管建议导管规格 12F/20cm，行右侧颈内静脉置管时建议可选择导管规格 12F/13cm。如双腔中心静脉导管包（12F 2Lumen 20cm 0.038）表示导管管径 12F、双腔、长度 20cm，导丝直径 0.038 英寸。

### 6. 操作方法

以常用的钢丝导引置入法（Seldinger 技术）为例，为满足人工肝血流量的要求，置管部位可选择股静脉、锁骨下静脉或颈内静脉，不同部位各有其优缺点，具体见下表（表 3-2）。

（1）根据穿刺部位采取不同体位，如颈内静脉采用头低仰卧位。

（2）穿刺部位皮肤消毒，铺无菌巾。

（3）行穿刺者戴无菌手套。

（4）0.5%～1%利多卡因局部浸润麻醉。

（5）采用穿刺针或套管针静脉穿刺，穿入静脉后有静脉血液抽出。

（6）固定穿刺针并插入导引钢丝。如用套管针者，先将套管针拔出，将套管留置在中心静脉内，沿套管插入导引钢丝，并拔出套管针。注意插入引导钢丝困难时，不可强行插入。

（7）应用扩张器沿导引钢丝扩张组织，包括皮肤、皮下组织及中心静脉。

（8）取相应的导管，导管各腔内充满肝素生理盐水，沿导引钢丝插入中心静脉。

（9）抽出导引钢丝。

（10）分别检查导管各腔血流是否通畅。

（11）用 0.2～0.4mg/mL 肝素生理盐水充满导管各腔，并盖好肝素帽。

（12）将导管缝合固定到皮肤上。

（13）局部行无菌包扎。

表 3-2  中心静脉不同部位优缺点比较

| 置管部位 | 优点 | 缺点 |
| --- | --- | --- |
| 股静脉 | a. 置管技术要求低、成功率高<br>b. 相对安全<br>c. 可直接压迫止血 | a. 下肢活动受限<br>b. 易污染，留置时间短(2 周)<br>c. 易误穿入股动脉<br>d. 再循环率高 |
| 颈内静脉 | a. 留置时间长(6 周)<br>b. 中心静脉狭窄发生低<br>c. 容易压迫止血<br>d. 再循环率低<br>e. 可离床活动 | a. 不易固定<br>b. 操作难度大<br>c. 舒适度差<br>d. 影响气管插管的固定<br>e. 易损伤左侧胸导管 |
| 锁骨下静脉 | a. 舒适<br>b. 活动不受限，易固定<br>c. 留置时间长(3～4 周)<br>d. 再循环率低 | a. 置管技术要求高<br>b. 可能发生致命性并发症<br>c. 中心静脉狭窄发生率高<br>d. 肝衰竭应尽可能避免由此置管 |

### 7. 拔管指征和方法

（1）导管拔除指征

① 导管有严重感染，不能控制。

② 导管失去功能，如血流量低。

③ 导管内有血栓形成并不能抽出。

④ 导管周围出血不止，压迫也不能止血。

（2）导管拔出方法

① 导管局部消毒。

② 术者戴无菌手套。

③ 取无菌剪刀，将固定导管的缝合线剪开。

④ 颈内静脉或锁骨下静脉置管拔管时，患者应取卧位。

⑤ 拔除导管。

⑥ 局部压迫止血。

⑦ 局部包扎。

### 8. 经皮颈内静脉置管术

（1）适用范围 参见中心静脉临时导管置管术。有明显充血性心力衰竭、呼吸困难、颈部较大肿瘤者不宜选用经皮颈内静脉置管术。

（2）优缺点

① 优点

a. 颈部易于保护，不易感染，使用时间相对较长。

b. 颈内静脉压力较低，容易压迫止血。

c. 血栓形成和血管狭窄发生的机会少。

② 缺点

a. 穿刺时对体位要求较高。

b. 不够美观、影响头部活动。

（3）穿刺部位 因右颈内静脉与无名静脉和上腔静脉几乎成一直线，且右侧胸膜顶低于左侧，右侧无胸导管，故首选右颈内静脉插管。根据穿刺点的不同分前路法、中路法、后路法三种方法，以中路法最为常用。

① 前路法

a. 定位：胸锁乳突肌前缘向内推开颈总动脉，胸锁乳突肌前缘中点（即喉结/

甲状软骨上缘水平）。触及颈总动脉，旁开 0.5～1.0cm。

b. 进针：针干与皮肤呈 30°～45°，针尖指向同侧乳头，胸锁乳突肌中段后面进入颈内静脉。此路径位置高，颈内静脉深，合并气胸机会少，但易误入颈总动脉。

② 中路法

a. 定位：胸锁乳突肌三角（以胸锁乳突肌的锁骨头、胸骨头和锁骨形成的三角区）的顶端作为穿刺点，距锁骨上缘 3～5cm。颈总动脉前外侧。

b. 进针：锁骨内侧端上缘切迹作为骨性标志，颈内静脉正好经此而下行与锁骨下静脉汇合。穿刺时左手拇指按压此切迹。在其上方 1～1.5cm 进针。针干与皮肤呈 30°～45°，针尖略偏外。

颈内静脉较浅，此路径穿刺成功机会大。

③ 后路法

a. 定位：胸锁乳突肌外侧缘中、下 1/3 交点作为进针点（锁骨上缘 3～5cm）。

b. 进针：针干呈水平位，在胸锁乳突肌的深部，指向胸骨柄上窝。

（4）操作方法

① 器材准备：20～40mg/dL 肝素生理盐水、扩皮器及双腔管。

② 体位选择：以右颈内静脉穿刺为例，患者去枕平卧，头转向左侧，肩背部垫一薄枕，取头低位 10°～15°。

③ 穿刺点选择：选择中路法进针部位。

④ 常规消毒，戴无菌手套，铺无菌洞巾，用 0.5%～1% 利多卡因进行穿刺点局麻。

⑤ 用含一定量生理盐水注射器连接穿刺针，穿刺针与皮肤呈 30°～45°，针尖指向同侧乳头，进针过程中边进边回抽。有突破感后如见暗红色回血，说明针尖已进入静脉内。

⑥ 进针深度一般为 1.5～3cm，肥胖者为 2～4cm，置管长度男性为 13～15cm，女性为 12～14cm，小儿为 5～8cm。

⑦ 保持穿刺针固定，由导丝口送入导丝。

⑧ 导丝进入 15～20cm 后拔出穿刺针，将导丝留在血管内。

⑨ 沿导丝将扩皮器送入皮下扩皮，如皮肤或皮下组织较紧，可用小尖刀侧切小口。

⑩ 拔出扩皮器，将已预冲肝素生理盐水的导管沿导丝插入颈内静脉，导管进

入后即拔出导丝，关闭静脉夹。

⑪ 分别回抽导管动静脉两端观察回血是否顺畅，再于两端分别注入肝素生理盐水 3～5mL，冲净残血，肝素帽封管。

⑫ 用皮针与缝线将导管颈部的硅胶翼与皮肤缝合，固定导管，再以敷料覆盖包扎。

⑬ 建议置管后摄胸部 X 线片，了解导管位置。

（5）注意事项

① 颈内静脉穿刺并发症比股静脉穿刺相对较多，术前应向患者及家属充分说明并签知情同意书。

② 如患者曾行同侧静脉插管，可能存在颈内静脉狭窄或移位，可行血管超声定位。

③ 颈内静脉穿刺对体位要求较高，正确的体位是穿刺成功的前提。心力衰竭较重难以平卧的患者建议行股静脉置管。

④ 穿刺针穿入血管后如见暗红色血液，说明进入静脉的可能性大，如推注压力小，则静脉的可能性更大；但心力衰竭患者静脉压较高，推注压力会较平常大，低氧血症患者动脉血颜色较暗需要注意鉴别。

⑤ 当需要穿刺左侧颈内静脉时，因该侧颈内静脉与锁骨下静脉汇合成左头臂静脉后形成一定角度，注意扩皮器进入不要太深，以免损伤血管。

⑥ 避免同一部位反复穿刺，可变换不同部位，以减少组织和血管的损伤。

⑦ 如穿刺针误入动脉或难以确定是否为静脉，则应拔出穿刺针，充分压迫穿刺点，一般穿入动脉需压迫 20min 左右，确认无出血后再继续穿刺，但建议改换其他部位。

（6）并发症及处理

① 穿刺部位出血或血肿，局部压迫即可。

② 误穿动脉，常见于颈动脉及锁骨下动脉。

处理：立即拔出穿刺针，指压 20min，否则易发生血肿。

③ 气胸及血气胸，较锁骨下静脉穿刺少见，大多发生经锁骨下或锁骨下凹切迹穿刺患者。

a. 原因：患者不配合、胸廓畸形，胸膜有粘连；穿刺点选择过低。

b. 临床表现：一般发生局限气胸，患者可无症状，自行闭合；可出现呼吸困难，同侧呼吸音减低，胸片可确诊。

c. 预防及处理：防止穿刺点过低，避免扩皮器进入太深，发生后可按一般气胸处理。

④ 空气栓塞，少见，但可致命。

a. 临床表现：突发呼吸困难、缺氧。

b. 诊断：心尖部可闻及水轮样杂音；超声检查有助于诊断；应与心律失常、大面积肺栓塞、急性心肌梗死和心包填塞鉴别。

c. 处理：左侧头低位；经皮行右心房或右心室穿刺抽气；呼吸循环支持，高浓度吸氧。

⑤ 感染，较股静脉导管感染率低，但长期留置可增加感染的机会。

a. 临床表现：出现不能解释的寒战、发热，尤其是透析过程中；局部压痛和炎症反应；白细胞数增高，血培养可确诊。

b. 处理：严格无菌操作；确诊后即应拔除导管，并进行细菌培养，应用抗生素治疗。

⑥ 心律失常。

a. 原因：导丝插入过深或导管过长。

b. 临床表现：多为窦性心动过速或心房颤动，且为一过性；存在严重心脏疾病的患者，有时可引起致命的室性心律失常。

c. 预防：对于有严重心脏疾病的患者，应避免颈内静脉或锁骨下静脉插管；操作可在心电监护下进行。

⑦ 窒息。

a. 原因：穿刺过程中损伤颈内静脉后压迫不准确，压迫气管，或者误刺动脉后继续操作造成大出血。

b. 临床表现：皮下血肿进行性或急骤增大，短时间内压迫气管造成窒息甚至死亡。

c. 处理：对持续性增大的血肿切开减压并压迫或缝合出血点，如患者已出现严重的窒息症状，应及时行气管插管，必要时立即行气管切开。避免当日透析，如确实需要，应采用无肝素透析。

⑧ 导丝断裂或导丝留在血管内。

a. 原因：操作不当，或患者配合不当。

b. 处理：请血管介入科或血管外科协助解决。

### 9. 经皮股静脉置管术

（1）适用范围

① 操作较容易，适合新开展经皮中心静脉置管技术的单位或术者。

② 卧床及全身情况较差者。

③ 锁骨下静脉、上腔静脉血栓形成或颈内、锁骨下静脉插管有困难者。

④ 无需长期留置导管或即插即用者。

⑤ 插管后需紧急人工肝治疗者。

（2）优缺点

① 优点

a. 操作简单、安全。

b. 适用于需紧急抢救、神志不清、不能主动配合及不能搬动的患者。

② 缺点

a. 邻近外阴、肛门，易污染，感染率较高，保留时间短。

b. 易误穿入股动脉。

c. 导管易折，且不易固定。

d. 下肢体活动相对受限。

（3）操作方法

① 双腔管，导管长度 20～25cm。

② 腹股沟穿刺处常规备皮。

③ 患者仰卧位，屈膝、大腿外旋外展 45°，特殊患者如心力衰竭患者，不能平卧可采用半坐位。完全坐位或前倾位则不宜行股静脉置管。

④ 穿刺点选择腹股沟韧带下 2～3cm，股动脉内侧 0.5～1cm 处。

⑤ 其余操作步骤同颈内静脉穿刺操作方法。

（4）注意事项

① 股静脉穿刺为有创性的治疗措施，术前应向患者及家属说明手术的必要性及可能出现的并发症等，征得同意并签字后方可进行。

② 如患者血管条件差，术前触摸不到股动脉，强烈推荐做血管超声检查。如有条件穿刺可在超声引导下操作。

③ 预冲导管时应注意避免混入气泡。

④ 如定位欠清晰或术者不熟练，穿刺前可予 5mL 注射器探查血管。

⑤ 穿刺针穿入血管后如见暗红色血液，说明进入静脉的可能性大，如再推注

压力小，则静脉的可能性更大。

⑥ 如穿刺针误入动脉或难以确定是否为静脉，则应拔出穿刺针充分压迫。绝对卧床，必要时加压止血，24h 内不应下床活动。

⑦ 导丝进入过程中如遇阻力切勿强行推进，转动方向后再进。如仍有阻力，则需退出穿刺针和导丝，重新选择穿刺部位。

⑧ 扩皮器扩皮时动作应轻柔，避免将导丝压折。

⑨ 插导管前注意留在体外的导丝长度应长于导管，沿导丝插管时应及时打开静脉夹使导丝露出。

⑩ 需要较长的导管，一般股静脉临时导管的长度至少应在 20cm。

⑪ 由于股静脉穿刺影响患者活动，易感染，不宜长时间使用。如为卧床患者可保留 3~4 周，但要加强观察和护理，留置期间应定期局部清洁、消毒。

（5）并发症　穿刺部位的出血及血肿、穿刺局部感染都易沿导管形成深部感染，有大量腹水时偶有腹水漏出，只要细心操作、加强观察护理常可避免。

### 10. 经皮锁骨下静脉置管术

由于该方法合并症严重，一般不推荐应用，尤其是肝衰竭患者。

（1）优缺点

① 优点

a. 不易感染，可保持较长时间。

b. 活动不受限，易于固定，不外露，患者耐受性好。

c. 血流量较高。

② 缺点

a. 穿刺技术难度较高。

b. 并发症严重。

（2）操作方法

① 锁骨下径路

a. 体位：上肢垂于体侧并略外展，头低足高约 15°，肩后垫小枕（背曲），使锁肋间隙张开，头转向对侧。

b. 穿刺点定位：锁骨中、外 1/3 交界处，锁骨下约 1.0cm。

c. 皮肤消毒：按胸部手术要求消毒皮肤，上至发际，下及全胸与上臂，铺洞巾。

d. 穿刺：先用 0.5%~1% 利多卡因行穿刺点局麻；右手持连接注射器之穿刺针，保持针尖向内偏向头端，直指锁骨、胸骨端的后上缘进针；针干与皮肤表面呈

25°~30°，进针 3~5cm。余步骤同前所述。

② 锁骨上径路

a. 体位：肩部垫小枕、头转向对侧、暴露锁骨上窝。

b. 穿刺点定位：胸锁乳头肌锁骨头外侧缘，锁骨上约 1.0cm。

c. 穿刺：针干与锁骨或矢状切面呈 45°，在冠状面针干呈水平或略前偏 15°，朝向胸锁关节进针 1.5~2.0cm。余步骤同前所述。

（3）注意事项

① 尽量保持穿刺针与胸壁呈水平位，贴近锁骨后缘。

② 锁骨下静脉走行弯曲，扩张器扩皮时进入血管不宜过深，一般以 2~3cm 为宜，以免损伤血管。

③ 锁骨下静脉与颈内静脉成角较大，甚至接近直线，因而导丝容易进入头部颈内静脉。此时患者可能感觉到同侧颈部或耳部不适，此种情况下应退出导丝 5~10cm，再重新轻柔地插入。

④ 如有条件，可在超声引导下插管，以增加成功率，减少并发症。

（4）并发症及处理

① 血气胸：是锁骨下静脉穿刺较常见的并发症，发生率与术者的技术熟练程度有关。穿刺时尽量避免刺破胸膜，一旦出现该并发症应立即拔出导管，对严重病例应行胸腔引流。

② 上腔静脉或右心房穿孔、纵隔出血、心包填塞：主要与解剖变异，导管质地较硬，不光滑，扩张器进入过深有关。

处理：心包抽液，请心脏外科协助处理。

③ 心律失常：参见颈内静脉插管。

④ 胸导管损伤：胸导管汇入左锁骨下静脉与颈内静脉连接处，在左锁骨下静脉插管时偶可引起乳糜胸或淋巴瘘，有时可见乳状液体从穿刺部位漏出。

a. 原因：操作不当，或患者配合不当。

b. 处理：请血管介入科或血管外科协助解决。

## 第二节　非生物型人工肝血管通路的维护

血管通路是行人工肝治疗患者的第二生命线，是顺利进行人工肝治疗的保证。

正确管理留置导管，遵循导管护理规范对延长留置时间和降低并发症具有重要意义。

## 一、人工肝留置导管护理评估

### 1. 导管皮肤出口

每次使用前后，要对插管处皮肤出口外观进行评估，有无红肿、分泌物、压痛、出血渗液等；临时导管要查看缝合针的固定情况，观察有无牵拉、脱出等现象。

### 2. 导管外接头部分

有无破裂、弯折情况，管腔通畅程度，如果发现血流量不足，要及时报告医生，通过超声等影像手段判断导管内有无血栓、纤维蛋白鞘形成。

### 3. 患者体征

有无发热、寒战、疼痛等症状及严重程度，有无其他不适主诉。

## 二、人工肝留置导管维护和启用流程

### 1. 人工肝留置导管的维护流程

（1）准备换药包、3M敷贴（大）、生理盐水（15mL 2支）、肝素封管液10mL等物品。

（2）操作者洗手，戴口罩、手套。

（3）打开换药包，分开放置两个弯盘，无菌物品放置在左边弯盘中。

（4）去掉固定胶布，打开外层纱布，置于右侧弯盘中备用，撕开穿刺处贴膜，松开内层纱布，脱手套。

（5）更换包内无菌手套，铺无菌巾，同时撤去内层纱布。

（6）打开碘伏包及酒精包，将其置于左侧无菌弯盘内。

（7）使用碘伏棉球进行消毒。

（8）碘伏纱布包裹置管外露部分，先消毒上方，再消毒下方。

（9）打开A端肝素帽弃去，酒精棉球消毒端口，5mL针筒回抽A端2mL血液，夹闭，推注在右侧污物弯盘内的纱布上，观察有无血凝块（若血凝块多，再回抽1～2mL血液查看），生理盐水15mL脉冲A端，再以肝素封管液2mL封管，再次消毒后接上肝素帽。

（10）打开 V 端肝素帽弃去，酒精棉球消毒端口，5mL 针筒回抽 V 端 2mL 血液，夹闭，推注在右侧污物弯盘内的纱布上，观察有无血凝块（若血凝块多，再回抽 1～2mL 血液查看），生理盐水 15mL 脉冲 V 端，再以肝素封管液 2～3mL 封管，再次消毒后接上肝素帽。

（11）如果导管回血血流不畅，认真查找原因，严禁使用注射器用力推注导管腔。

（12）酒精纱布包裹管路外露部分进行脱碘。

（13）待置管周围皮肤干燥后，贴 3M 敷贴。

（14）纱布包裹剩余外露管路，撤去无菌巾，最后一块纱布覆盖好，贴于皮肤上。

（15）终末处理。

**2. 人工肝留置导管的启用流程**

（1）操作者洗手，戴口罩、帽子，打开导管外层敷料。

（2）戴无菌手套。

（3）打开无菌巾 1/4 面，垫于透析导管下。

（4）分别螺旋式消毒导管保护帽、导管管口、导管夹 2 遍。

（5）检查导管夹处于夹闭状态，取下肝素帽，丢弃，消毒接头平面后，将导管放置于无菌巾 1/2 无菌面。

（6）操作前再次消毒导管口。

（7）分别用 5mL 注射器回抽 2mL 封管液，推注在纱布上。

（8）检查纱布上是否有血凝块，如有，再次回抽 1～2mL。

（9）判断导管通畅后，连接体外环路的动、静脉管路。

（10）导管口建议采用透气敷料覆盖保护。

（11）每次治疗结束后更换新的无菌肝素帽。

### 三、人工肝留置导管感染的诊断与处理

人工肝血液净化留置导管感染可分为：导管细菌定植；导管出口感染；导管隧道感染；导管相关性菌血症，即导管相关性血流感染；导管相关性迁移性感染，包括细菌感染性心内膜炎、化脓性关节炎、骨髓炎等。导管感染是导管拔除的首要原因，导管感染挽救成功率只有 25%～30%。临床怀疑为导管相关菌血症或导管相关性血流感染可能时，应立即行微生物检查，并开始通过静脉及导管途径经验性应

用抗生素。

## 四、人工肝留置导管功能不良及处理

### 1. 导管功能不良定义

《非生物型人工肝治疗肝衰竭指南（2016 年版）》认为在我国成年人导管血流量小于 200mL/min，或血泵流量小于 200mL/min 时，动脉压小于 -250mmHg 或者静脉压大于 250mmHg 时，无法达到充分性透析，确定为导管功能不良。

### 2. 导管功能不良的原因

纤维蛋白鞘和血栓是导管功能不良的主要原因，良好的置管技术和理想位置可以大大降低其发生率。采用标准的封管技术，根据导管容量正确掌握封管肝素浓度和容量也是减少导管功能不良的重要环节。

### 3. 导管功能不良的处理措施

（1）溶栓　导管发生流量不畅或导管抽吸困难，需要采用尿激酶导管内溶栓。建议采用至少 5000IU/mL 的尿激酶。尿激酶溶栓时在导管内保持 25～30min，也可以保留 10min 后每隔 3～5min 推注尿激酶溶液 0.3mL。反复发生血栓和流量不畅通常需要尿激酶持续滴注。建议方案为尿激酶 25000～50000IU/48mL 生理盐水以 2～4mL/h 流量经每根透析导管缓慢注入，持续时间至少 6h，人工肝留置导管功能不良的处理流程如下图所示（图 3-8）。

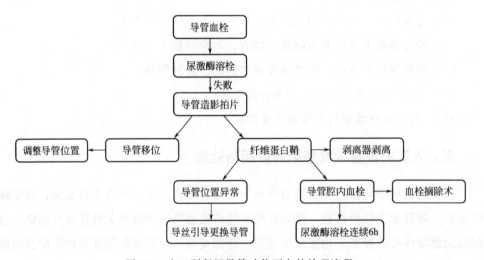

图 3-8　人工肝留置导管功能不良的处理流程

（2）更换失功能导管　如果多次溶栓无效或导管异位，可以更换新导管。可供选择的处理方法有：①通过导丝更换导管，换新导管时，多数人认为导管顶端最好比原导管深入 1～2cm；②更换部位穿刺，放置新导管；③球囊破坏纤维蛋白鞘重新放置新导管。

## 五、人工肝留置导管封管技术

置管后正确的导管维护对保持导管的通畅、延长使用寿命是必须的。治疗结束后，取至少 20mL 生理盐水冲净管腔残血，推注封管液，正压封管。避免凝血和感染。可选择下述封管液，目前无循证依据推荐何种更佳。

### 1. 普通肝素封管

普通肝素［规格：2mL/支（12500U）］是目前最常用的封管液，但普通肝素封管有很多缺点，包括全身性抗凝，可能发生肝素诱导的血小板减少症（HIT）、过敏反应等并发症，且无抗菌作用。建议采用 5～10mg/mL 的普通肝素溶液 2～3mL 封管，如肝素封管浓度 5mg/mL，可用 2mL 肝素加入生理盐水 18mL 配置，每侧取 2mL 封管（即 0.2mL 肝素＋1.8mL 生理盐水），如肝素封管浓度 10mg/mL，可用 2mL 肝素加入生理盐水 8mL 配置，每侧取 2mL 封管（即 0.4mL 肝素＋1.6mL 生理盐水）。有出血倾向的患者建议采用低浓度肝素溶液封管。

### 2. 低分子肝素封管

对普通肝素有不良反应的患者可采用低分子肝素封管。常规推荐 1000～1250IU/mL。

### 3. 枸橼酸盐封管

另一种常用的封管液是枸橼酸盐溶液。与肝素相比，使用 4％枸橼酸盐溶液封管可降低导管更换率，枸橼酸盐溶液还具有抗菌作用，可降低 CRBSI 发生率。但高浓度枸橼酸盐容易导致严重低钙血症等并发症，目前看来 4％枸橼酸溶液是更好的选择。活动性出血、严重出血倾向、肝素过敏或有肝素诱导的血小板减少症患者可采用 4％枸橼酸盐封管。

### 4. 抗生素封管液

为预防生物膜形成和导管相关的血行感染，可以采用抗生素溶液封管，但可能造成细菌耐药。根据感染的病原学资料选择敏感抗生素封管。抗生素必须加用抗凝药封管，人工肝血液净化患者可以在每次人工肝治疗时更换封管液，为了保持有效抗生素浓度，建议不超过 48h。选择抗生素和肝素需要注意配伍禁忌，头孢类抗生素适合与肝素混合封管，一般头孢类封管液浓度为 $10\sim20\mathrm{mg/mL}$，氨基糖苷类与肝素溶液混合易出现浑浊，但是低浓度的庆大霉素（$<4\mathrm{mg/mL}$）可以用于封管。也可用枸橼酸盐溶液与抗生素混合封管。不推荐使用抗生素封管用于预防导管相关感染。

## 六、人工肝血管通路的注意事项

### 1. 观察穿刺部位情况

有无红肿、渗血、渗液，缝线固定情况。

### 2. 观察管路置入深度

导管留置时间较长时，缝线易断裂导致导管脱出，有大出血和感染风险，注意观察管路置入深度，外脱的导管禁止再次插入体内。

### 3. 观察双侧大小腿腿围

患者出现腿围增粗、下肢肿胀疼痛时，应及时行下肢深静脉 B 超检查，明确有无深静脉血栓形成。

### 4. 防止导管感染

避免对导管的再利用，如输液、采血等；尽量减少对肝素帽的开启次数；当没有使用导管适应证时，应尽快拔管。

### 5. 防止导管脱出

卧床休息活动，有效固定。插管侧下肢适当制动，尽量减少弯曲等动作，避免增加腹压，如激烈咳嗽、便秘等，以防插管滑出或出血。患者尽量在床上大小便。对有肝昏迷患者，留置插管处加强包扎，以免患者烦躁时拉出导管。

# 第 四 章

# 非生物型人工肝抗凝治疗方案及抗凝并发症处理

## 第一节　非生物型人工肝抗凝治疗方案

非生物型人工肝的抗凝治疗是指在评估患者凝血状态的基础上，个体化选择合适的抗凝药和剂量，定期监测、评估和调整，以维持血液在人工肝治疗管路和血浆分离器、血滤器、吸附器或灌流器中的流动状态，保证人工肝治疗的顺利实施；避免体外循环凝血而引起的血液丢失；预防因体外循环引起血液凝血活化所诱发的血栓栓塞性疾病；防止体外循环过程中，血液活化所诱发的炎症反应，提高非生物型人工肝的生物相容性，保障人工肝治疗的有效性和安全性。

### 一、评估人工肝治疗前患者的凝血状态

#### 1. 外源性凝血系统状态的评估

选择性检测凝血酶原时间（PT）、凝血酶原活动度（PTA）或国际标准化比值（INR）。PT、PTA 和 INR 延长提示外源性凝血系统的凝血因子存在数量或质量的异常，或血中存在抗凝物质；PT、PTA 和 INR 缩短提示外源性凝血系统活化，易于发生血栓栓塞性疾病。

#### 2. 内源性凝血系统状态的评估

选择性检测部分凝血活酶时间（APTT）、凝血时间（CT）或活化凝血时间

（ACT）。APTT、CT 和 ACT 延长提示内源性凝血系统的凝血因子存在数量或质量的异常，或血中存在抗凝物质；APTT、CT 和 ACT 缩短提示内源性凝血系统活化，血液处在高凝状态。

### 3. 凝血共同途径状态的评估

如果患者上述各项指标均延长，则提示患者的凝血共同途径异常或血中存在抗凝物质。此时应检测纤维蛋白原（FIB）和凝血酶时间（TT），如果 FIB 水平正常，则提示血中存在抗凝物质或 FIB 功能异常。

### 4. 血液高凝状态

外源性凝血系统、内源性凝血系统和共同途径的各项凝血指标均缩短，则提示患者存在血液高凝状态，易于发生血栓栓塞性疾病。

### 5. 血小板活性状态的评估

检测全血血小板计数和出血时间，初步评估血小板功能状态：如果血小板数量减少伴出血时间延长，提示患者止血功能异常，易于出血；如果血小板数量增多伴出血时间缩短，提示血小板易于发生黏附、集聚和释放反应，易于产生血小板性血栓。对于单位时间内血小板数量进行性降低的患者，推荐检测血浆血小板膜糖蛋白-140或血中 GMP-140 阳性血小板数量，以便明确是否存在血小板活化。不能检测上述 2 项指标时，如果患者伴有血浆 D-二聚体水平升高，也提示血小板活化。

## 二、抗凝药的种类和合理选择

理想抗凝药具有以下特点：小剂量可维持体外循环，有效时间长；不影响或改善滤器膜的生物相容性；抗血栓作用强而抗凝作用弱；药物作用时间短，抗凝作用局限在滤器内；监测方法简单、方便，最适合床边进行；过量时可相应有拮抗药使用；长期使用无严重副作用。下面对非生物型人工肝血液净化治疗中各种抗凝方案做详细介绍，各种抗凝方案及其特点如下（表 4-1）。

### 1. 普通肝素

普通肝素［规格：2mL/支（12500U）］的分子量在 3～30kDa，半衰期在 1～1.5h，不能被滤器清除，可被鱼精蛋白拮抗。因半衰期较短，血液透析时需要给予负荷剂量和维持剂量，操作较为繁琐。普通肝素抗凝有较高出血风险，肝素诱导的血小板减少的风险（HIT），且抗凝血酶Ⅲ（antithrombin Ⅲ，ATⅢ），ATⅢ缺乏的患者不适用，使全身抗凝的临床应用受到一定限制；其他潜在不良反应包括脱发、皮肤坏死、骨质疏松、高钾血症、血脂紊乱等。但肝素易获得、抗凝效果容易监测、价格低廉，且鱼精蛋白的拮抗作用可靠，因此临床应用较多。缺点则在于难以准确把握鱼精蛋白用量，拮抗效果可能因解离而反跳等。

表 4-1　各种抗凝方案及其特点

| 抗凝方法 | 优点 | 不足 | 功效 | 监测指标 |
|---|---|---|---|---|
| 普通肝素 | 抗凝效果好 | 出血、血小板减少 | 良好 | APTT/ACT |
| 低分子肝素 | 改善血小板减少症 | 出血,鱼精蛋白中和剂量部分有效,不易控制 | 良好 | 抗Ⅹa活性 |
| 枸橼酸钠 | 出血危险性最小 | 容量负荷过多、低钙血症、枸橼酸中毒 | 优 | APTT/ACT |
| 肝素化+鱼精蛋白 | 减少出血 | 较少 | 良好 | APTT/ACT |
| 前列腺环素 | 降低出血危险 | 导致低血压 | 不足 | 血栓弹力图 |
| 阿加曲班 | 见效快 | 半衰期短、价格高 | 良好 | APTT |
| 无抗凝,盐水冲洗 | 无出血危险 | 滤过膜凝血 | 不足 | — |

（1）血液透析、血液滤过或血液透析滤过　一般首剂量 0.3～0.5mg/kg，追加剂量 5～10mg/h，间歇性静脉注射或持续性静脉输注（常用）；血液透析结束前 30～60min 停止追加。应依据患者的凝血状态个体化调整剂量。

（2）血液灌流、血浆吸附或血浆置换　一般首剂量 0.5～1.0mg/kg，追加剂量 10～20mg/h，间歇性静脉注射或持续性静脉输注（常用）；预期结束前 30min 停止追加。实施前给予 40mg/L 的肝素生理盐水预冲，保留 20min 后，再给予生理盐水 500mL 冲洗，有助于增强抗凝效果。肝素剂量应依据患者的凝血状态个体化调整。

（3）持续性肾脏替代治疗　采用前稀释的患者，一般首剂量 15～20mg，追加剂量 5～10mg/h，静脉注射或持续性静脉输注（常用）；采用后稀释的患者，一般首剂量 20～30mg，追加剂量 8～15mg/h，静脉注射或持续性静脉输注（常用）；治疗结束前 30～60min 停止追加。抗凝药物的剂量依据患者的凝血状态个体化调整；治疗时间越长，给予的追加剂量应逐渐减少。

## 2. 低分子肝素

低分子肝素由普通肝素水解得到，分子量为 2～6kDa，静脉注射的半衰期为 3～4h，是普通肝素的 2～4 倍。主要经肾脏清除，所以对于肾功能障碍患者，低分子肝素的血浆半衰期可延长至 4～6h，这就可能引起出血，但它不用经肝脏清除。依诺肝素半衰期最长，可达 27.7h。由于分子片段明显缩短，与凝血酶Ⅱa 的亲和力下降，故抗凝作用（致出血）减弱，对凝血时间影响较小，同时与 ATⅢ 的结合力增强可迅速灭活凝血因子Ⅹa，从而保留了抗栓活性。低分子肝素全身抗凝的检测指标推荐应用抗Ⅹa活性，目标维持在0.25～0.35IU/mL。低分子肝素也可诱发HIT，因此对普通肝素诱发的HIT，同样不能应用低分子肝素。相对普通肝素，低分子肝素相对普通肝素在出血风险上无显著优势。而且低分子肝素还有一个明显的劣势——没有起效快的拮抗药。如果用普通肝素抗凝，假定患者出现大出血，可以注射鱼精蛋白拮抗。但低分子肝素同鱼精蛋白只能部分拮抗，所以一旦剂量过多，患者发生出血，可能致死。

一般给予60～80IU/kg静脉注射。血液透析、血液灌流、血浆吸附或血浆置换的患者无需追加剂量；CRRT患者可每4～6h给予30～40IU/kg静脉注射，治疗时间越长，给予的追加剂量应逐渐减少。有条件的单位应监测血浆抗凝血因子Ⅹa活性，根据测定结果调整剂量。

### 3. 枸橼酸钠

枸橼酸根可螯合钙离子，使血浆中$Ca^{2+}$浓度降低，阻止凝血酶原转换成凝血酶，从而发挥抗凝活性。枸橼酸根在肝脏、肌肉组织及肾皮质参加三羧酸循环，很快被代谢为碳酸氢根而无任何残留。枸橼酸抗凝是一种局部抗凝方法，通过在体外循环动脉端泵入枸橼酸、静脉端泵入钙剂，同时保证体外循环的低钙水平以及体内钙离子的稳定。枸橼酸抗凝安全有效、不影响系统凝血功能，尤其适合在合并较高出血风险的患者中使用。由于枸橼酸主要在肝脏内有氧代谢为碳酸氢根，肝功能不全和缺氧状态是使用枸橼酸抗凝的禁忌。

用于血液透析、血液滤过、血液透析滤过或CRRT患者，常用枸橼酸浓度为4%～46.7%。以临床常用的4%枸橼酸钠为例，4%枸橼酸钠滤器前持续注入（180mL/h），控制滤器后的游离钙离子浓度（0.25～0.35mmol/L）；在静脉端给予0.056mmol/L氯化钙生理盐水（10%氯化钙80mL加入1000mL生理盐水中），40mL/h，控制患者体内游离钙离子浓度（1.0～1.35mmol/L）；直至人工肝治疗结束。也可采用枸橼酸置换液实施。重要的是，临床应用局部枸橼酸抗凝时，需要考虑患者实际血流量，并应依据游离钙离子的检测相应调整枸橼酸钠（或枸橼酸置换液）和氯化钙生理盐水的输入速度。枸橼酸钠局部抗凝可降低危及生命大出血的发生率。因此，有出血风险患者采用枸橼酸钠局部抗凝较为安全。

### 4. 阿加曲班

阿加曲班是一种凝血酶抑制药。由于价格较贵，阿加曲班通常在患者存在HIT、不耐受肝素的情况下作为替代抗凝药物。阿加曲班经肝脏代谢，故在患者存在肝衰竭时不宜使用。因缺乏有效的拮抗药物，需警惕药物过量。血液透析、血液滤过、血液透析滤过或 CRRT 患者，一般首剂量 $250\mu g/kg$、追加剂量 $2\mu g/(kg \cdot min)$，或 $2\mu g/(kg \cdot min)$ 持续滤器前输注；CRRT 患者给予 $1\sim2\mu g/(kg \cdot min)$ 持续滤器前输注；人工肝治疗治疗结束前 $20\sim30min$ 停止追加。应依据患者血浆部分活化凝血酶原时间的监测来调整剂量。

### 5. 前列腺素

可用于抗凝的前列腺素主要有 PGI2 和 PGE1，因其具有扩张血管而致低血压的作用，故一般不单独用于重症患者 RRT 的抗凝。其与肝素联合应用可延长滤器寿命和缓解血小板降低。为提高抗凝效果，可与肝素联合应用于高凝患者，但不适用于血流动力学不稳定的患者。前列腺素也可抗凝，但注意血液动力学。

### 6. 肝素和鱼精蛋白局部抗凝

采用肝素和鱼精蛋白可以局部抗凝。把血液引到体外循环，在滤器前加一个肝素泵，同时监测肝素泵前和滤器前肝素泵后的 APTT，泵前后 APTT 分别反映了体内和抗凝后的凝血状态。再在滤器后注射鱼精蛋白拮抗肝素，以 100IU 肝素对 1mg 鱼精蛋白进行拮抗。维持在体外管路肝素前 APTT<45s 和肝素后-滤器前 APTT 在 $55\sim90s$ 的水平。若体外管路肝素前 APTT<45s，肝素后-滤器前 APTT<55s，则肝素和鱼精蛋白的输注量都要增加；体外管路肝素前 APTT>45s，肝素后-滤器前 APTT 在 $55\sim90s$，增加鱼精蛋白的注射量。总之，通过监测这两个指标，分别调整肝素和鱼精蛋白的注射量。肝素加鱼精蛋白也是比较常用的抗凝方式。

### 7. 其他抗凝药

其他抗凝药，如磺达肝素、达那肝素、水蛭素和萘莫司他等，主要用于 HIT 患者的抗凝。

### 8. 无抗凝药

高出血风险的患者可选择无抗凝药策略，血液透析、血液滤过、血液透析滤过或 CRRT 患者，人工肝治疗实施前给予 4mg/dL 的肝素生理盐水预冲、保留 20min 后，再给予生理盐水 500mL 冲洗；人工肝治疗过程每 $30\sim60min$ 给予100～200mL 生理盐水冲洗管路和滤器。

### 三、抗凝治疗的监测

由于人工肝治疗模式的不同，不同患者血液凝血状态差异较大，因此为确定个体化的抗凝治疗方案，应实施凝血状态监测。

#### 1. 人工肝治疗前和结束后凝血状态的监测

人工肝治疗前凝血状态的监测主要是为了评估患者基础的凝血状态，指导人工肝治疗过程中抗凝药的种类和剂量选择；人工肝治疗结束后凝血状态的监测主要是了解患者人工肝治疗结束后体内凝血状态是否恢复正常以及是否具有出血倾向。因此，人工肝治疗前和结束后凝血状态的评估是对全身凝血状态的监测。

#### 2. 人工肝治疗过程中凝血状态的监测

人工肝治疗过程中凝血状态的监测主要是为了评估患者人工肝治疗过程中体外循环是否达到充分抗凝、患者体内凝血状态受到抗凝药影响的程度以及是否易于出血，因此，不仅要监测体外循环管路中的凝血状态，而且还要监测患者全身的凝血状态。从人工肝治疗管路静脉端采集的样本，由于血液刚刚流过体外循环管路，因此各项凝血指标的检测可反映体外循环的凝血状态。从人工肝治疗管路动脉端采集的样本，由于血液刚刚从体内流出，因此各项凝血指标的检测可反映患者的全身凝血状态。人工肝治疗过程中凝血状态的监测，需要同时采集人工肝治疗管路动、静脉端血样进行凝血指标的检测，两者结合才能全面地判断血液透析过程中的凝血状态。

#### 3. 不同抗凝药的检测指标

（1）以肝素作为抗凝药　推荐采用 ACT 进行监测；也可采用 APTT 进行监测。理想的状态应为人工肝治疗过程中，从人工肝治疗管路静脉端采集的样本的 ACT/APTT 维持于治疗前的 1.5～2.5 倍，治疗结束后从人工肝治疗管路动脉端采集的样本的 ACT/APTT 基本恢复治疗前水平。

（2）以低分子肝素作为抗凝药　可采用抗凝血因子 Ⅹa 活性进行监测。建议无出血倾向的患者抗凝血因子 Ⅹa 活性维持在 500～1000U/L，伴有出血倾向的血液透析患者维持在 200～400U/L。但抗凝血因子 Ⅹa 活性不能即时检测，临床指导作用有限。

（3）以枸橼酸钠作为抗凝药　应监测滤器后和患者体内游离钙离子浓度；也可监测 ACT 或 APTT，从人工肝治疗管路静脉端采集的样本的 ACT/APTT 维持于治疗前的 1.5～2.5 倍，而治疗过程中和结束后从人工肝治疗管路动脉端采集的样本的 ACT/APTT 应与治疗前无明显变化。

（4）以阿加曲班作为抗凝药　可采用 APTT 进行监测。从人工肝治疗管路静脉端采集的样本的 APTT 维持于治疗前的 1.5～2.5 倍，而治疗过程中和结束后从人工肝治疗管路动脉端采集的样本 APTT 应与治疗前无明显变化。

### 4. 监测时机

（1）对于第一次进行人工肝治疗的患者，推荐进行治疗前、治疗过程中和结束后的全面凝血状态监测，以确立合适的抗凝药种类和剂量。

（2）对于某个患者来说，每次人工肝治疗的凝血状态差别不大；因此一旦确定患者的抗凝药物种类和剂量，则无需每次人工肝治疗过程都监测凝血状态，仅需要定期（1～3 个月）评估。

## 四、非生物型人工肝抗凝个体化方案

普通肝素具有临床上易获得、抗凝效果容易监测、价格低廉，鱼精蛋白的拮抗作用可靠等优点，因此临床应用较多。肝素抗凝治疗剂量可根据患者的临床症状、体征以及凝血功能检测相关指标调整。根据个体化原则，肝素通常有三种方案，即常规肝素化、限量肝素化和局部肝素化（体外肝素化）。需要进行非生物型人工肝治疗的患者往往凝血功能较差，一般采用限量肝素化。局部肝素化常用于出血危险性很高的患者。

### 1. 常规肝素化

本法既阻止体外血液回路的血液凝固，又阻止患者体内的凝血过程。较为简单，但有引起出血的可能。新近研究证实低分子肝素与普通肝素相比效果相同而不良反应明显降低，可考虑优先应用。人工肝治疗中有两种使用常规肝素化的方法。

（1）连续输注法　给首次剂量肝素后，将肝素溶解在生理盐水中，通过微泵将肝素连续缓慢注入血液回路中。

（2）间断输注肝素法　本法为在人工肝开始时给首次肝素量，然后在治疗过程中间断给小剂量肝素。

### 2. 限量肝素化

限量肝素化具体方法如下。

（1）测定基础凝血时间或 ACT。

（2）给予首次肝素量 750U，甚至不给首剂。

（3）开始人工肝治疗并维持肝素输注速度为 600U/h。

（4）每隔 30min 测定 ACT，据此调节肝素的维持速度。

（5）继续肝素输注直至治疗结束。

**3. 体外肝素化**

体外肝素化即体外血液回路的局部肝素化，使血液在体外回路内保持肝素化状态。方法为在血管通路的动脉端（血液从患者体内流出的管路）用肝素泵连续注入肝素，而在血管通路的静脉端（血液回输至患者体内的管路）连续注入鱼精蛋白，使回到患者体内的肝素失活。

（1）开始治疗时不给首次肝素量。

（2）于血管通路动脉端用肝素泵持续注入肝素，维持分离器内凝血时间为 30min 左右。

（3）静脉端用注射泵持续注入鱼精蛋白，根据中和滴定试验所得出肝素与鱼精蛋白的比例，来确定鱼精蛋白用量。一般每小时肝素量为 2～30mg，肝素与鱼精蛋白的比例为 1：1。治疗时，需反复测定血管回路动脉端和静脉端的 CT，调节肝素剂量。

（4）治疗结束后，常规注射鱼精蛋白 10～15mg，必要时 4h 后重复注射 1 次。肝素反跳现象（体外肝素化治疗结束后，在抗凝作用消失、凝血时间已恢复正常后，又出现抗凝血作用，引起治疗后出血现象）需密切注意。一般肝素反跳现象多发生在治疗后 3～4h，最长可达 18h。因此，人工肝治疗结束时，若患者凝血时间较正常延长，应追加小剂量鱼精蛋白。

**4. 鱼精蛋白的理化性质**

鱼精蛋白是一种低分子量蛋白质。最初从鱼体内提取，它有许多强碱基，可与含酸性基团的肝素结合，使肝素失去活性。鱼精蛋白每支 5mL，内含 50mg 鱼精蛋白。肝素与鱼精蛋白的中和反应是一种简单的电化学反应，即带正电的鱼精蛋白中和带负电的肝素。鱼精蛋白仅应用于严重的病例，作为肝素解毒药，仍保留一些抗凝因子 Xa 活性，0.6mL（6mg）中和大约 0.1mL（1000IU）低分子肝素；1mg 鱼精蛋白中和大约 1mg 普通肝素，鱼精蛋白注射量应考虑注射低分子肝素后经过的时间，并适当减少注射剂量。鱼精蛋白的不良反应包括以下几点。

（1）出血倾向　使用大剂量的鱼精蛋白也会有抗凝血作用，可引起出血。因此，短时间内应避免鱼精蛋白用量超过 100mg。

（2）鱼精蛋白过敏反应　一般情况下，鱼精蛋白不具抗原性。但有时亦可引起心动过缓、呼吸困难、低血压、颜面潮红，提示过敏反应。大多数患者过敏反应较轻，可严密观察，不需要处理，短时间内可自行缓解。若不能自行缓解，应及时予以处理。

（3）反跳现象　肝素-鱼精蛋白复合物不稳定，鱼精蛋白的分解比肝素快，使得游离出的肝素抗凝作用再现，引起出血。

### 5. 无肝素人工肝治疗

对有高度出血危险的患者，治疗前凝血时间已超过 30min，采用常规抗凝方法进行人工肝治疗，可加重出血倾向。对这些患者，可采用无肝素治疗法。

（1）肝素冲洗　用 3000U/L 肝素的盐水冲洗体外血液回路。为防止含肝素的溶液进入患者体内，可再用患者血液或无肝素盐水冲洗体外血液回路。

（2）提高血流速度　提高血流速度，防止体外血液回路内血流停滞。若患者能够耐受，血流速度可达 120～130mL/min。

限量肝素化、体外肝素化、无肝素人工肝治疗在实际操作时操作方法较麻烦，易出现体外循环凝血，需要有较熟练的临床操作经验，在选用时要慎重。

## 第二节　非生物型人工肝抗凝并发症和处理措施

非生物型人工肝使用抗凝治疗方案导致的并发症包括抗凝不足引起的并发症、出血和抗凝药本身的药物不良反应。

### 一、抗凝不足引起的并发症

主要包括血浆分离器、透析器、吸附器或灌流器以及管路凝血；人工肝治疗过程中或结束后发生血栓栓塞性疾病。

#### 1. 常见原因

（1）因患者存在出血倾向而没有应用抗凝药。

（2）人工肝治疗过程中抗凝药剂量不足。

（3）患者先天性或因大量蛋白尿引起的抗凝血酶Ⅲ不足或缺乏，而选择普通肝素或低分子肝素作为抗凝药物。

**2. 预防与处理**

（1）对于合并出血或出血高危风险的患者，有条件的单位应尽可能选择枸橼酸钠或阿加曲班作为抗凝药物；采用无抗凝药方案治疗时应加强滤器和管路的监测，加强生理盐水的冲洗。

（2）应在人工肝治疗实施前对患者的凝血状态充分评估，并监测人工肝治疗过程中的凝血状态变化的基础上，确立个体化的抗凝治疗方案。

（3）有条件的单位应在人工肝治疗前检测患者血浆抗凝血酶Ⅲ的活性，明确是否适用肝素或低分子肝素。

（4）发生滤器凝血后应及时更换滤器；出现血栓栓塞性并发症的患者应给予适当的抗凝、促纤溶治疗。

## 二、出血

**1. 常见原因**

（1）抗凝药剂量使用过大。

（2）合并出血性疾病。

**2. 预防与处理**

（1）人工肝治疗实施前应评估患者的出血风险。

（2）在对患者人工肝治疗前和治疗过程中凝血状态检测和评估基础上，确立个体化抗凝治疗方案。

（3）对于发生出血的患者，应重新评估患者的凝血状态，停止或减少抗凝药物剂量，重新选择抗凝药物及其剂量。

（4）针对不同出血的病因给予相应处理，并针对不同的抗凝药给予相应的拮抗药治疗。肝素或低分子肝素过量可给予适量的鱼精蛋白；枸橼酸钠过量补充钙制剂；阿加曲班过量可短暂观察，严重过量可给予凝血酶原制剂或血浆。

## 三、抗凝药本身的药物不良反应

### 1. 肝素诱发的血小板减少症（HIT）

（1）病因　机体产生抗肝素-血小板4因子复合物抗体所致。

（2）诊断　应用肝素类制剂治疗后5～10天内血小板下降50％以上或下降

10 万/μL以下，合并血栓栓塞性疾病（以深静脉最常见）以及 HIT 抗体阳性，可以临床诊断 HIT；停用肝素 5~7 天后，血小板数可恢复至正常则更支持诊断。

（3）治疗　停用肝素类制剂，并给予抗血小板、抗凝或促纤溶治疗，预防血栓形成；发生 HIT 后，一般禁止再使用肝素类制剂。在 HIT 发生后 100 天内，再次应用肝素或低分子肝素可诱发伴有全身过敏反应的急发性 HIT。

### 2. 低钙血症、高钠血症和代谢性碱中毒

（1）病因　枸橼酸钠使用剂量过大或使用时间过长，或患者存在电解质和酸碱失衡。

（2）预防与处理　采用无钙、无碱、无钠的置换液；治疗过程中密切监测游离钙离子浓度，调整枸橼酸钠输入速度和剂量；发生后应改变抗凝方式，并调整透析液和置换液的成分，给予积极纠正。

# 第五章

## 常用非生物型人工肝治疗模式工作原理和技术特点

第一节 概述

　　非生物型人工肝（non-bioartificial liver，NBAL）主要是通过物理或者机械的方法进行治疗，有多种血液净化模式，如血液透析、血液滤过、血液灌流、血浆置换等，可部分替代肝细胞代谢解毒功能，清除水溶性毒素及与蛋白结合毒素，稳定机体内环境，有利于肝细胞再生。小分子的水溶性毒素（如氨、肌酐、尿素等）和与蛋白结合毒素（如胆红素、胆汁酸、芳香族氨基酸等）在体内的蓄积是引起肝衰竭病理生理功能紊乱的原因，而对这类严重肝衰竭患者进行人工肝治疗，既要顾忌其出血的风险，又要全面清除体内蓄积的各类毒素，单独一种人工肝治疗方式治疗效果有限，常需要把不同人工肝方法联合应用。

　　综合考虑人工肝治疗方法和患者病情两方面的因素，根据患者的病情特点和主观愿望，明确治疗目的，并结合每一种人工肝治疗的原理和特点，为患者选择最合适的治疗方法，以取得最好的疗效，并避免严重并发症的发生。肝衰竭患者的人工肝治疗首先要达到个体化治疗的初始目标，主要着眼于纠正肝衰竭导致的病理生理紊乱、逆转可能引起患者死亡的重要器官功能障碍。因此，当为患者制定人工肝治疗方案时，临床上应根据不同病因、不同类型、不同分期的肝衰竭患者的具体情况合理选择不同的人工肝治疗方法，同时亦要基于患者肝衰竭代谢特点和重要脏器衰竭的特征选择个体化单独或组合型人工肝治疗模式。这将对肝衰竭患者的临床状态、疾病病程和最终转归产生积极影响。

国内常用的非生物型人工肝治疗模式有血液透析、血液滤过、血浆置换、血液灌流、血浆吸附、血浆胆红素吸附、双重血浆分子吸附系统、连续性血液滤过透析、血浆滤过透析（plasmadiafiltration，PDF）等，以及以血浆置换为基础的NBAL 组合模式。分子吸附再循环系统（molecular absorbent recycling system，MARS）、普罗米修斯系统等则在国外应用较多。本章主要介绍临床常用非生物型人工肝治疗模式的工作原理和技术特点。

## 第二节  血液透析

血液透析（hemodialysis，HD）是一种溶液通过半透膜与另一种溶液进行溶质交换的过程，使得膜两侧溶液中的水分和小分子的溶质可通过膜孔进行交换，但大分子溶质（如蛋白质）则不能通过。

### 一、血液透析的工作原理

血液透析是用人工合成的空心纤维半透膜制成透析器，利用溶质扩散、渗透压差和跨膜压实现净化血液的过程，血液透析原理见图 5-1。从患者体内采出血液，通过动脉导管引入透析器，在透析器的空心纤维中运行的是血液，空心纤维外是透析液，血液中的尿素、肌酐、尿酸等小分子物质通过透析器空心纤维膜侧微孔扩散、渗透到透析液一侧，跨膜压能加强这一过程；透析液中的碳酸氢根等通过空心纤维膜侧孔到达血液一侧，实现纠正酸中毒，去除过多的水分，达到净化血液的目标。

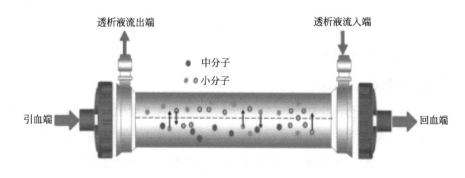

图 5-1  血液透析原理

### 1. 溶质转运

(1) 弥散转运　溶质依靠浓度梯度从高浓度一侧向低浓度一侧转运，称此现象为弥散转运。溶质的弥散转运能源来自溶质的分子或微粒自身的不规则运动（布朗运动）。在两种溶液之间放置半透膜，溶质通过半透膜从高浓度溶液向低浓度溶液中运动，称为透析。这种运动的动力是浓度梯度。HD的溶质交换主要是通过弥散转运来完成的。血液中的代谢废物向透析液侧移动，从而减轻尿毒症症状；透析液中钙离子和碱基移入血液中，以补充血液的不足。为叙述方便，一般提到的是净物质转运，实际上通过膜的溶质交换是双向性的。

(2) 对流转运　溶质伴随含有该溶质的溶剂一起通过半透膜的移动，称对流转运。溶质和溶剂一起移动是摩擦力作用的结果。不受溶质分子量和其浓度梯度差的影响。跨膜的动力是膜两侧的水压差，即溶质牵引作用。在进行HD和血液过滤（hemofiltration，HF）时，水分从血液侧向透析侧或滤液侧移动（超滤），同时携带水分中的溶质通过透析膜。超滤液中的溶质转运，就是通过对流转运的原理进行的。反映溶质在超滤时可被滤过膜清除的指标是筛选系数，计算方法为超滤液中某溶质的浓度除以其血中浓度。因此，对流转运清除溶质的效果主要由超滤率和膜对此溶质的筛选系数决定。

(3) 吸附　吸附是通过正负电荷的相互作用、范德华力或透析膜表面的亲水性基团选择性吸附某些蛋白质、毒性物质及药物（如补体、炎症介质、内毒素等）。膜吸附蛋白质后可使溶质的扩散清除率降低。在血液透析过程中，血液中某些异常升高的蛋白质、毒性物质和药物等选择性地吸附于透析膜表面，使这些致病物质被清除，从而达到治疗目的。

### 2. 水的转运

液体在水力学压力梯度或渗透压梯度作用下通过半透膜的运动，称为超滤。临床透析时，超滤是指水分从血液侧向透析液侧移动；反之，如果水分从透析液侧向血液侧移动，则称为反超滤。

### 3. 酸碱平衡紊乱的纠正

透析患者每天因食物代谢产生50～100mEq的非挥发性酸，由于患者的肾功能障碍，这些酸性物质不能排出体外，只能由体内的碱基中和。体内中和酸性产物的主要物质是碳酸氢盐，因此尿毒症患者血浆中的碳酸氢盐浓度常降低，平均为20～22mEq/L。透析时常利用透析液中较血液浓度高的碱基弥散入血来中和体内的酸性产物。

## 二、影响透析效率的因素

### 1. 透析器类型

透析器主要由支撑结构和透析膜组成。目前各种类型透析器对中、小分子物质的清除以及对水分超滤的效率较大程度上取决于透析膜性能，如聚砜膜、聚甲基丙烯酸甲酯膜和聚丙烯膜等对中分子物质和水分清除效果优于铜仿膜透析器。此外，透析效率尚与透析器有效透析面积成正比。一般选用透析面积为 $1.2 \sim 1.5 \mathrm{m}^2$ 的透析器为宜。

### 2. 透析时间

透析时间与透析效率呈正比。使用中空纤维透析器，一般每周透析时间为 $12 \sim 15 \mathrm{h}$。

### 3. 血液和透析液的流量

每分钟流入透析器内的血液和透析液流量与透析效果密切相关，提高血流量和透析液流量可提高溶质清除量。

$$清除率 = (C_i - C_o / C_i) \times QB$$

式中，$C_i$ 为溶质入透析器浓度；$C_o$ 为出透析器浓度；$QB$ 为入透析器的血流量（mL/min）

由公式可见：①血流量越大，清除率越高；②在透析过程中，血液内某一溶质的清除与该物质在血液侧与透析液侧的浓度梯度差呈正比，为保持最大的浓度梯度差，可以增加透析液流量。清除效果尚与透析液通过透析器时接触透析膜的量、面积、时间有关。血流与透析液在透析器内反向流动，可增加接触时间。故透析液流量亦直接影响溶质的清除。常规 HD 要求血流量为 $200 \sim 300 \mathrm{mL/min}$，透析液流量为 $500 \mathrm{mL/min}$。若能提高血流量至 $300 \mathrm{mL/min}$，或必要时提高透析液流量至 $600 \sim 800 \mathrm{mL/min}$，则可提高透析效率。

### 4. 跨膜压力（TMP）

HD 过程中体内水分的清除，主要依靠超滤作用。超滤率与 TMP 密切相关。TMP 越大，超滤作用越强。在常规 HD 时为扩大 TMP，在透析液侧加上负压，通常为 $20 \sim 26.6 \mathrm{kPa}$（$150 \sim 200 \mathrm{mmHg}$），使水分从血液侧迅速向透析液侧流动。因此，在透析过程中，及时调节 TMP 甚为重要。血压正常患者，在血流量为

200mL/min 时，入口端平均动脉压（MAP）小于 10.6～12kPa（80～90mmHg），出口端 MAP 小于 6.6～8kPa（50～60mmHg）。若出口端 MAP 过低提示透析器内阻力增加，升高则提示静脉回路内有阻力或见于体内静脉压升高。此外，增加血流量至 300mL/min 亦可明显提高透析器两端 MAP。透析器内 MAP 还受血流量和静脉端回路阻力的影响。TMP 实际上应等于透析器平均动脉压与透析液侧的负压测定之和。

**5. 溶质分子量**

在弥散转运过程中，溶质转运速率与其分子量有关。尿毒症患者血液中蓄积的小分子量的物质如尿素、肌酐等通过透析膜的弥散速率高，铜仿膜中空纤维透析器对尿素的清除率可达 130～180mL/min，而中分子量的物质（分子量 500～5000Da之间）弥散速率低，分子量超过 5000Da 的物质不能通过一般材料的透析膜。在对流转运过程中，在膜截留分子量以下的溶质其转运速率取决于溶液转运速率，与分子量无关。

**三、血液透析的装置**

血液透析装置主要由透析器、透析液和透析机三部分组成，见图 5-2。

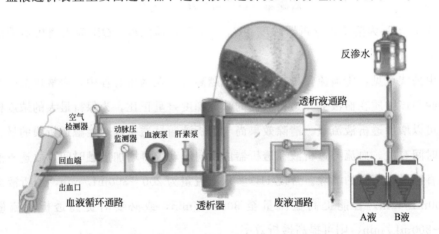

图 5-2　血液透析装置

**1. 透析器**

透析器是溶质和水交换的场所，是透析治疗的核心部分，透析器主要由支撑结构和透析膜组成。

（1）按构形分类　可分为三类即平板型透析器、蟠管型透析器、空心纤维型透析器，三者性能比较见表 5-1。

**表 5-1 三种透析器的性能比较**

| 性能 | 平板型透析器 | 蟠管型透析器 | 空心纤维型透析器 |
|------|------------|------------|----------------|
| 尿素清除率 | 100~150mL/min | 110~150mL/min | 可达 160mL/min |
| 超滤量 | 小 | 小 | 大（需较大负压） |
| 预充血量 | 100~300mL | 100~300mL | 50~120mL |
| 血流阻力 | 最低 | 高 | 低 |
| 血流厚度 | 不定 | 不定 | 100~200μm |
| 残血量 | 较多 | 较多 | 少 |

空心纤维型透析器是目前临床使用最多、效果最好的一类透析器。由 8000~12000 根空心纤维构成，纤维内径 $200\sim300\mu m$，壁厚 $2\sim30\mu m$，面积为 $1.1\sim2.5m^2$，预充血量 $50\sim200mL$。外有透明的封装外壳，透析器上下各有四个管口，分别是血液和透析液的流入口和流出口，见图 5-3。尿素清除率可达 160mL/min，肌酐清除率 130mL/min，负压 300mmHg 时，每小时脱水 600mL 左右。其优点是：①容积小，体外循环量小；②耐压力强，破损率低；③清除率和超滤率高；④残血量少；⑤复用方便。

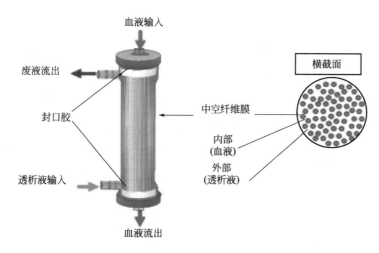

图 5-3 空心纤维型透析器结构

（2）按膜材料分类 分为两大类即纤维素膜及合成纤维膜透析器。血液可通过透析器空芯腔，腔外为透析液；透析液和血液由纤维丝的壁隔开，此壁即为半透膜。透析膜是透析器最重要的部分，其理化特性决定透析效果。理想透析膜的基本条件：①容易通过小、中分子量需要清除的溶质，不允许通过蛋白质；②具有合适的超滤渗水性；③有足够的湿性强度与耐压性；④具有良好的血液相容性；⑤对人体安全无害；⑥灭菌处理后，膜性能不改变。

透析膜材料是影响血液透析治疗效果的关键因素。纤维素膜的基础是纤维二碳糖，其结构表面存在羟基，可激活血中补体系统，生物相容性差。以不同基团取代羟基以改善生物相容性，便形成了不同的替代纤维膜，如血仿膜、铜仿膜、醋酸纤维膜等。合成膜是以高分子人工聚合成的纤维膜，表面无羟基，生物相容性好，如PS、PAN、PMMA膜等，临床常用血液透析器膜材料见表5-2。

表5-2 临床常用血液透析器膜材料

| 透析膜 | 透析膜材料 | 代表透析器 |
| --- | --- | --- |
| 纤维素膜 | a. 醋酸膜<br>b. 血仿膜<br>c. 生物膜 | a. 尼普洛三醋酸膜透析器<br>b. 金宝、贝朗、威高H系列<br>c. 旭化成AM-BIO、AM-BIO-HX系列 |
| 合成膜 | a. 聚砜膜（PS）<br>b. 聚醚砜膜（PES）<br>c. 聚甲基丙烯酸甲酯（PMMA）<br>d. 聚酰胺膜（PA）<br>e. 乙烯醇共聚物（EVAL）<br>f. 聚丙烯腈膜（PAN） | a. 旭化成REXEED系列/费森尤斯/贝朗<br>b. 佩尼、尼普洛、贝尔克<br>c. 东丽<br>d. 金宝<br>e. 川澄/旭化成Kf系列<br>f. 旭化成PAN-DX系列 |

## 2. 透析液

透析液是血液透析的关键部分之一，负责清除血中毒素，并纠正水、电解质、酸碱失衡。透析液基本成分与人体内组织间液相似，主要含钠、钾、钙、镁四种阳离子，氯和碱基两种阴离子，可含或不含葡萄糖。具体成分及浓度见表5-3。

表5-3 碳酸氢盐透析液成分及浓度

| 透析液成分 | 浓度 |
| --- | --- |
| 钠 | 135～145mmol/L |
| 钾 | 0～4mmol/L |
| 钙 | 1.25～1.75mmol/L |
| 镁 | 0.5～0.75mmol/L |
| 氯 | 100～115mmol/L |
| 醋酸根 | 2～4mmol/L |
| 碳酸氢根 | 30～40mmol/L |
| 葡萄糖 | 0～5.5mmol/L |
| 二氧化碳分压（mmHg） | 40～110mmol/L |
| pH | 7.1～7.3 |

（1）钠 常用透析液钠离子浓度为135～145mmol/L，少数特殊病情（如低钠血症、高钠血症等）患者用低钠（钠离子浓度低于130mmol/L）或高钠（钠离子

浓度高于 145mmol/L）透析液。

（2）钾　透析液钾离子浓度为 0~4mmol/L，常用钾浓度为 2mmol/L，临床应依据患者血钾浓度适当调整。

（3）钙　终末期肾衰竭患者有低钙血症倾向。常用透析液钙离子浓度一般为 1.5mmol/L；当患者存在高钙血症时，透析液钙离子浓度调至 1.25mmol/L；当患者存在低钙血症时，透析液钙离子浓度调至 1.75mmol/L。

（4）镁　透析液镁浓度一般为 0.5~0.75mmol/L。

（5）氯　透析液浓度与细胞外液氯离子浓度相似，一般为 100~115mmol/L。

（6）葡萄糖　分含糖透析液（5.5~11mmol/L）和无糖透析液 2 种。

（7）透析液碱基　目前醋酸盐透析液使用得越来越少，代之以碳酸氢盐透析液。透析液碳酸氢盐浓度为 30~40mmol/L。碱性浓缩液以固体形式保存，使用时现配。

（8）醋酸根　酸性浓缩液中常加入 2~4mmol/L 醋酸，以防止钙、镁沉积。

目前广泛使用的为碳酸氢盐透析液，其配制与使用较为复杂。为避免钙镁离子与碳酸氢根结合沉淀，其浓缩液必须分开配制，并可根据患者病情调整。A 液含 $Na^+$、$K^+$、$Ca^{2+}$、$Mg^{2+}$、$Cl^-$ 及醋酸，含或不含葡萄糖。B 液为碳酸氢钠溶液。使用时透析机按先 A 液后 B 液的顺序将两种浓缩液与反渗水混合稀释而成为可使用的透析液，见图 5-4。其中 B 液须使用前临时配制，以防碳酸氢盐释放 $CO_2$ 气体造成浓度下降，并可根据患者病情调整。

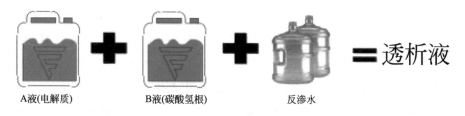

A液(电解质)　　　　B液(碳酸氢根)　　　　反渗水

图 5-4　透析液的配置

### 3. 血液透析机

血液透析机按其功能可分为透析液供给系统、血循环控制系统和超滤控制系统三个部分。

（1）透析液供给系统　可细分为三个系统，即反渗水预处理系统，透析液配制系统及透析液监测系统。反渗水经过滤、加温、除气后完成预处理，进入混合室与由浓缩泵抽入的浓缩液按比例稀释混合为所需浓度的透析液，其浓度由浓缩泵转速控制，可由手工或程序调节。配好的透析液进入透析器以完成透析。透析液主要监测指标为电导度（主要反映钠离子浓度）、温度及有无漏血。监测指标异常时会启动旁路阀，使透析液由旁路口排出而不再流向透析器，以保证患者安全。

（2）血液循环控制系统　可分为三个部分，即动脉血路、透析器和静脉血路。动脉血路上有血泵、肝素泵、动脉壶和动脉压探测器，静脉血路上有静脉壶、静脉压探测器、空气探测器和静脉夹。一旦血路压力异常或空气报警，静脉夹会夹闭静脉通路，同时血泵停转，确保患者安全。

（3）超滤控制系统　超滤系统决定脱水量是否准确，是评定透析机性能的重要指标。超滤是通过调节跨膜压来实现的。跨膜压的调节有两种方式，一种由负压泵在透析液侧产生负压来直接调节跨膜压，另一种通过超滤泵由水路中抽取所需超滤量，则跨膜压随被抽取的水量发生变化。前者称定压超滤，后者称定容超滤。

## 四、血液透析的适应证和禁忌证

血液透析是目前公认的清除血液中各种内源性和外源性"毒素"效力又高又快的血液净化方式。临床适用于各种原因的急性或慢性肾衰竭、水分过量（急性肺水肿、严重肾病综合征等）、电解质紊乱、某些药物或毒物中毒等。严格来说，HD没有绝对禁忌证。只需要从患者、病情及设备条件衡量利弊，选择一种血液净化方式。

### 1. 血液透析的适应证

（1）急性肾衰竭　①无尿或少尿2天（48h）以上，伴有高血压、水中毒、肺水肿、脑水肿之一者；② BUN ≥ 35.7mmol/L（100mg/dL）或每日升高 > 10.7mmol/L（30mg/dL）；③ Scr≥530.4$\mu$mol/L；④高钾血症，$K^+$≥6.5mmol/L；⑤代谢性酸中毒，$CO_2$-CP≤13mmol/L，纠正无效。

（2）慢性肾衰竭　① Scr≥844$\mu$mol/L（10mg/dL）；② BUN≥35.7mmol/L（100mg/dL）；③ Ccr≤5mL/min。并伴有下列情况者：a. 出现心力衰竭或尿毒症性心包炎；b. 难以控制的高磷血症，临床及X线检查发现软组织钙化；c. 严重的电解质紊乱或代谢性酸中毒，如 $K^+$≥6.5mmol/L，$CO_2$-CP≤13mmol/L；d. 明显的水钠潴留，如高度水肿和高血压；e. 严重的尿毒症症状，如恶心、呕吐、乏力等。

（3）急性药物或毒物中毒　毒物能够通过透析膜而被析出且毒物剂量不大与毒物作用速度不太快的可进行透析，应争取在服毒后8～16h以内进行，以下情况应行紧急透析：①经常规方法处理后，病情仍恶化，如出现昏迷、反射迟钝或消失、呼吸暂停、难治性低血压等；②已知进入体内的毒物或测知血液中毒物浓度达致死剂量；③正常排泄毒物的脏器因有原发疾病或已受毒物损害而功能明显减退；④合并肺部或其他感染。

通过 HD 可以清除的药物有：①镇静、安眠、麻醉药，如巴比妥类、格鲁米特、甲丙氨酯、甲喹酮、副醛、水合氯醛、氯氮草、地西泮；②醇类，如甲醇、乙醇、异丙醇；③止痛药，如阿司匹林、水杨酸类、非那西丁、对乙酰氨基酚；④抗生素类，如氨基糖苷类抗生素、四环素、青霉素类抗生素、利福平、异烟肼、磺胺类抗生素、万古霉素、头孢类抗生素等；⑤内源性毒素，如氨、尿酸、乳酸、胆红素；⑥金属类，如铜、钙、铁、钴、镁、汞、钾、锂、铋；⑦卤化物，如溴化物、氯化物、碘化物、氟化物；⑧兴奋药，如苯丙胺、甲基丙胺、单胺氧化酶抑制剂、苯乙肼、异恶唑酰肼；⑨其他，如砷、硫氰酸盐、苯胺、重铬酸钾、利血平、地高辛、麦角胺、樟脑、四氯化碳、环磷酰胺、5-氟尿嘧啶、一氧化碳、奎宁、氯磺丙脲。

（4）其他　①难治性充血性心力衰竭和急性肺水肿的急救；②肝胆疾病，如肝衰竭、肝硬化顽固性腹水、完全性梗阻性黄疸患者的术前准备；③水电解质紊乱，如各种原因导致的稀释性低钠血症与高钾血症；④精神分裂症；⑤牛皮癣。

**2. 血液透析的禁忌证**

近年来，随着透析技术的改进，血液透析已无绝对的禁忌证。下列情况为相对的禁忌证。

（1）休克或低血压（血压低于 80mmHg）；

（2）严重心肌病变导致的肺水肿、心力衰竭；

（3）严重心律失常；

（4）严重出血倾向或脑出血；

（5）晚期恶性肿瘤；

（6）极度衰竭患者；

（7）精神病不合作患者或家属及本人不同意血透者。

# 五、血液透析操作技术

## 1. 首次透析患者（诱导透析期）

（1）透析前应有肝炎病毒、HIV 和梅毒血清学指标，以决定透析治疗分区及 ___

血透机安排。

(2) 确立抗凝方案

① 治疗前患者凝血状态评估和抗凝药物的选择参见第四章第一节非生物型人工肝抗凝治疗方案。

② 抗凝方案具体内容参见第四章第一节非生物型人工肝抗凝治疗方案。

(3) 确定每次透析治疗时间　建议首次透析时间不超过 2～3h，以后每次逐渐延长透析时间，直至达到设定的透析时间（每周 2 次透析者 5.0～5.5h/次，每周 3 次者 4.0～4.5h/次；每周总治疗时间不低于 10h）。

(4) 确定血流量　首次透析血流速度宜适当减慢，可设定为 150～200mL/min。以后根据患者情况逐渐调高血流速度。

(5) 选择合适膜面积透析器　首次透析应选择相对小面积透析器，以减少透析失衡综合征的发生。

(6) 透析液流速　可设定为 500mL/min。通常不需调整，如首次透析中发生严重透析失衡表现，可调低透析液流速。

(7) 透析液成分　常不作特别要求，可参照透析室常规应用。但如果患者严重低钙，则可适当选择高浓度钙的透析液。

(8) 透析液温度　常设定为 36.5℃左右。

(9) 确定透析超滤总量和速度　根据患者容量状态及心肺功能、残肾功能等情况设定透析超滤量和超滤速度。建议每次透析超滤总量不超过体重的 5%。存在严重水肿、急性肺水肿等情况时，超滤速度和总量可适当提高。在 1～3 个月内逐步使患者透后体重达到理想的干体重。

(10) 透析频率　诱导透析期内为避免透析失衡综合征，建议适当调高患者每周透析频率。根据患者透析前残肾功能，开始透析的第一周可透析 3～5 次，以后根据治疗反应及残肾功能、机体容量状态等，逐步过渡到每周 2～3 次透析。

**2. 维持透析期**

维持透析患者每次透析前均应进行症状和体征评估，观察有无出血，测量体重，评估血管通路，并定期进行血常规、生化检查及透析充分性评估，以调整透析处方。

(1) 确立抗凝方案　同上。

(2) 超滤量及超滤速度设定

① 干体重的设定：干体重是指透析后患者体内过多的液体全部或绝大部分被

清除时的体重。由于患者营养状态等的变化会影响体重，故建议每2周评估一次干体重。

② 每次透析前根据患者既往透析过程中血压和透析前血压情况、机体容量状态以及透析前实际体重，计算需要超滤量。建议每次透析超滤总量不超过体重的5％。存在严重水肿、急性肺水肿等情况时，超滤速度和总量可适当提高。

③ 根据透析总超滤量及预计治疗时间，设定超滤速度。同时在治疗中应密切监测血压变化，避免透析中低血压等并发症发生。

（3）透析治疗时间　依据透析治疗频率，设定透析治疗时间。建议每周2次透析者为5.0～5.5h/次，每周3次者为4.0～4.5h/次，每周透析时间至少10h以上。

（4）透析治疗频率　一般建议每周3次透析；对于残肾功能较好［残肾尿素清除率2mL/（min·1.73m$^2$）以上］、尿量200mL/d以上且透析间期体重增长不超过3％～5％、心功能较好者，可予每周2次透析，但不作为常规透析方案。

（5）血流速度　每次透析时，先予150mL/min血流速度治疗15min左右，如无不适反应，调高血流速度至200～400mL/min。要求每次透析时血流速度最低200～250mL/min。但存在严重心律失常患者，可酌情减慢血流速度，并密切监测患者治疗中心律变化。

## 六、血液透析技术故障及并发症处理

### 1. 血液透析技术故障

（1）透析膜破裂　常因静脉端突然阻塞、负压过大或透析器多次复用所致，此时可见透析液被血染。透析膜破裂需要更换透析器。合理复用透析器是防止透析膜破裂的关键。

（2）凝血　肝素剂量不足、低血压时间长、血流量不足、血液浓缩、血流缓慢等均可诱发透析器及血液管道凝血。临床表现为血流缓慢、静脉压升高或降低，随后除气室内泡沫增多或管道内出现凝血块。凝血的防治措施是：①测定凝血时间；②合理应用肝素；③提高血流量；④防止低血压；⑤严重凝血时立即停止透析，严禁将血液输回体内。

（3）透析液高温　常因血液透析机加热器失控所致，曾有透析液温度达55℃发生溶血和高钾血症而死亡的报道。防治的措施是：①透析前应该认真检修血液透析机温度监护器；②如果发生此意外，透析器及血液管道内血液不能输入体内，应立即输新鲜血液使红细胞维持在一定水平，用无钾透析液继续透析，密切注意高钾血症所致的心脏改变。

(4) 透析液配制错误　使用低渗性透析液可导致低钠血症，血钠低于 120mmol/L，临床表现为水中毒，如头痛、抽搐、溶血，伴有背痛与腹痛。高渗透析液可引起高钠血症、细胞脱水，表现为口渴、头痛、定向力丧失、木僵和昏迷。低钠血症发生后应立即改为正常透析液透析；高钠血症发生后，应输入低渗液体，用正常透析液透析。

(5) 硬水综合征　常因反渗机故障所致。透析液内钙、镁含量增加，出现高钙血症和高镁血症，表现为恶心、呕吐、头痛、血压升高、皮肤烧灼感、发痒、发红、兴奋和昏迷。定期检修水处理系统，确保反渗水质量合格。

(6) 空气栓塞　常见原因：①血泵前管道有破损；②透析液内有气体扩散到血液内；③肝素泵漏气；④空气捕捉器倾倒；⑤驱血时将气体驱入；⑥连接管道或溶解动静脉瘘内血栓时空气进入体内。临床表现以空气多少、栓塞部位而不同，可有胸痛、咳嗽、呼吸困难、烦躁、发绀、神志不清，甚至死亡。强调预防；一旦发生要立即夹住管道，左侧卧位，取头低脚高位至少 20min，使气体停留在右心房，并逐渐扩散至肺部，吸纯氧（面罩给氧），右心房穿刺抽气。气体未抽出前禁止心脏按摩，注射脱水药及地塞米松，用高压氧舱治疗等。

(7) 发热　透析开始后即出现寒战、高热者，多为复用透析器及管道污染、残留甲醛、消毒不彻底或预充血进入体内后引起的输血反应。透析 1h 后出现的发热多为致热原反应。透析前仔细检查透析用品的包装是否完好及消毒有效期；严格无菌操作；如患者发热应行血培养；轻者静推地塞米松 5mg 或静滴琥珀酸钠氢化可的松 50～100mg，重者应停止透析，同时给予广谱抗生素。

(8) 病毒性肝炎　是维持性透析患者严重的感染并发症之一，可在患者之间交叉传播，甚至可造成对医务人员的威胁，引起肝炎的流行。应定期检查患者和医务人员的肝功能、乙型肝炎标志物和抗丙型肝炎（HCV）抗体及 HCV RNA 监测。工作人员注意个人防护，戴手套和口罩，在透析室内严禁进餐。操作中勿刺破皮肤，如有暴露创口，应暂不从事透析工作。复用的透析器及血液管道须经过过氧乙酸消毒。透析中尽量避免输血。HBsAg 阳性患者应隔离透析，按传染病患者隔离、消毒措施处理。透析器、血液管道及穿刺针用后丢弃。医护人员及透析患者可以主动免疫，注射疫苗。丙型肝炎可用干扰素治疗。

### 2. 血液透析并发症及处理

血液透析过程中出现的急性并发症，即使在现代化的透析中心亦时有发生。这些急性并发症可能很严重，甚至导致患者死亡。

（1）透析器反应　既往称为"首次使用综合征"，是指使用新透析器在短时间内产生过敏反应。多见于使用铜仿膜或其他纤维素膜透析器者，而用聚丙烯腈膜、聚砜膜、聚甲基丙烯酸甲酯膜或聚碳酸膜透析器不发生或很少发生，其原因是补体被透析膜经旁路途径活化而产生反应。白细胞介素-1（IL-1）、血管舒张素、前列腺素等的活化和释放，消毒剂环氧乙烷（与蛋白结合形成半抗原）和醋酸盐等可能与这种过敏反应有关。也见于透析器复用患者。重复使用透析器、新透析器使用前充分冲洗等可减少透析器反应的发生率。临床分为两类：A 型反应（过敏反应型）和 B 型反应，其特点和处理见表 5-4。

表 5-4　透析器反应的特点及处理

| 特点 | A 型透析器反应 | B 型透析器反应 |
| --- | --- | --- |
| 发生率 | 较低，<5 次/10000 透析例次 | 3～5 次/100 透析例次 |
| 发生时间 | 多于透析开始后 5min 内，部分迟至 30min | 透析开始 30～60min |
| 症状 | 程度较重，表现为皮肤瘙痒荨麻疹、咳嗽、喷嚏、流清涕、腹痛腹泻、呼吸困难、休克，甚至死亡 | 轻微，表现胸痛和背痛 |
| 原因 | 使用环氧乙烷、透析膜材料致敏、透析器复用、透析液受污染、肝素过敏、高敏人群及应用 ACEI 等 | 原因不清，可能与补体激活有关 |
| 处理 | a. 立即终止透析<br>b. 夹闭血路管，丢弃管路和透析器中血液<br>c. 严重者予抗组胺药、激素或肾上腺素药物治疗<br>d. 需要时予心肺支持治疗 | a. 排除其他引起胸痛原因<br>b. 予以对症及支持治疗<br>c. 吸氧<br>d. 如情况好转则继续透析 |

（2）心律失常　多数无症状。其诊疗程序如下。

① 明确心律失常类型。

② 找到并纠正诱发因素：常见的诱发因素有电解质紊乱，如高钾血症或低钾血症、低钙血症等；酸碱失衡如酸中毒；心脏器质性疾病等。

③ 合理应用抗心律失常药物及电复律：对于有症状或一些特殊类型心律失常，如频发室性心律失常，需要应用抗心律失常药物，但应用时需考虑肾衰竭导致的药物蓄积。建议在有经验的心内科医生指导下应用。

④ 严重者需安装起搏器：对于重度心动过缓及潜在致命性心律失常者可安装起搏器。

（3）溶血　表现为胸痛、胸部压迫感、呼吸急促、腹痛、发热、畏寒等。一旦发生应立即寻找原因，并采取措施予以处置。

① 明确病因

a. 血路管相关因素：如狭窄或梗阻等引起对红细胞的机械性损伤。

b. 透析液相关因素：如透析液含钠过低，透析液温度过高，透析液受消毒剂、氯胺、漂白粉、铜、锌、甲醛、氟化物、过氧化氢、硝酸盐等污染。

c. 透析中错误输血。

② 处理：一旦发现溶血，应立即予以处理。

a. 重者应终止透析，夹闭血路管，丢弃管路中血液。

b. 及时纠正贫血，必要时可输新鲜全血，将血红蛋白提高至许可范围。

c. 严密监测血钾，避免发生高钾血症。

③ 预防

a. 透析中严密监测血路管压力，一旦压力出现异常，应仔细寻找原因，并及时处理。

b. 避免采用过低钠浓度透析及高温透析。

c. 严格监测透析用水和透析液，严格遵守消毒操作，避免透析液污染。

(4) 空气栓塞 一旦发现应紧急处理，立即抢救。其处理程序如下。

① 紧急抢救

a. 立即夹闭静脉血路管，停止血泵。

b. 采取左侧卧位，头和胸部低、脚高位。

c. 心肺支持，包括吸纯氧，采用面罩给氧或气管插管。

d. 如空气量较多，有条件者可予右心房或右心室穿刺抽气。

② 明确病因：与任何可能导致空气进入管腔部位的连接松开、脱落有关，如动脉穿刺针脱落、管路接口松开或脱落等，另有部分与管路或透析器破损开裂等有关。

③ 预防：一旦发生空气栓塞，病死率极高。严格遵守血液透析操作规章操作，避免发生空气栓塞。

a. 上机前严格检查管路和透析器有无破损。

b. 做好内瘘针或深静脉插管的固定，检查透析管路之间、管路与透析器之间的连接是否牢固。

c. 透析过程中密切观察内瘘针或插管、透析管路连接等有无松动或脱落。

d. 透析结束时不用空气回血。

e. 注意透析机空气报警装置的维护。

(5) 发热 透析相关发热可出现在透析中，表现为透析开始后 1~2h 内出现；

也可在透析结束后出现。一旦血液透析患者出现发热，应首先分析与血液透析有无关系。如由血液透析引起，则应分析原因，并采取相应的防治措施。

① 原因

a. 多由致热原进入血液引起，如透析管路和透析器等复用不规范、透析液受污染等。

b. 透析时无菌操作不严格，可引起病原体进入血液或原有感染因透析而扩散，引起发热。

c. 其他少见原因，如急性溶血、高温透析等也可出现发热。

② 处理

a. 对于出现高热患者，首先予对症处理，包括物理降温、口服退热药等，并适当调低透析液温度。

b. 考虑细菌感染时行血培养，并予抗生素治疗。通常由致热原引起者24h内好转，如无好转应考虑是感染引起，继续寻找病原体证据和抗生素治疗。

c. 考虑非感染引起者，可以应用小剂量糖皮质激素治疗。

③ 预防

a. 在透析操作、透析管路和透析器复用中应严格规范操作，避免因操作引起致热原污染。

b. 有条件者可使用一次性透析器和透析管路。

c. 透析前应充分冲洗透析管路和透析器。

d. 加强透析用水及透析液监测，避免使用受污染的透析液进行透析。

（6）透析器破膜

① 紧急处理

a. 一旦发现应立即夹闭透析管路的动脉端和静脉端，丢弃体外循环中血液。

b. 更换新的透析器和透析管路进行透析。

c. 严密监测患者生命体征，一旦出现发热、溶血等表现，应采取相应处理措施。

② 寻找原因

a. 透析器质量问题。

b. 透析器储存不当，如冬天储存在温度过低的环境中。

c. 与透析中因凝血或大量超滤等而导致跨膜压过高有关。

d. 对于复用透析器，如复用处理和储存不当、复用次数过多也易发生破膜。

③ 预防

a. 透析前应仔细检查透析器。

b. 透析中严密监测跨膜压，避免出现过高跨膜压。

c. 透析机漏血报警等装置应定期检测，避免发生故障。

d. 透析器复用时应严格进行破膜试验。

(7) 体外循环凝血

① 原因：寻找体外循环发生凝血的原因是预防以后再次发生及调整抗凝药用量的重要依据。凝血发生常与不用抗凝药或抗凝药用量不足等有关。另外，如下因素易促发凝血。

a. 血流速度过慢。

b. 外周血 Hb 过高。

c. 超滤率过高。

d. 透析中输注血液、血液制品或脂肪乳。

e. 透析通路再循环过大。

f. 使用了管路中补液壶（引起血液暴露于空气、壶内产生血液泡沫或血液发生湍流）。

② 处理

a. 轻度凝血：常可通过追加抗凝药用量，调高血流速度来解决。在治疗中仍应严密检测患者体外循环凝血变化情况，一旦凝血程度加重，应立即回血，更换透析器和管路。

b. 重度凝血：常需立即回血。如凝血重而不能回血，则建议直接丢弃体外循环管路和透析器，不主张强行回血，以免凝血块进入体内发生栓塞事件。

③ 预防

a. 透析治疗前全面评估患者凝血状态、合理选择和应用抗凝药是预防关键。

b. 加强透析中凝血状况的监测，并早期采取措施进行防治。包括压力参数改变（动脉压力和静脉压力快速升高、静脉压力快速降低）、管路和透析器血液颜色变暗、透析器见小黑线、管路（动脉壶或静脉壶内）小凝血块出现等。

c. 避免透析中输注血液、血液制品和脂肪乳等，特别是输注凝血因子。

d. 定期监测血管通路血流量，避免透析中再循环过大。

e. 避免透析时血流速度过低。如需调低血流速度，且时间较长，应加大抗凝药用量。

## 第三节　血液滤过

血液滤过（hemofiltration，HF）模拟正常人肾小球的滤过原理（血液滤过器），是通过机器（泵）或患者自身的血压，使血液流经体外回路中的一个有良好通透性并与肾小球滤过面积相当的半透膜滤器中，在滤过压的作用下滤过膜孔径范围内的所有溶质均以相同的速度跨过滤器，血浆内除蛋白质、细胞以外的溶质及大量水分被滤出，从而清除潴留于血中的有毒代谢产物（溶质）及过多的水分，即超滤液（ultrafiltrate）；同时，补充与血浆液体成分相似的电解质溶液，即置换液（substitute），维持体液平衡，以达到血液净化的目的，血液滤过示意图见图 5-5。

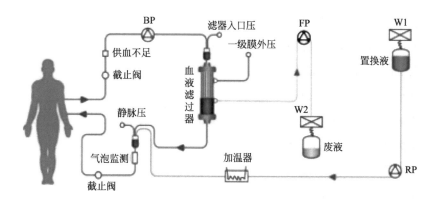

图 5-5　血液滤过示意图

### 一、血液滤过的工作原理

生理情况下肾脏产生尿液依赖肾小球的滤过和肾小管的重吸收。肾小球滤过率取决于肾血流量、滤过压力、滤过膜面积和通透性等因素。两个肾脏肾小球基膜面积总和为 $1.5m^2$，血浆流量 600mL/min，肾小球有效滤过压 6.0kPa，滤过率 125mL/min。全天的原尿量为180L，经肾小管将大部分的水和有用物质重吸收后，最后排出的尿液仅为原尿量的 1% 左右，约 1500mL。血液滤过整个过程模拟肾小球的滤过功能，但并未模仿肾小管的重吸收及排泄功能，而是通过补充置换液来完成肾小管的部分功能。血液滤过与血液透析的原理不同。前者通过对流作用及跨膜压（TMP）清除溶液及部分溶质，其溶质清除率取决于超滤量及滤过膜的筛漏系数，血液滤过原理示意图见图 5-6；而后者则是通过弥散作用清除溶质，其溶质清除率与溶质的当量成正比。因此血液透析比血液滤过有更高的小分子物质清除率，而血液滤过对中分子物质清除率高于血液透析。

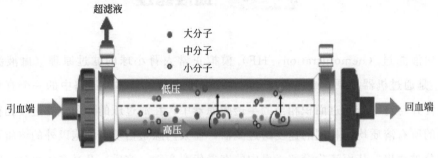

图 5-6　血液滤过原理示意图

## 二、血液滤过技术的类型

常用的血液滤过技术如下。

1. 连续动静脉超滤（continuous artery venous ultrafiltration，CAVU，也称 slow continuous ultrafiltration，SCUF）

2. 连续动静脉血液滤过（CAVH）

3. 连续动静脉血液透析（continuous artery venous hemodialysis，CAVHD）

4. 单纯超滤（isolated ultrafiltration，IU）

5. 连续静静脉血液滤过（continuous venous venous hemofiltration，CVVH）

6. 血液透析滤过（hemodiafiltration，HDF）

7. 连续动静脉血液透析滤过（continuous artery venous hemodiafiltration，CAVHDF）

8. 间断高效血液滤过（intermittent high efficiency hemodiafiltration，IHEHF）

9. 超短时血液透析滤过（ultra short hemodiafiltration，UHDF）

10. 高渗血液透析滤过（hypertonic hemodiafiltration，HHDF）

11. 高流量血液透析滤过（high flux hemodiafiltration，HFHDF）

12. 生物滤过（biofiltration，BF）

这些技术方法都是在血液滤过、超滤清除的基础上，或改变时间的连续性，或附加弥散清除，或通过膜及透析器的改进而衍化出来的。

## 三、血液滤过装置结构及功能

血液滤过的治疗设备主要由人工肝治疗血液净化装置、血液滤过器及管路系统三部分组成。

血液滤过器基本结构和透析器一样，滤器是由外部的滤器外壳和内部中空纤维组成。滤器的外壳对于中空纤维起到支撑固定作用，其外壳接口还连接引血、回血管路，透析液管路以及废液管路，保证血液进出滤器中空纤维，透析液进入及废液排出。中空纤维对血液起到治疗作用，滤器的中空纤维根据膜面积不同，其中空纤维的数量以及长度各有不同。膜面积越大的滤器，其中空纤维的数量越多长度越长，反之则短。滤器的中空纤维上有均匀分布的孔径，其孔径的大小决定滤器能进行哪种治疗，其最大截留分质量是多少可以清除什么样的物质，决定着膜的超滤系数、筛选系数。

临床上血液滤过要求使用高通量透析器或滤器，具有高水分通透性和高溶质滤过率，有足够的超滤系数［通常≥50mL/(h·mmHg)］，以保证中小分子毒素被有效清除。其次，根据患者体表面积选择滤器的膜面积。理想的血液滤过器具有以下特点。

（1）超滤系数大于 30mL/(h·mmHg)；

（2）膜通透性高（30～50kDa：TNF 17.5kDa，IL-1 17kDa）；

（3）生物相容性高，不激活补体系统，合成膜＞修饰膜＞未修饰膜；

（4）血液相容性好，对凝血系统影响小；

（5）预冲量小，面积大。

## 四、血液滤过的适应证和禁忌证

### 1. 血液滤过的适应证

HF 适合急、慢性肾衰竭患者，特别是伴以下情况者。

（1）常规透析易发生低血压；

（2）顽固性高血压；

（3）常规透析不能控制的体液过多和心力衰竭；

（4）严重继发性甲状旁腺功能亢进；

（5）尿毒症神经病变；

（6）心血管功能不稳定、多脏器衰竭及病情危重患者。

### 2. 血液滤过的禁忌证

HF 无绝对禁忌证，但出现如下情况时应慎用。

（1）药物难以纠正的严重休克或低血压；

（2）严重心肌病变导致的心力衰竭；

（3）严重心律失常；

（4）精神障碍不能配合血液净化治疗。

## 五、血液滤过与血液透析区别及优势

血液滤过与传统的血液透析清除溶质的机制不同。前者主要利用压力梯度，通过对流原理，水带溶质的方式促使溶质跨膜转运而清除溶质及多余的水，清除中、小分子能力相等，而血液透析通过弥散原理，清除率与分子量成反比，对小分子的清除优于中分子，因此可见血液滤过对中分子的清除优于血液透析。

肾小球滤过膜的截留分子量为 80kDa，目前使用的血液滤过器滤过膜的截留分子量为 10~50kDa，最近已有报告新合成的膜截留分子量达 60kDa。透析膜的孔径则很小，分子量 300Da 上的物质均不能通过。一些中分子物质如甲状旁腺素（PTH）、$\beta_2$-微球蛋白（$\beta_2$-MG）等均小于滤过器膜截留分子量，故 HF 可被清除。

### 1. 原理不同

（1）血液透析是依赖半透膜两侧的溶质浓度差所产生的弥散作用进行溶质清除，血液容量不减少，也不需要补液。

（2）血液滤过是通过对流作用水带溶质的方式促使溶质跨膜转运而清除溶质及多余的水，血液容量减少，所以需要补液。两者原理区别见图 5-7。

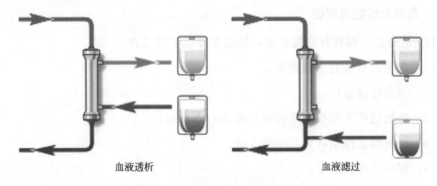

血液透析　　　　　　　　　　　　　血液滤过

图 5-7　血液滤过与血液透析区别

### 2. 清除毒素分子大小不同

血液透析主要清除小分子物质（如尿素、肌酐）；而血液滤过主要清除中分子物质（如 $\beta_2$-微球蛋白）。

### 3. 清除率的决定因素不同

（1）血液透析的清除率与分子量大小有关，与膜的筛过系数无关。

（2）正常人肾小球对不同分子量的物质如肌酐和菊粉的清除率几乎一样。血液滤过模仿正常肾小球清除溶质原理，以对流的方式滤过血液中的水分和溶质，其清除率与分子量大小无关，但与膜的筛过系数有关，对肌酐和菊粉的清除率均为 $100\sim120mL/min$。故血液滤过在清除中分子物质方面优于血液透析，与正常人的肾小球功能相似。

### 4. 预后不同

（1）血液透析较易发生低血压等反应。

（2）血液滤过对心血管系统影响较小，血流动力学稳定，对超滤耐受性较好。

## 六、血液滤过操作技术

### 1. 建立血管通路

血液滤过常用的血管选择有股静脉、颈内静脉。血液通过临时双腔导管插入患者的股静脉或颈内静脉。

### 2. 管路的预冲

启动血液净化仪血泵流量 $80\sim100mL/min$，用生理盐水先排净管路和血液滤过器血室气体。生理盐水流向为动脉端→透析器→静脉端，不得逆向预冲。

### 3. 血液滤过抗凝方案

具体内容参见第四章第一节非生物型人工肝抗凝治疗方案。

### 4. 血液滤过的治疗方案

（1）治疗方式　前稀释置换法（置换液在血滤器之前输入）、后稀释置换法（置换液在血滤器之后输入）或混合稀释法（置换液在血滤器前及后输入）。

（2）治疗参数　通常每次 HF 治疗 4h，建议血流量＞250mL/min。

（3）置换液的特点和组成

① 无菌、无致热原，置换液内毒素＜0.03EU/mL、细菌数＜$1\times10^{-6}$cfu/mL。

② 置换液的成分应与细胞外液一致。尽量做到个体化治疗，可调钠、钙。常

用置换液配方为钠 135～145mmol/L、钾 2.0～3.0mmol/L、钙 1.25～1.75mmol/L、镁 0.5～0.75mmol/L、氯 103～110mmol/L、碳酸氢盐 30～34mmol/L。

（4）置换液补充途径　血液滤过率的大小取决于滤过膜的面积、跨膜压、筛过系数（某物质筛过系数＝滤过中某物质的浓度/血液中某物质的浓度）和血流量，每次血滤总的滤液量需达到 20L 左右才能达到较好的治疗效果，为了补偿被滤出的液体和电解质，保持机体内环境的平衡，需要在滤器后（前）补回相应的液量和电解质以代替肾小管的重吸收功能。补充的方式可在滤器前输入（前稀释法）或滤器后输入（后稀释法），两者各有利弊，前、后稀释示意图见图 5-8。

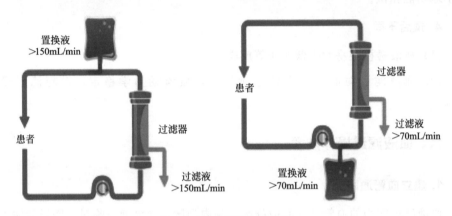

图 5-8　前、后稀释示意图

① 前稀释置换法：优点是血流阻力小，滤过率稳定，残余血量少和不易形成滤过膜上的蛋白覆盖层。缺点是清除率低，所需置换液量较大。建议前稀释法置换量不低于 40～50L。患者需做无肝素血滤时，建议选择本方式。

② 后稀释置换法：置换液用量较前稀释法少，清除效率较前稀释置换法高；但高凝状态的患者容易导致滤器凝血。后稀释法置换量为 20～30L。一般患者均可选择本置换法，但有高凝倾向的患者不宜选择本方式。

③ 混合稀释法：清除效率较高，滤器不易堵塞，对于红细胞压积高者较实用。置换量可参考前稀释置换法。

## 七、血液滤过并发症及防治措施

血液滤过可能出现与血液透析相同的并发症，除此之外还可出现以下并发症。

### 1. 致热原反应和败血症

（1）原因　血液滤过时需输入大量置换液，如置换液被污染可发生发热和败血症。

（2）防治措施

① 定期检测反渗水、透析液及置换液，清除细菌和内毒素。

② 定期更换内毒素过滤器。

③ 置换液配制过程无菌操作。

④ 使用前必须严格检查置换液、血液滤过器及管道的包装与有效使用日期，检查置换液的颜色与透明度。

⑤ 出现发热者，应同时做血液和置换液细菌培养及置换液内毒素检测。

⑥ 抗生素治疗。

**2. 氨基酸与蛋白质丢失**

（1）原因　随大量置换液滤出，氨基酸与蛋白质丢失氨基酸平均分子量140Da。

（2）治疗　建议增加饮食中的蛋白质摄入量。

**3. 激素丢失**

滤液中发现有胃泌素、胰岛素、抑胃泌素、生长激素释放因子和甲状旁腺素，但对血浆浓度影响不大。可能是血液滤过时清除激素降解产物，这些降解产物是干扰激素生物活性的物质。

**4. 血压下降**

主要是液体平衡掌握不好，脱水速度过快所致。

## 第四节　血液透析滤过

血液透析滤过（hemodiafiltration，HDF）就是将血液透析和血液滤过结合应用，目的是增加对大、中、小分子毒素的清除，同时使用透析液和置换液及专门的透析滤过设备，作用优于单纯的血液透析和血液滤过，清除患者体内中、小分子毒素的效果明显优于单纯性血液透析，预防和减少了透析相关并发症的发生，在改善患者的生活质量、提高生存率方面有明显的优势。

### 一、血液透析滤过的工作原理

血液透析滤过（HDF）综合了血液透析（HD）和血液滤过（HF）的优点，___

即是在血液透析的基础上，采用高通透性的透析滤过膜，提高超滤率，从血中滤出大量含毒素的体液，同时输入等量置换液的一种血液净化方法。

普通 HD 由于膜的孔径较小，HD 主要依靠弥散清除小分子毒素，对流只占极小比例，对中分子毒素的清除不足，且可诱导新的毒素产生，引起的并发症较多，使患者的生活质量降低，病死率升高。而 HDF 采用高分子合成膜，孔径增大，可通过弥散和对流两种机制清除溶质，由于超滤量大幅度提高，溶质通过对流清除的比例明显增大，对水溶性中小分子毒素均有较好的清除效果，减少透析并发症，提高患者的生活质量，延长生存期，降低病死率，HD、HF 和 HDF 清除溶质原理见图 5-9。HDF 与普通 HD 相比，有更稳定的血流动力学状态，能有效清除中小分子尿毒症毒素，患者有较好的耐受性，透析中低血压、头痛和恶心呕吐等不耐受情况明显减少，由于可清除中分子物质如 $\beta_2$-微球蛋白和甲状旁腺素，有利于骨病的控制还能改善患者的抗氧化能力，增加脱水量，生物相容性好，清除炎症介质，有利于改善患者的病情。因此，血液透析滤过尤其适用于对普通透析不能耐受的患者。

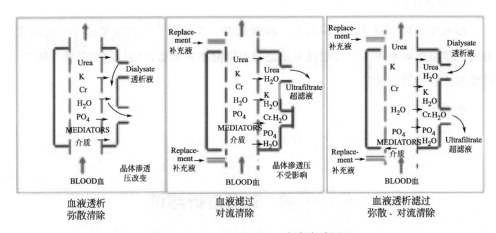

图 5-9　HD、HF 和 HDF 清除溶质原理

## 二、血液透析滤过装置结构及功能

血液透析滤过的治疗设备主要由人工肝治疗血液净化装置、血液透析滤过器及管路系统三部分组成。

透析滤过器的构造与透析器相同，为高通量透析器或滤器，为空心纤维状，膜多由聚砜膜或聚丙烯腈膜等高分子合成膜制成，面积与透析器一致，为 1.2～2.0m²，超滤系数（Kuf）一般在 150mL/(h·kPa) 以上，通透性介于透析和血滤之间。

### 三、血液透析滤过适应证和禁忌证

**1. 血液透析滤过的适应证**

肾衰竭、顽固性高血压、心力衰竭与肺水肿、高脂血症、神经病变、高磷血症、代谢性酸中毒、肝衰竭。

**2. 血液透析滤过的禁忌证**

同血液透析的禁忌证。

### 四、血液透析滤过的优点

（1）清除效率高　可以同时通过弥散和对流两种机制清除溶质，在单位时间内比单独的血液透析或血液滤过清除更多的中小分子物质。

（2）治疗作用显著　HDF对改善患者症状、控制血压、纠正和稳定心血管功能、清除过多的体液、中分子物质及血磷等方面均优于血液透析，且不良反应少。

（3）HDF提高患者的生活质量，延长生存期，降低病死率。

（4）HDF适用于治疗血液透析患者顽固性高血压。

（5）HDF能清除 $\beta_2$-微球蛋白　HDF对维持性血液透析患者 $\beta_2$-微球蛋白清除优于血液透析。

（6）HDF对老年血液透析患者心血管功能有益。

### 五、血液透析滤过操作技术

**1. 血管通路的建立**

具体内容详见第三章第一节非生物型人工肝血管通路的建立。

**2. 治疗方式**

根据置换液补充途径可分为前稀释置换法、后稀释置换法及混合稀释法。前稀释置换法置换液量为 $30\sim50L$，后稀释置换法置换液量为 $15\sim25L$，混合稀释法置换液量可参考前稀释置换法。为防止跨膜压报警，置换量的设定需根据血流速度进行调整。患者净超滤量等于总超滤量减去置换液量。

**3. 置换液的特点和组成**

血液透析滤过置换液的成分及含量与血液滤过置换液相同，含钾、钠、氯、钙、镁及葡萄糖，碱基多采用乳酸根离子或碳酸氢根离子。目前置换液供给有两种方式：外挂式和内生式。外挂式使用袋装或瓶装的无菌无致热原的置换液，悬挂在机器上，通过置换液管连接到血路，由平衡称或置换液泵控制输入。内生式是利用透析机的透析液供给系统，将配制好的透析液一部分通过能滤过细菌和致热原的滤器，在透析同时生成置换液直接使用，此时置换液成分及浓度与透析液相同。

### 4. 血液透析滤过抗凝方案

具体内容详见第四章第一节非生物型人工肝抗凝治疗方案。

### 5. 治疗时间及治疗参数

一般治疗时间与常规的血液透析相同，为 4～5h。常需较快的血流速度，建议血流速度大于 250mL/min，透析液流速 500～800mL/min。

## 六、并发症及处理

### 1. 反超滤

（1）原因　低静脉压、低超滤率或采用高超滤系数的透析器时，在透析器出口，血液侧的压力可能低于透析液侧，从而出现反超滤，严重可致患者肺水肿。临床不常见。

（2）预防　调整适当 TMP（100～400mmHg）及血流量常＞250mL/min。

### 2. 蛋白丢失

高通量透析膜的应用，使得白蛋白很容易丢失，在行 HDF 治疗时，白蛋白丢失增多，尤其是后稀释置换法。术后可通过口服或静脉途径补充白蛋白。

### 3. 缺失综合征

高通量血液透析能增加可溶性维生素、蛋白、微量元素和小分子多肽等物质的丢失。因此，在行血液透析滤过治疗时，应及时补充营养。

第五节　单纯超滤

单纯超滤（isolated ultrafiltration，IU）是通过对流转运机制，采用容量控制或压力控制，经过透析器或血滤器的半透膜等渗地从全血中除去水分的一种治疗方法。在单纯超滤治疗过程中，不需要使用透析液和置换液。

## 一、单纯超滤的工作原理

血液透析时排出患者体内多余的水分是透析疗法的主要功能之一。透析的同时将所要清除的水分利用机器的跨膜压进行超滤。单纯超滤是血液引入透析器后，不用透析液，单纯依赖增加压力，扩大透析膜跨膜压力差达到清除体内水分的目的。超滤与透析分开进行，整个治疗过程仅仅超滤水分，不进行离子交换，其特点是没有弥散作用。

## 二、单纯超滤装置结构及功能

单纯超滤的治疗设备主要由血液净化装置、透析器或血滤器、管路系统三部分组成。

可依据各医院实际情况，选择普通血液透析机、单纯超滤机或连续性床旁血滤机等血液净化装置。在单纯超滤过程中，血液透析机处于旁路状态，连续性床旁血滤机置换液、透析液处于停止状态，通过跨膜压完成超滤过程。

透析器或血滤器的选择推荐中、高通量的透析器或血滤器，可根据患者的体表面积、水肿程度选择适宜的滤器面积。

## 三、单纯超滤的适应证和禁忌证

### 1. 单纯超滤的适应证

（1）药物治疗效果不佳的各种原因所致的严重水肿；

（2）难治性心力衰竭；

（3）急、慢性肺水肿。

### 2. 单纯超滤的禁忌证

无绝对禁忌证，但下列情况应慎用。

（1）严重低血压；

（2）致命性心律失常；

（3）存在血栓栓塞疾病高度风险的患者。

## 四、单纯超滤操作技术

### 1. 建立血管通路

单纯超滤可以建立临时或长期血管通路，人工肝治疗患者常用的血管选择有股静脉、颈内静脉。血液通过临时双腔导管插入患者的股静脉或颈内静脉。

### 2. 管路的预冲

预冲液推荐选择可用于静脉输入的袋装生理盐水 1000mL，进行密闭式预冲，尽量避免使用瓶装生理盐水做预冲液，以减少开口。对于临床上有高凝倾向的患者，推荐使用肝素生理盐水浸泡管路和滤器 30min，肝素生理盐水浓度一般为 4%（配制方法为生理盐水 500mL 加入普通肝素 20mg），可根据临床实际情况做相应调整；肝素生理盐水浸泡过的管路和滤器，在上机前应给予不少于 500mL 的生理盐水冲洗。

### 3. 单纯超滤抗凝方案

具体内容详见第四章第一节非生物型人工肝抗凝治疗方案。

### 4. 单纯超滤的治疗方案

（1）治疗方式　选择单纯超滤，还是缓慢连续性超滤（slow continuous ultra-filtration，SCUF），应从患者病情及设备条件等方面权衡利弊后确定。SCUF 是利用对流原理清除溶质和水分的一种特殊治疗方式，特点是不补充置换液，也不用透析液，与单纯超滤比较，SCUF 的超滤率较低，持续时间可视病情需要延长，对血流动力学影响较小，患者更容易耐受，适用于心血管功能状态不稳定而又需要超滤脱水的患者。

（2）治疗参数　血流量由 50mL/min 开始，根据患者病情变化，缓慢提升血流量至 150~200mL/min，并依据临床实际情况适时调整。血流量与超滤率一般为 4∶1，当血流量过低不能满足超滤率要求时，机器将会报警。

（3）治疗剂量　根据患者的病情特点和治疗要求设置超滤量、超滤时间；通常超滤率设定为 1~2L/h，但可依据实际临床情况进行调整。首次超滤量原则上不超过 3L。单纯超滤原则上每次超滤量（脱水量）以不超过体重的 4%~5% 为宜。SCUF 的超滤率一般设定为 2~5mL/min，可根据临床实际情况适时调整，原则上一次 SCUF 的超滤液总量不宜超过 4L。

## 五、单纯超滤并发症及其处理

### 1. 滤器破膜漏血

由于滤器质量或运输及存放损坏，或跨膜压过高可导致滤器破膜，血液进入超滤液内，此时必须立即更换滤器。

### 2. 滤器和管路凝血

由于患者存在高凝状态，或使用的抗凝药物剂量不足，或因静脉回血不畅，血流缓慢或血压降低等原因均可导致滤器和管路发生凝血，此时应立即增加抗凝药物（肝素或低分子肝素）剂量；有条件的医院应急检抗凝血酶Ⅲ活性，如果患者抗凝血酶Ⅲ活性低于50%，应改用阿加曲班作为抗凝药物；若静脉压、跨膜压在短时间内突然升高，管路、滤器颜色加深，应立即回血，避免凝血；若在下机时回血阻力突然升高，怀疑滤器管路有凝血时，应立即停止回血，以免血栓进入体内。

### 3. 出血

使用抗凝药物剂量过大，可引起单纯超滤中患者发生出血情况，此时对于使用普通肝素或低分子肝素的患者，应暂时停用，并给予适量的鱼精蛋白拮抗，对于选用阿加曲班作为抗凝药物的患者，应暂时停用阿加曲班 20～30min，然后减量应用。

### 4. 低血压

超滤率过大可导致低血压发生，通常发生在单纯超滤后程或结束前，在血清白蛋白或血红蛋白水平明显降低的患者身上更易发生。患者早期表现为打哈欠、背后发酸、肌肉痉挛，或出现便意等，进而可有恶心、呕吐、出汗、面色苍白、呼吸困难和血压下降等表现。此时应降低超滤率，必要时补充生理盐水或血清白蛋白制剂，对于经过上述处理后血压仍不能恢复正常的患者，应停止单纯超滤，并给予积极救治。

### 5. 心律失常、猝死

对于心血管状态不稳定的患者，单纯超滤过程中有出现致命性心律失常，甚至猝死的可能，如出现上述情况，应立即停止单纯超滤，并给予积极抢救。对于这样的患者原则上推荐采用 SCUF 模式治疗。

## 第六节　连续性肾脏替代治疗

连续性肾脏替代治疗（continuous renal replacement therapy，CRRT）模拟正常肾小球的滤过作用原理，是一种在几小时，甚至几天的时间里连续不断地，根据液体溶质过滤的原理，并可结合透析作用或液体置换，来调节及维持患者血液中的水分、电解质、酸碱及游离状态溶质等的平衡，清除部分对身体有害的成分，从而替代部分肾功能的体外血液净化治疗方法。由于近年来这种治疗手段已经超越了单纯肾功能不全导致少尿、电解质紊乱等范畴，有很多非肾功能障碍疾患也可以通过这种方法加以治疗，特别是在重症监护病房（ICU）中。因此，国内有学者认为将CRRT改名为连续血液净化治疗（continuous blood purification，CBP）更为贴切。连续血液净化技术（CBP）是指所有连续、缓慢清除水分和溶质的治疗方式的总称。

CRRT作为一种新技术，在重症急性肾衰竭、全身炎症反应综合征（SIRS）、急性呼吸窘迫综合征（ARDS）、多脏器功能障碍综合征（MODS）和急性坏死性胰腺炎等危重病的救治中已经和正在发挥其独特的优势，是抢救危重病患者的主要措施之一，它与机械通气和全胃肠外营养（TPN）同样重要，是近年来重症监护病房治疗中最重要的进展之一。

肾脏替代治疗（renal replacement therapy，RRT）是利用血液净化技术清除溶质，以替代受损肾功能以及对脏器功能起保护支持作用的治疗方法，基本模式有三类，即血液透析（hemodialysis，HD）、血液滤过（hemofiltration，HF）和血液透析滤过（hemodiafiltration，HDF）。临床上一般将单次治疗持续时间<24h的RRT称为间断性肾脏替代治疗（intermittent renal replacement therapy，IRRT）；将治疗持续时间≥24h的RRT称为连续性肾脏替代治疗（continuous renal replacement therapy，CRRT）。IRRT主要包括间断血液透析（IHD）、间断血液透析滤过（IHDF）、缓慢低效血液透析（SLED）、脉冲式高流量血液滤过（PHVHF）及短时血液滤过（SVVH）等；各种IRRT治疗模式的要点和主要特点见表5-5。

**表5-5　各种IRRT治疗模式的要点和主要特点**

| 模式 | 治疗原理 | | 血流量 | 置换（透析）液速率 | | | 主要特点 |
| --- | --- | --- | --- | --- | --- | --- | --- |
| | 对流 | 弥散 | Qb/(mL/min) | Qf/[mL/(kg·h)] | | Qd/(mL/min) | |
| IHD | 低 | 高 | 200~250 | 无 | | 500 | 小分子溶质清除快，易引起低血压 |
| SLED | 低 | 高 | 200 | 无 | | <300 | 心血管耐受性好 |
| HVHF | 高 | 低 | 100~200 | 35~100 | | 无 | 中、小分子溶质清除能力强 |
| SVVH | 高 | 低 | 100~200 | 35~60 | | 无 | 中分子溶质清除能力强 |
| PHVHF | 高 | 低 | 100~200 | 超高流量6~8h后，35mL/(kg·h)持续16~18h | | | 中、小分子溶质清除能力强 |
| IHDF | 高 | 高 | 100~200 | >35 | | 10~20 | 中、小分子溶质清除能力强 |

注：① 高通量滤器（Lp>20）；低通量滤器（Lp<10）。Lp即单位面积膜超滤系数，单位为mL/(h·mmHg·m²)。②置换（透析）液速率和血流速率可根据实际情况调整。

# 一、CRRT 常用治疗模式和特点

CRRT 是所有连续、缓慢清除水分和溶质治疗方式的总称,治疗时间为每天 24h 或接近 24h。相对于间歇性肾脏替代治疗而言,具有血流动力学稳定、有效清除中大分子、改善炎症状态、精确控制容量负荷及调节免疫功能等多项优势,在临床危重症的救治中发挥着重要作用。目前常用 CRRT 的治疗模式见表 5-6。

表 5-6 常用 CRRT 的治疗模式

| 中文 | 英文 | 缩写 |
|---|---|---|
| 连续性动静脉血液滤过 | continuous arteriovenous hemofiltraion | CAVH |
| 连续性动静脉血液透析 | continuous arteriovenous hemodialysis | CAVHD |
| 连续性动静脉血液透析滤过 | continuous arteriovenous hemodiafiltration | CAVHDF |
| 连续性静静脉血液滤过 | continuous venovenous hemofiltration | CVVH |
| 连续性静静脉血液透析 | continuous venovenous hemodialysis | CVVHD |
| 连续性静静脉血液透析滤过 | continuous venovenous hemodiafiltration | CVVHDF |
| 连续性高通量血液透析 | continuous high flux dialysis | CHFD |
| 连续性血浆滤过吸附 | continuous plasmafiltration adsorption | CPFA |
| 动静脉缓慢连续性超滤 | arteriovenous slow continuous ultrafiltration | AVSCUF |
| 静静脉缓慢连续性超滤 | venovenous slow continuous ultrafiltration | VVSCUF |
| 高容量血液滤过 | high volume hemodiafiltration | HVHF |
| 日间连续性肾脏替代治疗 | day-time continuous renal replacement therapy | DCRRT |

每一种血液净化方式都各有特点,且适用于不同疾病或不同状态。根据相对分子量大小,可将溶质分为小分子物质(相对分子量<500Da)、中分子物质(相对分子量 500Da~60kDa)和大分子物质(相对分子量>60kDa)。目前文献评价小分子清除率代表性溶质是尿素(60Da)、肌酐(113Da)、尿酸(168Da);中大分子溶质代表性毒素是 $\beta_2$-微球蛋白(11800Da)。临床上应根据病情严重程度以及不同病因采取相应的 CRRT 模式及设定参数。常用 CRRT 治疗模式比较见表 5-7。SCUF 和 CVVH 用于清除过多液体为主的治疗;CVVHD 用于高分解代谢,需要清除大量小分子溶质的患者;CHFD 适用于 ARF 伴高分解代谢者;CVVHDF 有利于清除炎症介质,适用于脓毒症患者;CPFA 主要用于清除内毒素及炎症介质。

表 5-7 常用 CRRT 治疗模式的要点和主要特点

| 特点 | SCUF | CVVH | CVVHD | CVVHDF |
|---|---|---|---|---|
| 血流量/(mL/min) | 50~100 | 50~200 | 50~200 | 50~200 |
| 透析液流量/(mL/min) | — | — | 10~20 | 10~20 |
| 清除率/(L/24h) | — | 12~36 | 14~36 | 20~40 |
| 超滤率/(mL/min) | 2~5 | 8~25 | 2~4 | 8~12 |

| 特点 | SCUF | CVVH | CVVHD | CVVHDF |
|---|---|---|---|---|
| 中分子清除率 | + | +++ | − | +++ |
| 血滤器/透析器 | 高通量 | 高通量 | 低通量 | 高通量 |
| 置换液 | 无 | 需要 | 无 | 需要 |
| 溶质转运方式 | 无 | 对流 | 弥散 | 对流+弥散 |
| 有效性(清除物质) | 清除液体 | 较大分子物质 | 小分子物质 | 中小分子物质 |

### 1. CRRT 的常用治疗模式

（1）缓慢连续超滤（SCUF）　SCUF 是利用超滤原理清除体内多余的水分，这种方法只是去除水分，因而不需要额外补充置换液及透析液，仅能通过对流对少量的溶质进行清除，效率非常低下，对溶质基本无清除能力，其示意图见图 5-10。SCUF 的超滤率一般设定为 $2\sim5\text{mL/min}$，可根据临床实际情况适时调整，原则上一次 SCUF 的超滤液总量不宜超过 4L。临床上常用于水负荷过重的心力衰竭、肺水肿、药物治疗效果不佳的各种原因所致的严重水肿、肾衰竭及肝硬化患者。

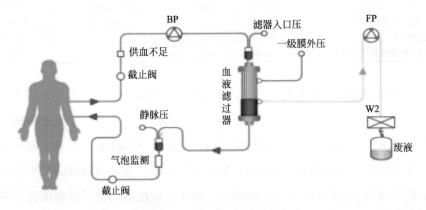

图 5-10　缓慢连续超滤示意图

（2）连续性静静脉血液滤过（CVVH）　CVVH 是目前最常用的 CRRT 治疗模式，通过超滤清除水分，并通过对流原理清除中、小分子溶质，尤其对中分子的清除具有优势，其示意图见图 5-11。根据置换液补充的位置于滤器前后可分为前稀释、后稀释以及混合稀释的方式。前稀释的置换液补入方式能够稀释滤器中的血液，能减少滤器凝血事件的发生并减少肝素的用量，受到临床医师的青睐。但由于同时稀释了血液中的溶质，超滤量与溶质清除量并不平行，因此对溶质的清除效率低于后稀释的方式。CVVH 时，每小时从患者滤出的液体大部分被置换液置换，可达到对溶质的连续性清除并提供营养支持。CVVH 适合下列标准之一的患者，需要血液透析，但在进行血透时可能出现血液动力学不稳定，同时需要彻底纠正机体水、电解质、酸碱失衡：①心输出量很低，又有尿毒症患者，如急性肾衰竭合并心力衰竭；②利尿不适当或利尿药无效，而高血容量的患者；③溶质清除的超滤率超出基本 CAVH 能力的患者，如烧伤、心脏搭桥术后、移植肾功能延迟恢复；④肾功能低下，需要大量血液制品和/或静脉高营养以提供营养支持的患者，如大手术后、严重创伤后等。

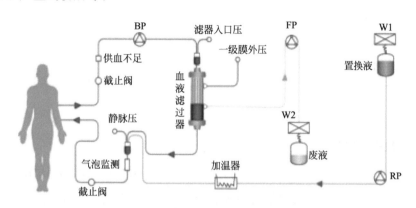

图 5-11　连续性静静脉血液滤过示意图

（3）连续性静静脉血液透析（CVVHD）　CVVHD 主要通过弥散的原理清除溶质，也存在少量对流。对小分子的清除能力优于 CVVH，但对中、大分子的清除能力欠佳。需要不停地补充透析液，而不需要置换液，其示意图见图 5-12。适用于高分解代谢的肾衰竭患者，而且滤器的使用寿命较长。

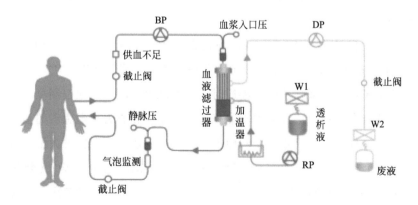

图 5-12　连续性静静脉血液透析示意图

（4）连续性静静脉血液透析滤过（CVVHDF）　CVVHDF 是 CVVH 和 CV-VHD 的组合治疗方式，通过对流和弥散清除溶质，在一定程度上兼顾了对不同大小分子溶质的清除能力。需要同时补充置换液和透析液，其示意图见图 5-13。临床上 CVVHDF 的使用日趋增多，常采用 50％置换液和 50％透析液的配比方式，置换液多采用后稀释的输注方式补入。

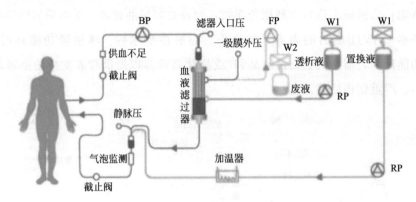

图 5-13　连续性静静脉血液透析滤过示意图

### 2. CRRT 的特点

（1）血流动力学稳定　CRRT 与传统的间歇性血液透析（IHD）相比，其优点为连续性治疗，可缓慢、等渗地清除水和溶质，容量波动小，净超滤率明显降低，胶体渗透压变化程度小，基本无输液限制，能随时调整液体平衡，一般对血流动力学影响较小，更符合生理情况。而 IHD 治疗时，短时间内清除大量液体，通常会引起血流动力学不稳定，不利于肾功能的恢复，使生存率降低。尤其是血流动力学不稳定的患者，通常难以在 IHD 治疗中清除较多的液体。CRRT 也可能导致容量大量丢失，故在治疗中要严密监测出入量。CRRT 时血液温度可能降低，是否有利于血流动力学稳定，尚无定论。

（2）溶质清除率高　CRRT 时溶质清除率高，尿素清除率＞30L/d（20mL/min），而 IHD 很难达到，并且 CRRT 清除中、大分子溶质优于 IHD。CRRT 能更多地清除小分子物质，清除小分子溶质时无失衡现象，能更好地控制氮质血症，有利于急性重症肾衰竭或伴有多脏器功能障碍、败血症和心力衰竭患者的治疗。

（3）清除炎性介质　严重感染和感染性休克患者血液中存在着大量中分子的炎性介质，这些介质可以导致脏器功能障碍或衰竭。CRRT 使用无菌/无致热原溶液以消除通常在 IHD 中潜在的炎性刺激因素，并且使用高生物相容性、高通透性滤器，能通透分子量达 300kDa 的分子。大部分细胞因子分子量为 10～300kDa 的中分子物质，可被对流机制所清除。Van Bommel 等认为，连续血液滤过通过对流或吸附可以清除细胞因子和细胞抑制因子，特别是在高容量血液滤过的情况下。Bellomo 等证实，CRRT 使用的高通透性滤器可清除大量细胞因子，如肿瘤坏死因子-α

（TNF-α）、白细胞介素-1（IL-1）、白细胞介素-6（IL-6）、白细胞介素-8（IL-8）、补体片段 C3a、D 因子、血小板活化因子（PAF）等。De Vrise 等应用 AN69 膜进行 CVVH，治疗 15 例感染性休克合并 ARF 患者，结果显示 AN69 膜能有效地清除循环中的细胞因子，但是对细胞因子的清除必须将吸附与对流两种方式相结合。滤器中不同的生物膜清除细胞因子的能力不同。高通透性合成膜如聚丙烯腈膜（PAN）、聚砜膜（PS）等，有一疏水性表面，这不仅使细胞因子产生减少，而且可通过滤过或吸附机制使之清除。生物相容性差的膜与血浆接触后，会使一些补体活化产物如过敏毒素 C3a、膜攻击复合物 C5b-9 及一些细胞衍生物浓度明显增高。纤维素膜可通过激活补体和白三烯导致肾脏炎性损伤，直接影响患者的预后。故选择一个生物相容性好、高流量以及有较高的吸附特性的膜是非常重要的。

（4）营养改善好　大多数慢性肾衰竭、急性危重病患者消化吸收功能差，加之反复感染，极度消耗等，一般都伴有营养不良。传统的透析治疗对水清除的波动较大，制定的热量摄入量往往不能达到要求，蛋白质摄入量常需控制在 0.5g/(kg·d) 以内，常出现负氮平衡，所以影响患者的营养支持。而 CRRT 能满足大量液体的摄入，不存在输液限制，有利于营养支持治疗，保证了每日的能量及各种营养物质的供给，并维持正氮平衡。

（5）CRRT 的缺点　与 IHD 相比，CRRT 有诸多优势，如 CRRT 治疗稳定性好，对全身血流动力血影响小；连续性好，24h 能连续性模拟生理肾的滤过；弥散和对流能够同时进行，可清除中、小分子溶质；可清除细胞因子和炎症介质，适用于多器官功能障碍；能够精确控制容量平衡等。但是也有不足：①需要连续抗凝；②间断性治疗会降低疗效；③滤过可能丢失有益物质，如抗炎性介质；④乳酸盐对肝衰竭患者不利；⑤能清除分子量小或蛋白结合率低的药物，故其剂量需要调整，难以建立每种药物的应用指南；⑥费用较高；⑦尚无确实证据说明 CRRT 可以改善预后。

CRRT 与 IHD 特点对比见表 5-8。

表 5-8　CRRT 与 IHD 特点对比

| 特点 | IHD | CRRT |
| --- | --- | --- |
| 治疗方式 | 间歇、快速 | 缓慢、连续 |
| 溶质清除方式 | 弥散为主 | 以对流的 HF 为主的模式 |
| 水分清除 | 否 | 是 |
| 中大分子炎性介质清除 | 不能 | 以 HF 为主的模式能 |
| 血流动力学稳定性 | 不好 | 好 |

| 特点 | IHD | CRRT |
|---|---|---|
| 个体化置换液 | 无 | 有 |
| 实施静脉高营养 | 不能 | 能 |
| 膜的生物相容性 | 不好 | 好 |
| 膜的吸附能力 | 弱 | 强 |
| 膜的通透性 | 低 | 高 |

## 二、CRRT 治疗适应证和禁忌证

CRRT 治疗的目的主要有两大类，一是重症患者并发肾功能损害；二是非肾脏疾病或肾功损害的重症状态，主要用于器官功能不全支持、稳定内环境、免疫调节等。

### 1. CRRT 治疗适应证

（1）肾脏疾病

① 重症急性肾损伤（AKI）：伴血流动力学不稳定和需要持续清除过多水分或毒性物质，如 AKI 合并严重电解质紊乱、酸碱代谢失衡、心力衰竭、肺水肿、脑水肿、急性呼吸窘迫综合征（ARDS）、外科术后、严重感染等。

② 慢性肾衰竭（CRF）：合并急性肺水肿、尿毒症脑病、心力衰竭、血流动力学不稳定等。

（2）非肾脏疾病　包括多器官功能障碍综合征（MODS）、脓毒血症或败血症性休克、急性呼吸窘迫综合征（ARDS）、挤压综合征、乳酸酸中毒、急性重症胰腺炎、心肺体外循环手术、慢性心力衰竭、肝性脑病、药物或毒物中毒、严重体液潴留、需要大量补液、电解质和酸碱代谢紊乱、肿瘤溶解综合征、过高热等。

（3）CRRT 在治疗肝衰竭中的运用

① CRRT 清除肝衰竭患者体内代谢产物及毒素：清除肝脏无法清除的机体代谢废物；清除心肌抑制因子与血管内皮细胞血管扩张因子；

② 纠正电解质紊乱；

③ 防止脑水肿：改善心血管的稳定性，防止因低血压与缺氧导致脑损伤；血浆渗量变化小；肝衰竭时全身血管阻力降低，有效循环血容量减少，血浆内 NO 水平增高，血透时易发生低血压。

### 2. CRRT 治疗禁忌证

CRRT 无绝对禁忌证，但存在以下情况时应慎用。

（1）无法建立合适的血管通路；

（2）严重的凝血功能障碍；

（3）严重的活动性出血，特别是颅内出血。

## 三、CRRT 治疗治疗时机和模式

急性单纯性肾损伤患者血清肌酐＞354μmol/L，或尿量＜0.3mL/（kg·h），持续 24h 以上，或无尿达 12h；急性重症肾损伤患者血清肌酐增至基线水平 2～3 倍，或尿量＜0.5mL/（kg·h），时间达 12h，即可行 CRRT。对于脓毒血症、急性重症胰腺炎、MODS、ARDS 等危重病患者应及早开始 CRRT 治疗。当有下列情况时，立即给予治疗：严重并发症经药物治疗等不能有效控制者，如容量过多，包括急性心力衰竭、电解质紊乱、代谢性酸中毒等。

### 1. 急性肾衰竭

多数文献认为早期行 CRRT 治疗可能是有益的。ICU 病房采取的 RRT 模式主要有 CVVH、CVVHD、CVVHDF 等连续模式和 IHD 等间断模式。

CRRT 和 IRRT 在对 ARF 重症患者病死率影响方面无显著差异，但 CRRT 在肾功能恢复率、稳定血液动力学和清除过多体液方面的疗效优于 IRRT。因为 ICU 患者往往伴有血液动力学紊乱和毛细血管渗漏导致的体液潴留，所以重症患者 ARF 的治疗推荐 CRRT。

比较 CRRT 和 IRRT 的优缺点，CVVH 优于 IHD；CVVHDF 优于 IHD；CRRT 优于 IRRT。尽管生存率无影响，但是 CRRT 在肾功能恢复率、稳定血液动力学和清除过多体液方面的疗效优于 IRRT。

### 2. 全身感染

基于目前的认识，全身感染患者采用高治疗剂量的血液滤过对改善预后是有益的。采取 CRRT 治疗全身感染的目的主要是调控炎症介质的浓度，以降低其对机体的损伤，应采取以对流机制为基础的模式。

HVHF 通过清除大量炎症介质而显著改善感染性休克患者的血液动力学和提高生存率，因此其可作为全身感染、感染性休克和 MOF 的辅助治疗手段。

### 3. 全身炎症反应综合征

重症急性胰腺炎（severe acute pancreatitis，SAP）早期和创伤早期是全身炎症反应综合征（systemic inflammatory response syndrome，SIRS）的常见病因，

血液滤过的目的是为调控过度全身炎症反应。2006年的回顾性研究显示，发病72h内的暴发性胰腺炎急性反应期需要接受CVVH治疗，而重症胰腺炎则采取短时血液滤过（SVVH）。

创伤早期往往并发SIRS，CVVH是通过有效清除应激激素而降低应激反应。因此CVVH在创伤患者的早期应用有一定临床意义。

### 4. 心脏手术后

心脏手术患者在术前多伴有慢性缺血导致的脏器损伤，术后常并发前负荷过多、急性肾功能损伤以及高钾血症和/或代谢性酸中毒等，氮质血症和液体过负荷是常见并发症。积极地接受CRRT（CVVH、CVVHDF、CVVHD）治疗的患者，有助于代谢和血容量稳定而不引起血液动力学紊乱。若并发ARF，其病死率极高，尽快接受CVVH治疗的存活患者，肾功能可完全恢复。

### 5. 重度血钠异常

原则上，重度血钠异常经过合理的治疗无效即应进行血液滤过，不但可以直接调节血钠水平，还能调节与钠代谢异常相关的激素而利于血钠恢复正常。RRT的各种模式均可用于血钠的调控。CVVHDF调整血液内$Na^+$、$K^+$、$HCO_3^-$浓度正常化比IHD更加有效，但这对患者并不一定有利，血钠变化速率较快可引起并发症。

### 6. 顽固性心力衰竭

当药物治疗无效时，CRRT也可用于顽固性心力衰竭。

### 7. 横纹肌溶解

横纹肌溶解可由挤压综合征、病毒性肌炎、他汀类药物、结缔组织病以及过度运动等所导致。临床特点有血清磷酸肌酶升高，血和尿中的肌红蛋白阳性，伴肌痛、肌紧张和注水感、黑色尿、肌肉触痛和肿胀，并可出现皮肤压迫性坏死。

横纹肌溶解患者往往伴有血肌红蛋白的升高，从而导致多个脏器损伤，尤其是对肾脏损伤最为严重，故对此类患者，即使无ARF的发生，也需要尽早接受CRRT的治疗。

### 8. 中毒

有植物毒素（如蕈毒素）、动物毒素（如蛇毒）、细菌毒素和各类农药以及药物，多种血液净化模式可用于上述物质中毒后治疗。

## 四、CRRT 操作技术

CRRT 具体内容应包括血管通路建立的部位、CRRT 滤器的选择、置换液/透析液的选择、抗凝方案的制定、治疗剂量及初始治疗参数的设置等。

### 1. 血管通路的建立

重症患者 CRRT 的疗程较晚期肾病患者的血液透析疗程短得多，因此静脉通路一般选择中心静脉置管而不是动静脉瘘。为满足 RRT 血流量的要求，置管部位可选择股静脉、锁骨下静脉或颈内静脉，动脉置管因并发症较多已较少采用。锁骨下静脉导管的优点是发生导管相关感染的概率较低，缺点是易受锁骨压迫而致管腔狭窄，因此血栓形成风险较其他部位的导管高；压迫止血法效果差、出血并发症较多，因此 CRRT 应尽可能避免锁骨下静脉置管。颈内静脉导管没有上述缺点，且对患者活动限制少，因而一直是血透患者中心静脉置管的首选，但缺点是导管相关感染（CRBI）发生率相对较高。股静脉置管的优点是压迫止血效果好，血肿发生率低，且其 CRBI 的发生率并不比颈内静脉高，穿刺方便、技术要求低；可为 ICU 患者血流动力学监测和治疗需要的血管通路让出锁骨下静脉、颈内静脉。因此 ICU 患者应首选股静脉置管。

导管宜选择生物相容性好的材质，如聚氨酯和硅酮。直径 10～14Fr、长度 25～35cm 的股静脉导管可提供充足的血流量。如采用双腔导管可避免多部位穿刺，而较为困难的穿刺可在超声导引下进行，有助于降低穿刺相关的并发症。

### 2. 滤器的选择

通透性是滤器性能的重要指标之一，高通透性利于清除炎症介质。通透性高、滤过面积小的滤器与通透性低而滤过面积大的滤器相比，前者更能有效清除炎症介质，显著恢复脓毒症患者外周血单核细胞增殖；高通透性滤器还可显著降低感染性休克患者去甲肾上腺素的用量，其作用与高通透性滤器清除循环 IL-6 和 IL-1 受体拮抗物的效率明显高于低通透性滤器有关。从滤器材料和通透性选择，高通透性优于低通透性。

### 3. 置换液及透析液的成分以及配制

（1）置换液配制原则 ①无致热原；②电解质浓度应保持在生理水平，为纠正患者原有的电解质紊乱，可根据治疗目标进行个体化调节；③缓冲系统可采用碳酸氢盐、乳酸盐或枸橼酸盐；④置换液或透析液的渗透压要保持在生理范围内，一般不采用低渗或高渗配方。

（2）置换液配方选择

① 碳酸氢盐配方：碳酸氢盐配方直接提供 $HCO_3^-$，但 $HCO_3^-$ 易分解，故需临时配制。由于钙离子和碳酸根离子易发生结晶，故钙溶液不可加入碳酸氢盐缓冲液内，两者也不能从同一静脉通路输注。重症患者常伴肝功能不全或组织缺氧而存在高乳酸血症（>5mmol/L），宜选用碳酸氢盐配方。研究证明，碳酸氢盐配方还具有心血管事件发生率较低的优点。

② 乳酸盐配方：乳酸盐配方经肝脏代谢产生 $HCO_3^-$，间接补充 RRT 过程丢失的 $HCO_3^-$，乳酸盐配方仅适用于肝功能正常患者。正常肝脏代谢乳酸的能力为 100mmol/h，故在高流量血液滤过时仍可能导致高乳酸血症，干扰乳酸监测对患者组织灌注的评估。

③ 枸橼酸盐溶液：枸橼酸盐溶液经肝脏代谢产生 $HCO_3^-$，间接补充 RRT 过程中丢失的 $HCO_3^-$，可作为置换液用于高出血风险患者的 RRT 治疗。

### 4. 管路的预冲与维护

保证体外管路通畅是 CRRT 顺利进行的关键。为防止血液在管路内凝血，在 CRRT 前常采用 5000~10000IU/L 肝素生理盐水对血液管路、滤器、置换液（透析液）管路和超滤液管路进行预冲洗。

### 5. 置换液输注方式

置换液输注方式有两种：前稀释（置换液和动脉端血液混合后再进入滤器）和后稀释（置换液和经滤器净化过的血液混合后回流到体内）。置换液前后稀释对血栓和溶质清除无差异。

### 6. CRRT 的抗凝问题

具体内容详见第四章第一节非生物型人工肝抗凝治疗方案。

## 五、CRRT 并发症预防和处理

CRRT 治疗可有下述 4 大类并发症：①抗凝相关并发症，如出血（胃肠道、穿刺点、尿道）和 HIT。②血管导管相关并发症，如全身感染、栓塞、动静脉漏、心律失常、气胸、疼痛、管路脱开、血管撕裂等。③体外管路相关并发症，如膜反应（缓激肽释放）、恶心、过敏反应；气体栓塞。④治疗相关并发症，如低温、贫血、低血容量、低血压；酸碱、电解质异常，低磷血症、低钾血症、酸中毒、碱中毒；代谢，脂质；药物相关，药物动力学改变等。下述严重并发症应及时处理。

### 1. 低血压

低血压是血液透析模式下的常见并发症，血液滤过时少见。与膜相关的缓激肽激活、补体系统激活有关。另外，过敏反应也是导致低血压的原因之一。可以采用生物相容性高的滤器或透析器加以避免。血液透析开始采取低血流速率也是预防低血压的方法之一。

### 2. 感染

管道连接、取样、置换液和血滤器更换是外源性污染的主要原因；最为严重的是透析液或置换液被污染引起严重的血流感染。严格无菌操作是防止感染的主要措施。导管穿刺处的血肿可并发感染，应积极预防。密切监测、及时发现、良好穿刺技术及拔除导管后的有效压迫是降低和防止该并发症的关键。

### 3. 血小板降低

CRRT 可引起血小板降低，严重者需终止 RRT 治疗。研究显示，血流速度越快，血小板黏附越少，因此对血小板降低的患者采用高血流量可以降低血小板的黏附。

## 第七节　血浆置换

血浆置换（plasma exchange，PE）是指利用离心或膜分离技术将患者的血浆和血液细胞分离出来，将含有致病物质或毒素的血浆丢弃，同时补充同等置换量的置换液；或将异常血浆分离后，再经二级滤器或免疫吸附器除去血浆中的有害物质，将余下的血液有形成分加入置换液回输的一种技术。

### 一、血浆置换的工作原理

血浆置换包括两部分，即血浆分离和补充置换液。血浆分离又可分为离心式血浆分离和膜式血浆分离，两者特点见表 5-9。但不管是离心分离法还是膜式分离法都是非选择性的去除异常血浆，理想的 PE 方法应是特异性地清除病原物质，有较高的清除效率而无明显不良反应，称为血浆成分分离，包括 1980 年由 Agishi 首次应用的二次滤过法、1980 年由 Nose 等设计的冷滤过法及 1979 年由 Terman 等首次应用的免疫吸附法等。

表 5-9　膜式分离法与离心分离法区别

| 优缺点 | 膜式分离法 | 离心分离法 |
| --- | --- | --- |
| 优点 | a. 快速有效的血浆置换<br>b. 无细胞成分的丢失<br>c. 不需要使用枸橼酸盐抗凝<br>d. 能适用于串联过滤 | a. 对大多成分清除效果更为有效<br>b. 适用于细胞置换<br>c. 外周静脉可做血管通路 |
| 缺点 | a. 物质的清除受膜的筛系数限制<br>b. 需要高血流速（>50mL/min）<br>c. 经常需要中心静脉插管<br>d. 不能细胞单采,限于血浆置换 | a. 血液细胞成分的丢失<br>b. 使用枸橼酸盐抗凝导致低钙血症、心律失常、低血压等<br>c. 费用昂贵 |

## 1. 离心式血浆分离法

原理：混悬溶液中不同质量的颗粒以不同的速度离心时沉降速率不同，离心式血浆分离法的原理是根据血液构成成分的比重不同，通过离心力将血液各成分分离开的一种方法，离心式血浆分离示意图见图 5-14。

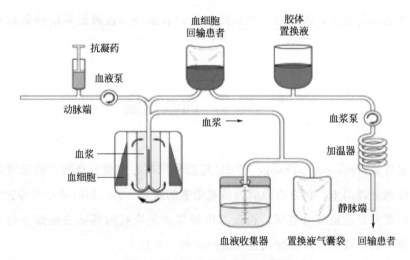

图 5-14　离心式血浆分离示意图

机制：血液在离心过程中，红细胞位于最外层，血浆留在内层，血小板和白细胞处于中间。

（1）间断性离心式血浆分离　是首先采取患者一定数量的血液，通过离心分离，留取血浆、血小板或白细胞（根据治疗需要），将其余部分返回体内的一种方法。

（2）持续性离心式血浆分离　是将采血、离心分离、返血同时进行的一种方法。克服了间断性离心式血浆分离处理时间长，体外循环血容量多，血管迷走神经反射等缺点。可用于血浆交换，清除白细胞，收集血小板、粒细胞、末梢血干细胞及骨髓浓缩等。

## 2.膜式血浆分离法

原理：膜材料是由高分子聚合物制成的空心纤维型分离器，其上具有孔径，能够透过血浆成分，但能截留所有细胞成分，膜式血浆分离示意图见图 5-15。

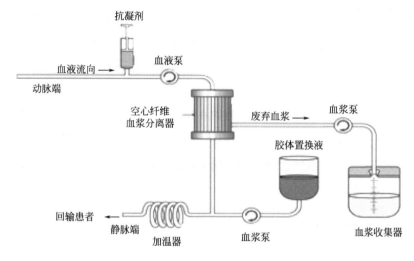

图 5-15　膜式血浆分离示意图

机制：治疗时根据致病物质相对分子量的不同选择不同孔径的血浆滤过器，即能清除特定的致病物质。此法比离心式血浆分离法更简便，且可连续进行，是目前较常采用的血浆置换方法。与其他血浆置换方法相比，其特点为：①血液充填量较少；②具有较高的分离能力；③操作简便；④费用比较低。

（1）膜式单滤器血浆分离　目前市场上有不少血浆置换装置及膜分离器可供使用，临床上大部分血浆置换即是单滤器膜式血浆分离的一种；若合并肾衰竭，可将血浆分离器与透析器串联使用。

（2）膜式双滤器血浆分离（级联滤过）　由于血浆置换需要大量的白蛋白或其他血浆制品，因而提高了治疗费用，同时输入大量血浆也带来了一些不良反应，故提出了双滤器血浆分离，这套装置需要经过 2 个膜滤器。

（3）血浆冷却膜分离（冷冻滤过分离法）　用分离器将血浆分离出，立即冷冻至 4℃便形成冷冻沉淀，其中含有冷球蛋白、免疫复合物、补体、内毒素、纤维蛋白原等，这些大分子物质因不能通过滤过膜而被弃掉，而白蛋白及其他低分子量蛋白经 37℃溶解后（复温）可回输体内，由于冷冻滤过分离法不需要补充白蛋白，因此每次治疗可处理达 10L 血浆，并可获得明显疗效。

（4）膜式血浆分离与特异性免疫吸附偶联

（5）其他分离方法　①膜式分离与离心分离偶联；②自身动脉-静脉血浆置换。

### 3. 血浆置换作用机制

（1）血浆置换可以及时迅速有效地清除疾病相关性因子，如抗体、免疫复合物、同种异体抗原，或改变抗原、抗体之间量的比例。这是血浆置换治疗的主要机制。血浆置换对致病因子的清除要较口服或静脉内使用免疫抑制剂迅速而有效。

（2）血浆置换有非特异性的治疗作用，可降低血浆中炎性介质如补体产物、纤维蛋白原的浓度，改善相关症状。

（3）增加某些疾病状态下吞噬细胞的吞噬功能和网状内皮系统的清除功能。

（4）可从置换液中补充机体所需物质，如凝血因子、补体及其他调理素等。

应该说明的是，行血浆置换治疗不属于病因治疗，因而不影响疾病的基本病理过程。针对病因的处理不可忽视。

## 二、常用血浆置换方法

### 1. 单纯血浆置换

图 5-16 显示的是血浆置换模式的一个简单示意图。可以看出，血液从患者的体内引出，经由血管通路的动脉端引入膜式分离器，经过膜式血浆分离方法将患者的血浆从全血中分离出来弃去，然后补充等量的新鲜冷冻血浆或人血白蛋白等置换液，补充置换液之后的血液又由血管通路的静脉端流回体内。这样便可以清除患者

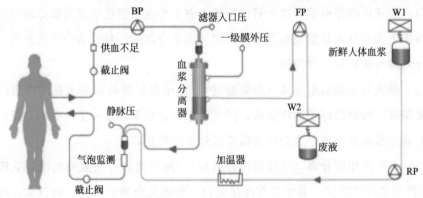

图 5-16　单纯血浆置换模式示意图

体内的各种代谢毒素和致病因子，从而达到治疗目的。

血浆置换是国内应用最多、最广泛的非生物型人工肝治疗方法。它依靠血浆交换、交换输血技术，清除毒性物质、补充生物活性物质。传统的血浆分离器的孔径为 $0.2\sim0.6\mu m$，基本上所有的血浆物质都可以透过，在清除毒物的同时丢弃了大量对人体有益的生物活性物质。由于血浆置换法不仅可以清除体内中、小分子的代谢毒素，还清除了蛋白、免疫复合物等大分子物质，因此对有害物质的清除率远比血液透析、血液滤过、血液灌流好。同时又补充了体内所缺乏的白蛋白、凝血因子等必需物质，较好地替代了肝脏某些功能。

血浆置换的治疗设备主要由人工肝血液净化装置、血浆分离器和管路系统组成。膜型血浆分离器将全血有形成分与血浆分离出来，除血液的有形成分外都可以通过该膜，其原理如图 5-17 所示。

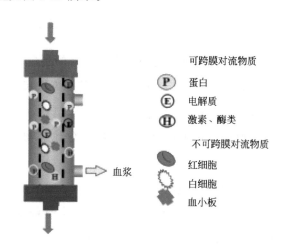

图 5-17 膜型血浆分离器分离原理示意图

目前已生产出各种类型膜型血浆分离器，多采用醋酸纤维素膜、聚甲基丙烯酸甲酯膜或聚砜膜所制成的空心纤维型分离器，膜面积为 $0.2\sim0.8m^2$，孔径 $0.2\sim0.6\mu m$，最大截流分子量为 $300\times10^4 Da$，临床常用包括日本旭化成 Plasmaflo™ 膜型血浆分离器（型号 OP-02W、OP-05W、OP-08W）、川澄 Plasmacure™ PS 血浆分离器（型号 PS-02、PS-05、PS-08），其特点可见表 5-10。

（1）血浆置换的特点

① 可以清除小分子、中分子及大分子物质，特别对与蛋白结合的毒素有显著的作用；

② 对肝衰竭中常见的电解质紊乱和酸碱平衡失调的纠正有一定的作用，但远

不及血液透析和血液滤过。对水负荷过重的情况无改善作用；

表 5-10　旭化成 Plasmaflo™ 膜型血浆分离器特点

| 膜型血浆分离器特点 | | OP-02W | OP-05W | OP-08W |
|---|---|---|---|---|
| 中空纤维 | 材质 | 聚乙烯 | | |
| | 内径 | $350\mu m \pm 50\mu m$ | | |
| | 膜厚 | $50\mu m \pm 10\mu m$ | | |
| | 平均孔径 | $0.3\mu m$ | | |
| | 膜面积 | $0.2m^2$ | $0.5m^2$ | $0.8m^2$ |
| 充填液 | | 生理盐水 | | |
| 最高滤过压 | | 60mmHg | | |
| 灭菌法 | | $\gamma$ 射线灭菌 | | |
| 预充容量 | 血液侧 | 25L | 55mL | 80mL |
| | 血浆侧 | 35mL | 75mL | 105mL |

③ 采用这种方法需要大量血浆，能补充人体必要的蛋白、凝血因子等必需物质，但多次大量输入血浆等血制品，有感染各种新的病毒性疾病可能；

④ 适用于各种重型肝炎患者；

⑤ 置换以新鲜冷冻血浆（FFP）为主，可加部分代替物如低分子右旋糖酐、羟乙基淀粉等。

（2）影响膜式血浆分离率的因素

① 膜面积：面积越大，分离血浆的速度越快，中空纤维型膜面积为 $0.2\sim 0.8m^2$，临床通常应用的膜面积约 $0.5m^2$，分离速度为 $1.0\sim 1.5L/h$。

② 膜特性：指膜的孔径大小、孔径均等度、膜的壁厚等理化性质。血浆分离膜的孔径在 $0.2\sim 0.6\mu m$。这一孔径范围可以允许全部血浆成分通过，留下所有细胞成分。

③ 跨膜压（TMP）：跨膜压升高时在一定范围内分离速度呈直线增快；TMP 一般控制在 50mmHg，超过 100mmHg 时，由于细胞成分阻塞膜孔，分离速度不仅不再增加，反而急剧下降。另一个弊端是压力过大会导致溶血。

④ 血流量：血流速度一般 $100\sim 150mL/min$。血流量越大，分离速度越快。

⑤ 血细胞比容（HCT）：HCT 增大，分离速度减慢。接近空心纤维滤过器出口处，蛋白质浓度和血细胞比容均升高，故分离速度显著下降。

⑥ 血液黏滞度：血液黏滞度升高，可使血浆滤过速度减慢。

（3）血浆置换常用置换液的组成及应用　经典的 PE 患者丢弃血浆量较多，为了保持机体内环境的稳定，维持体内胶体渗透浓度避免发生威胁生命的体液平衡紊乱，需要以相当量的置换液补充。目前常用的置换液有以下几种，其特点见表 5-11。

① 白蛋白溶液：20％人类白蛋白制品，使用时用电解质溶液稀释成适当浓度，根据需要随意调整，一般使用 4％～5％白蛋白溶液，也有人主张 3％；若浓度大于 6％，易出现高血容量，小于 2％会导致低血容量，为了防止以上并发症，最好测定血浆胶体渗透压，正常值为 20～30mmHg。

② 新鲜冷冻血浆（fresh frozen plasma，FFP）：FFP 可作为置换液，新鲜血浆分离后，在－20℃以下冻结，有效期 1 年，含有所有的血浆蛋白质，包括凝血因子，用前以 37℃水溶解。选用 FFP 为部分置换液指征：a. 血浆置换前，若 PT 及 PTT 值延长，PE 结束时输 2 单位 FFP；b. 血中纤维蛋白原浓度低于 125mg/dL 和血小板计数下降；c. 血栓性血小板减少性紫癜，推荐全部选 FFP，血浆代用品最大补充量只能为交换总量的 20％。血浆置换量大时，应补充钙剂预防枸橼酸盐反应。

③ 晶体液：晶体液与胶体液的比例为 1：2，如生理盐水（加入白蛋白）配成浓度为 4％～5％的白蛋白溶液；血浆蛋白在 50g/L 以下者，只能补充胶体液，对一周进行 3 次血浆置换患者，其中至少有一组置换液应全部使用胶体液。

④ 其他低分子右旋糖酐、凝胶和羟乙基淀粉等合成的血浆替代物，可减少治疗的费用；但在体内的半衰期短，只有数小时，故总量不能超过总置换量的 20％，并应在治疗起始阶段使用。适用于高黏滞血症。

**表 5-11　血浆置换常用置换液的特点**

| 优缺点 | 人血白蛋白 | 新鲜冰冻血浆 | 生理盐水 | 代用血浆 |
|---|---|---|---|---|
| 优点 | a. 无患肝炎的危险<br>b. 可在室温下储存<br>c. 过敏反应少见<br>d. 不需考虑血型<br>e. 减少炎症介质 | a. 凝血因子<br>b. 免疫球蛋白<br>c. "有益"因子<br>d. 补体 | 价格便宜 | 相对便宜 |
| 缺点 | a. 价格昂贵<br>b. 无凝血因子<br>c. 无免疫球蛋白 | a. 患肝炎、HIV 风险高<br>b. 过敏反应<br>c. 溶血反应<br>d. 必须解冻<br>e. 必须 ABO 血型一致<br>f. 枸橼酸盐负荷 | 补充量大时不适用 | 体内半衰期短 |

（4）致病介质的分布容积及半衰期　致病介质在血管内外的分布情况决定了单次血浆置换治疗对其清除的效率。若主要在于血管内，分布容积小则易被清除。致病介质的半衰期决定治疗后血浆浓度反弹的快慢以及血浆置换治疗的间隔长短，表5-12列出了常见血浆成分的分布情况及半衰期。

表 5-12　常见血浆成分分布情况及半衰期

| 成分 | 分子量/kDa | 血管内分布/% | 半衰期/天 | 正常血中浓度/(g/L) |
|---|---|---|---|---|
| Alb | 69 | 40 | 19 | 3.5～4.5 |
| IgG | 180 | 50 | 21 | 6.4～14.3 |
| IgA | 150 | 50 | 6 | 0.3～3 |
| IgM | 900 | 80 | 5 | 0.6～3.5 |
| IC | >300 | — | — | — |
| LDL | 1300 | 100 | 3～5 | 1.4～2 |

其他：<69kDa 的物质，如尿素、肌酐、胆红毒等

（5）血浆置换治疗时致病介质的浓度变化　观察单次血浆置换，可以发现致病介质浓度随着置换量的增加而下降，但并非直线关系，而是在置换第一个血浆容量时下降幅度最大。假设该物质仅分布于血管内，则 1 次交换全部血浆量（1 个血浆量根据公式估算出来的 PV 就是一个血浆量，不同患者的 1 个血浆量可以不同）抗体水平下降 63%，一次交换全部血浆量的 1.5 倍（1.5 个血浆量），抗体水平下降78%，置换量与置换后浓度比例的关系见表 5-13。

表 5-13　置换量与置换后浓度比例的关系

| 置换血浆量 | 被清除物质比例/% | 清除后浓度占清除前比例/% |
|---|---|---|
| 0.5 | 39 | 61 |
| 1.0 | 63 | 37 |
| 1.3 | 72 | 28 |
| 1.5 | 78 | 22 |
| 2.0 | 86 | 14 |
| 2.5 | 93 | 7 |
| 3.0 | 95 | 5 |

（6）血浆置换后致病介质浓度反跳现象　临床实际进行血浆置换治疗时，异常物质减少程度低于理论水平。其原因：①异常物质本身不断产生；②血管内外异常物质不断平衡，治疗结束后血管外物质每小时向血管内转移速率1%～3%；③血浆容量减少。

血浆置换治疗后，血中降低的致病介质浓度重新升高的原因：①由于病因并未去除，机体将不断地生成该介质，并且还可能因其浓度偏低而刺激机体生成该介质

加速；②致病介质在体液中重新分布。

注意当联合应用糖皮质激素、环磷酰胺、硫唑嘌呤、环孢素等药物时，会降低致病介质浓度出现反跳。

## 2. 选择性血浆置换（fractional Plasma exchange，FPE）

图 5-18 显示的是选择性血浆置换的一个简单示意图。可以看出，将患者的血液经血管通路的动脉端直接引入选择性血浆成分分离器，经过血浆成分分离器分离出来的毒性物质选择性弃去，然后补充等量的新鲜冷冻血浆或人血白蛋白等置换液，补充置换液之后的血液又由血管通路的静脉端流回体内。这样便可以选择性清除患者体内的各种代谢毒素和致病因子，从而达到治疗目的。

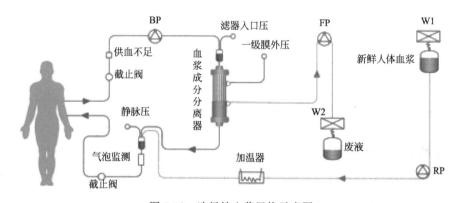

图 5-18　选择性血浆置换示意图

血浆置换是较为成熟的肝脏替代疗法，由于传统的血浆分离器孔径大（$0.2 \sim 0.6 \mu m$），分离与去除血浆无选择性，即在去除血浆中毒性物质的同时，也丢弃了补体、纤维蛋白原、免疫球蛋白和凝血因子等对人体有益的生物活性物质。此外，由于该方法需消耗大量新鲜冷冻血浆，因此受血浆供给的影响较大。选择性血浆成分分离器采用 EVAL 膜，组织相容性好，截孔面积小，膜交换面积大（$2m^2$），凝血因子和血小板的膜接触反应轻微，减少了分离器凝血和破膜的发生，同时也减少了肝素用量，降低了出血的风险。同时，进行血浆置换时能减少白蛋白、凝血因子、纤维蛋白原的丢失，起到选择性血浆置换的作用。使用选择性血浆分离器时，溶质通过性能介于普通血浆分离器和血液滤过器之间，其特性见表 5-14。

选择性血浆置换可以根据病情需要选择不同孔径的血浆分离器，常用的包括日本可乐丽公司 Evacure EC-1A、2A、3A、4A、5A 型，白蛋白筛选系数分别为 0.20、0.25、0.65、0.75、0.87，可在清除白蛋白结合毒素的同时保留分子量较大的凝血因子、免疫球蛋白、肝细胞生长因子等，减少白蛋白的丢失。在不影响胆红素等白蛋白结合毒素清除率的情况下，每次治疗可节省大约 20% 的新鲜冰冻血浆用量。临床上，选择性血浆置换一般选择 EC-4A、5A 型血浆成分分离器，由于 EC-1A、2A、3A 膜型血浆成分分离器膜孔径小及蛋白筛选系数低，清除蛋白结合毒素能力较 EC-4A、5A 膜型血浆成分分离器弱，且治疗时间较长，增加了出血及滤器凝血的风险。

表 5-14　选择性血浆成分分离器特性

| 滤器或分离器类型 | 膜孔径 | 有效面积 | 蛋白筛选系数 |
| --- | --- | --- | --- |
| 血滤器 | $<10nm$ | $1.5m^2$ | — |
| EC-1A | $0.008\mu m$ | $2.0m^2$ | 0.20 |
| EC-2A | $0.01\mu m$ | $2.0m^2$ | 0.25 |
| EC-3A | $0.02\mu m$ | $2.0m^2$ | 0.65 |
| EC-4A | $0.03\mu m$ | $2.0m^2$ | 0.75 |
| EC-5A | $0.035\mu m$ | $2.0m^2$ | 0.87 |
| 普通血浆分离器 | $0.2\mu m$ | $0.6m^2$ | 1.0 |

## 三、血浆置换的适应证、禁忌证

### 1. 血浆置换的临床适应证

（1）风湿免疫性疾病　系统性红斑狼疮（尤其是狼疮性脑病）、难治性类风湿关节炎、系统性硬化症、抗磷脂抗体综合征等。

（2）免疫性神经系统疾病　重症肌无力、急性炎症性脱髓鞘性多发性神经病（Guillain-Barrè syndrome，简称格林-巴利综合征）、Lambert-Eaton 肌无力综合征、多发性硬化病等。

（3）消化系统疾病　重症肝炎、严重肝衰竭、肝性脑病、胆汁淤积性肝病、高胆红素血症等。

（4）血液系统疾病　多发性骨髓瘤、高 γ-球蛋白血症、冷球蛋白血症、高黏滞综合征（巨球蛋白血症）、微血管病［血栓性血小板减少性紫癜/溶血性尿毒性综合征（TTP/HUS）］、新生儿溶血性疾病、白血病、淋巴瘤、重度血型不合的妊娠、自身免疫性血友病甲等。

（5）肾脏疾病　抗肾小球基底膜病、急进性肾小球肾炎、难治性局灶节段性肾小球硬化症、系统性小血管炎、重症狼疮性肾炎等。

（6）器官移植　器官移植前去除抗体（ABO 血型不兼容移植、免疫高致敏受者移植等）、器官移植后排斥反应。

（7）自身免疫性皮肤疾病　大疱性皮肤病、天疱疮、类天疱疮、中毒性表皮坏死松解症、坏疽性脓皮病等。

（8）代谢性疾病　纯合子型家族性高胆固醇血症等。

（9）药物中毒　药物过量（如洋地黄中毒等）、与蛋白结合的毒物中毒。

（10）其他　浸润性突眼等自身免疫性甲状腺疾病、多脏器衰竭等。

**2. 血浆置换治疗的禁忌证**

血浆置换无绝对禁忌证，但有相对禁忌证。

（1）活动性出血或弥漫性血管内凝血者；

（2）对治疗过程中所用血制品或药品如肝素和鱼精蛋白等严重过敏者；

（3）血流动力学不稳定者；

（4）心脑血管意外所致梗死非稳定期者；

（5）血管外溶血者；

（6）严重脓毒症者。

## 四、血浆置换优势和缺陷

**1. 血浆置换的优势**

血浆置换法不仅可以清除体内中、小分子的代谢毒素，还清除了蛋白、免疫复合物等大分子物质，因此对有害物质的清除率远比血液透析、血液滤过、血液灌流好。同时又补充了体内所缺乏的白蛋白、凝血因子等必需物质，较好地替代了肝脏某些功能。

**2. 血浆置换的缺陷**

（1）潜在病毒感染。

（2）丢失综合征　造成血清肝细胞生长因子（HGF）和血液成分（如红细胞、血小板）等丢失。

（3）过敏反应　大都出现，但严重程度不等。

（4）枸橼酸盐中毒（代谢性碱中毒）。

（5）治疗后水钠潴留可能导致脑水肿的发生，新鲜冰冻血浆的胶体渗透压（20mmHg）＜体内血浆胶体渗透压（25～30mmHg）。

（6）置换血浆量与实际置换血浆量有差异。

（7）血浆资源紧缺。

## 五、血浆置换操作技术

### 1. 血管通路的建立

血液置换应用临时血管通路，要求血流量达 100～150mL/min。首选股静脉、颈内静脉。利用 Seldinger 技术建立血管通路，方法简便、迅速，利于及时抢救。参见第三章第一节非生物型人工肝血管通路的建立。

### 2. 抗凝方案

治疗前患者凝血状态评估和抗凝药物的选择，参见第四章第一节非生物型人工肝抗凝治疗方案。

### 3. 血浆置换交换量

血浆置换量的多少直接影响疗效。置换量过多会浪费大量置换液，增加治疗费用和不良反应；过少则影响疗效。理论上等量置换 1 个血浆总量的液体，可清除 50％以上的某一物质；置换 1.3 个血浆总量的液体，可清除 72％以上的某一物质；再增加置换量，则下降幅度越来越小，血浆置换频次与致病介质的浓度变化曲线见图 5-19。因此，目前一般认为，一次血浆置换量最少为 1 个血浆量，最多为 1.5 个血浆量。1～1.5 个血浆量的置换量较为合理，不建议超过 2 倍。

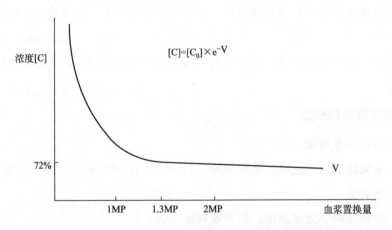

图 5-19　血浆置换频次与致病介质的浓度变化曲线

患者的血浆容量可以按照下述公式进行计算和估计。

（1）根据患者的性别、血细胞比容和体重可用以下公式计算。

$$血浆容量＝(1－血细胞比容)×[b＋(c×体重)] \qquad ①$$

式中，血浆容量的单位为 mL；体重的单位为 kg；$b$ 为常数，男性为 1530，女性为 864；$c$ 为常数，男性为 41，女性为 47.2。

（2）血浆容量的估计可根据下述公式来计算

$$血浆容量＝0.065×体重×（1－血细胞比容）\qquad②$$

体重的单位为 kg。公式①较公式②复杂，但计算结果较为精确。

（3）直接根据体重来计算。

$$血浆容量（mL）＝35～40mL/kg\qquad③$$

一般以 35mL/kg 体重计算，而血细胞比容低于正常值时，则为 40mL/kg。

举例：某 60kg 男性患者，其 HCT 为 35％，其血浆容量为：

① （1－0.35）×（1530＋41×60）＝2593.5mL

② 0.065×60×（1－0.35）＝2.535＝2535mL

③ 40×60＝2400mL

#### 4. 血浆置换频度和治疗参数

取决于原发病、病情的严重程度、治疗效果及所清除致病因子的分子量和血浆中的浓度，应个体化制定治疗方案。理论上血浆置换疗法的频度是间隔 1～2 天，一般 5～7 次为 1 个疗程。但在临床实践中，根据患者的病情决定治疗频率和次数，第一、第二周每周 2～5 次，以后每周 1～2 次，每例患者平均 3～5 次。对于半衰期长的物质（如 IgG），可每 48h 进行 1 次治疗，而对于半衰期短的物质（IgM、LDL），则疗程可能需适当延长至 10～14 次。血浆置换治疗时通常血浆分离器的血流速度为 100～150mL/min，血浆分离速度 30～50mL/min，跨膜压＜50mmHg。

### 六、血浆置换的常见并发症及处理

#### 1. 置换相关的并发症

（1）过敏和变态反应　过敏和变态反应系大量输入异体血浆所致，表现为皮疹、皮肤瘙痒、畏寒、高热，严重者可出现过敏性休克。可在血浆输入前适量应用糖皮质激素预防；出现上述症状时减慢或停止血泵，停止输入可疑血浆或血浆成分，予以糖皮质激素、抗组胺类药物治疗，出现过敏性休克的按休克处理。需要注意的是，临床发现肝衰竭患者使用糖皮质激素更易出现顽固性呃逆。

（2）低血压　低血压与置换液补充量不足、血管活性药物清除或过敏反应有关，根据不同的原因进行相应处理，考虑置换液补充量不足者，应正确计算需要补充的血浆量，治疗开始时，减慢放血速度，阶梯式增加，逐渐至目标流量，对于治疗前已经有严重低蛋白血症患者，根据患者情况可酌情使用人血白蛋白、血浆，以提高血浆胶体渗透压，增加有效血容量，管路用生理盐水预充。考虑血管活性药物清除所致者，必要时适量使用血管活性药物。考虑过敏者按过敏处理。

（3）溶血 溶血需查明原因，予以纠正，特别注意所输注血浆的血型，停止输注可疑血浆；应严密监测血钾，避免发生高血钾等。

（4）重症感染 在大量使用白蛋白置换液进行血浆置换时，导致体内免疫球蛋白和补体成分缺乏。高危患者可适量补充新鲜血浆或静脉注射大剂量免疫球蛋白。

（5）血行传播病毒感染 主要与输入血浆有关，患者有感染肝炎病毒和人免疫缺陷病毒的潜在危险。

（6）出血倾向 血浆置换过程中血小板破坏、抗凝药物过量或大量使用白蛋白置换液置换血浆导致凝血因子缺乏。对于高危患者及短期内多次、大量置换者，必须补充适量新鲜血浆。

**2. 抗凝剂相关的并发症**

具体内容详见第四章第二节非生物型人工肝抗凝并发症和处理措施。

**3. 血管通路相关的并发症**

具体内容详见第三章第一节非生物型人工肝血管通路的建立。

## 第八节 血浆透析滤过

血浆透析滤过（plasma diafiltration，PDF）是一种非生物型人工肝类血液净化技术，是在一个血浆成分分离器内同时进行血浆置换、透析和滤过。2002 年，日本学者 Mori T 和 Eguchi Y 等人首次报道了 PDF 技术。PDF 是血浆成分分离技术和血液透析滤过技术集成的产物，兼具两者的优点，只使用一台血液净化设备，管路连接类似于血液透析滤过，治疗模式选择 CVVHDF 或 CHDF，使用膜型血浆成分分离器代替血滤器，既可清除中、小分子溶质及水分，也可清除肝衰竭或脓毒血症时体内产生的细胞因子及蛋白结合毒素等较大分子溶质，通过补充适当的新鲜冰冻血浆及人血白蛋白可减少对凝血功能和血浆白蛋白浓度的影响，但血浆用量明显少于普通血浆置换，并可减少输血相关并发症。

# 一、PDF 的基本工作原理

连续性血液透析滤过使用的血滤器膜孔径较小（一般＜0.02μm），截留分子量一般为 20～30kDa，高截留分子量滤器一般也不超过 60kDa，只能用于清除中、小分子溶质及体内多余的水分，无法清除肝衰竭或脓毒血症时体内产生的细胞因子及蛋白结合性毒素。血浆置换是使用普通血浆分离器将血浆成分与血细胞分离。血浆分离器的孔径一般介于 0.2～0.6μm 间，为透析膜孔径的几十倍，截留分子量在 1000kDa 以上，可以同时清除血细胞以外的大、中、小分子物质，但同时也清除了血浆中重要的白蛋白及凝血因子，为避免出现血浆胶体渗透压的下降及凝血功能的异常，需要及时补充大量外源性白蛋白及新鲜冷冻血浆，其补充量等同于分离弃掉的血浆量（单次治疗分离出的血浆量相当于患者体内血浆总量的 1～1.5 倍）。大量使用枸橼酸抗凝血浆的输入增加了枸橼酸蓄积以及代谢性碱中毒、低钙血症的风险，尤其对于合并严重肝功能异常的患者风险更高。

血浆置换联合连续性血液透析滤过虽然可以达到两者的综合作用，但至少需要 2 台血液净化设备、1 个滤器加 1 个血浆分离器、2 套管路同时运行；两台机器串联或并联运行对设备性能要求较高、管路连接复杂，操作技术难度大，容易触发机器报警，影响血液净化效率，增加凝血风险，也增加医护的工作量；过多的接口增加了细菌侵入管路的可能性，容易出现血行性感染，影响患者预后。同时，不能减少治疗过程中白蛋白、凝血因子及其他大分子蛋白成分的不必要损失，仍然需要补充大量新鲜冷冻血浆，无法避免其导致的并发症。

血浆透析滤过技术是一种集成血液净化技术，它是将血浆成分分离技术和连续性血液透析滤过技术（CHDF）进行集成，PDF 治疗的原理和作用见表 5-15，使用膜型血浆成分分离器作为血液净化器，透析液在中空纤维膜的外侧流动利用弥散原理实现对小分子物质的清除，利用对流原理使中、大分子物质通过纤维膜滤过清除，丢失的血浆白蛋白部分同时在血液净化器后或经外周静脉运用 CHDF 后稀释模式补充新鲜冷冻血浆（FFP）及人血白蛋白补充损失的大分子蛋白及凝血因子，这就用一支滤器同时完成了 PE 和 CHDF。

表 5-15　PDF 治疗的原理和作用

| PDF 原理 | 清除的物质或毒素 |
| --- | --- |
| 蛋白分离 | a. 保留更多凝血因子<br>b. 减少蛋白质丢失 |

续表

| PDF 原理 | 清除的物质或毒素 |
| --- | --- |
| 连续血浆透析滤过 | a. 清除蛋白结合毒素和水溶性毒素<br>b. 维持水、电解质、酸碱平衡<br>c. 维持血流动力学稳定<br>d. 防止置换失衡综合征<br>e. 防治脑水肿，肝肾综合征<br>f. 更多清除血管内外代谢毒素，减轻反跳现象 |

PDF 使用的血浆成分分离器内装有高度生物相容性、高选择性、高截点性的 Evacure 膜，其孔径较小（EC-2A：$0.01\mu m$、EC-3A：$0.02\mu m$），有效面积 $1.0\sim 2.0m^2$。血液在血泵驱动下流经分离器的 Evacure 膜部分，使血浆从全血中分离出来，形成血浆滤过治疗；透析液在分离器内与血液呈逆向流动，完成血浆透析治疗。由于 Evacure 膜的筛选特性，不仅清除总胆红素和直接胆红素等蛋白结合毒素，清除尿素氮、肌酐等水溶性毒素，而且还选择性去除与肝衰竭发生有关的细胞因子，保留凝血因子和肝细胞生长因子，从而改善肝功能，血浆成分分离器分离原理见图 5-20。在治疗过程中，由于 Evacure 膜的孔径较血液滤过器大，治疗过程中会有血浆的丢失，需要在后稀释液中补充新鲜冰冻血浆，防止患者出现组织水肿和脑水肿。治疗仅用一台仪器和一只滤器，可连续进行 6～8h 或更长时间。为减少长时间治疗中凝血因子和血清蛋白的丢失，通常选用蛋白筛选系数在普通血浆分离器和血滤器之间的血浆成分分离器，又称"蛋白分离器"。

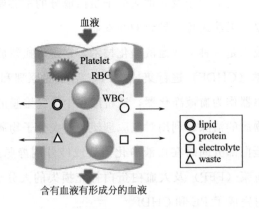

图 5-20　血浆成分分离器分离原理

## 二、PDF 装置结构及功能

PDF 的治疗设备主要由人工肝治疗血液净化装置、血浆成分分离器及管路系统三部分组成。

PDF 使用的血浆成分分离器膜孔径介于血滤器及普通血浆分离器之间，可允许水溶性的中小分子溶质、分子量低于白蛋白的蛋白成分及蛋白结合性毒素通过，分子量更大的球蛋白、纤维蛋白原及绝大部分凝血因子无法通过；同时，由于其对白蛋白的筛选系数较低，相较于普通血浆分离器可减少白蛋白的损失。PDF 治疗过程中向患者体内补充适当的人血白蛋白及 FFP 可以弥补损失的白蛋白，维持血浆胶体渗透压及血流动力学的稳定。因此，与普通血浆分离器相比，血浆成分分离器可以保留凝血因子，并减少长时间治疗过程中血清蛋白的过多丢失。

临床上使用的 Evacure 膜型分离器，包括 EC-1A、EC-2A、EC-3A、EC-4A 4 种分离器，血浆成分分离器特性见表 5-16，分离器膜孔径及白蛋白筛选系数分别为 $0.008\mu m/0.20$、$0.01\mu m/0.25$、$0.02\mu m/0.65$、$0.03\mu m/0.75$，膜型分离器的有效面积分为 $1.0m^2$、$2.0m^2$，目前主要选用 $2.0m^2$ 的膜型分离器，可增加血液与膜型分离器的接触面积。4 种膜型分离器随着膜型分离器孔径及白蛋白筛选系数的增大，蛋白结合毒素清除率明显升高，但伴随着白蛋白及凝血因子等的大量丢失，在清除蛋白结合毒素方面，EC-4A 膜型分离器明显优于 EC-2A 及 EC-3A 膜型分离器，但白蛋白显著降低带来的组织水肿及脑水肿等并发症限制其在临床上应用，膜孔径较小的 1A、2A 组对肌酐、尿素氮的清除效果优于其他两组，但又由于 EC-1A、EC-2A 膜型分离器膜孔径及蛋白筛选系数低，清除蛋白结合毒素能力较 EC-3A 膜型分离器弱，且治疗时间较长，增加了出血及滤器凝血的风险；因此针对肝衰竭患者，临床上推荐使用 EC-3A 20 膜型分离器进行血液分离。合并 HRS 和/或脑水肿患者，可选用膜孔径更小的蛋白分离器（EC-2A，筛选系数 0.25）治疗时间 12h，以期更多地清除水溶性毒素。

表 5-16　血浆成分分离器特性

| 滤器或分离器类型 | 膜孔径 | 有效面积 | 蛋白筛选系数 |
|---|---|---|---|
| 血滤器 | $<10nm$ | $1.5m^2$ | — |
| EC-1A | $0.008\mu m$ | $2.0m^2$ | 0.20 |
| EC-2A | $0.01\mu m$ | $2.0m^2$ | 0.25 |
| EC-3A | $0.02\mu m$ | $2.0m^2$ | 0.65 |
| EC-4A | $0.03\mu m$ | $2.0m^2$ | 0.75 |
| 普通血浆分离器 | $0.2\mu m$ | $0.6m^2$ | 1.0 |

临床上也有使用旭化成 EC-20W、EC-30W 膜型血浆成分分离器，EC-20W 膜型分离器中空纤维内径为 $175\mu m$，平均膜孔径为 $0.01\mu m$，膜厚为 $40\mu m$，有效表

面积为 $2.0m^2$，对白蛋白筛选系数为 0.40，总蛋白筛选系数为 0.22，可有效清除部分炎性因子及白蛋白，进而清除蛋白结合性溶质。此膜对血氨及胆红素清除效果满意，对血氨的清除超过血浆置换，可有效缓解肝性脑病临床症状。EC-30W 的白蛋白筛选系数 0.58，可有效缓解肝性脑病临床症状。旭化成 EC-40W、EC-50W 血浆成分分离器平均膜孔径逐渐增大，对白蛋白筛选系数分别增加至 0.68、0.83，对白蛋白清除逐渐增高，有利于白蛋白结合毒素的清除，但会导致白蛋白过多损失，尤其不利于患者血流动力学稳定。因此，对重症患者进行 PDF 治疗建议选用旭化成 EC-20W、EC-30W 血浆成分分离器。

## 三、PDF 治疗的适应证和禁忌证

### 1. PDF 治疗的适应证

近年来，在日本，血浆透析滤过疗法被广泛采用。这种血液净化方法能清除水溶性毒素和细胞因子，并且在一定程度上能通过防止多器官衰竭，特别是伴有肝功能损伤的多器官衰竭来有效降低重症败血症的病死率。PDF 在肝脏疾病中主要应用于肝衰竭合并肝肾综合征、肝性脑病、水电解质紊乱等。

### 2. PDF 治疗的相对禁忌证

（1）活动性出血或弥漫性血管内凝血者；

（2）对治疗过程中所用血制品或药品如肝素和鱼精蛋白等严重过敏者；

（3）血流动力学不稳定者；

（4）心脑血管意外所致梗死非稳定期者；

（5）血管外溶血者。

## 四、PDF 治疗模式的优势和缺点

单纯 PE 治疗仅仅只是大量的等量置换血浆，虽能清除肝衰竭后体内蓄积的大量毒性物质，补充大量新鲜冰冻血浆，但因不能纠正电解质紊乱、改善肾功能、稳定内环境，故可发生失衡综合征，可引起枸橼酸中毒、低血钙、高血钠及代谢性碱中毒。PDF 亦是 CHDF 后稀释法的延续，只是将血滤器换成 Evacure 膜血浆分离器，用选择性血浆分离器做血浆透析滤过，后稀释液补充的是 FFP，连续治疗 8h 或更长时间。PDF 是将选择性血浆置换与持续缓慢血液透析滤过结合在一起的人工肝支持治疗模式，CHDF 能弥补 PE 的不足，纠正电解质和酸碱平衡紊乱、维持机体内环境稳定和血流动力学稳定，可清除高、中、低分子量的毒素，能安全有效地治疗肝衰竭。

**1. PDF 在肝衰竭治疗中的主要优势**

PDF 是当前唯一能同时清除大、中、小分子溶质，又能改善凝血功能，维持水电解质平衡的血液净化方法。血浆透析滤过虽然治疗时间较单纯血浆置换长，但它可以减少血浆的用量，同时能连续清除机体多余的水分及小分子的水溶性毒素，纠正电解质、酸碱平衡紊乱，维持机体内环境稳定和血液动力学稳定，防止发生失衡综合征。因此，PDF 是一种有效针对肝衰竭的血液净化方法，将成为肝衰竭人工肝治疗方法中最有效的方法之一。对于血浆置换和持续缓慢血液透析滤过，PDF 的优势如下。

（1）治疗仅用一支滤器和回路、一台仪器，即可完成持续血浆置换、透析和滤过，是血浆置换和持续血液滤过透析联合人工肝治疗的简化和革新，减轻工作人员负担。

（2）选择性交换 EC-2A 的孔径介于血滤器和血浆分离器之间，既可清除与肝衰竭相关的大分子蛋白结合毒素，又可去除肌酐、尿素氮等水溶性毒素，有效清除体内潴留的过多水分，改善肾功能，有利于肝性脑病和肝肾综合征等并发症的防治；同时保留肝衰竭匮乏的凝血因子和纤维蛋白原，减少白蛋白丢失。

（3）治疗时可连续进行 6～8h 或更长时间，持续治疗增强了毒素的清除效果，减少了毒素治疗后反跳，同时与间断治疗相比，具有血流动力学和内环境稳定等优势。

（4）PDF 节省新鲜血浆补给量，可节省 20%～40%FFP。降低了患者感染和低钙血症的风险；从成本收益上看，PDF 要优于血浆置换和血液滤过透析联合治疗。

**2. PDF 在肝衰竭治疗中可能存在的问题**

PDF 在临床上应用取得了一定的疗效，作为一种血液净化治疗方法，具有其特殊的优势，但也可能存在一些问题：①PDF 属于延长时间的血液净化治疗范畴，而肝衰竭患者凝血功能不佳，如何选择合适的抗凝方法，保证血流量的稳定性，以及治疗过程中患者的舒适性，需要在临床研究中不断探索；②治疗时血液在体外循环，可能对血压造成一定的影响，治疗过程中应加强对血压的监测，警惕低血压的发生；③谨防治疗中出现皮肤瘙痒，荨麻疹等过敏反应，提前运用地塞米松等对症药物抗过敏，严密观察患者情况；④PDF 治疗效果好，相对于 PE 和 PE＋CHDF，费用亦有下降，但治疗费用仍相对较高，为患者及家庭带来的经济问题值得重视。PDF、PE、PE＋CHDF 优缺点比较见表 5-17。

表 5-17　PDF、PE、PE＋CHDF 优缺点比较

| 治疗方法 | PDF | PE | PE＋CHDF |
| --- | --- | --- | --- |
| 血液净化设备 | 一台 | 一台 | 两台 |
| 血液净化器 | 血浆成分分离器 | 血浆分离器 | 血浆分离器＋血滤器 |
| 管路连接 | 简单 | 尤为简单 | 复杂 |
| 血浆量/mL | 1600～1800 | 2600～3200 | 3200～4000 |
| 枸橼酸盐反应 | 轻度 | 多见 | 中等 |
| 纠正电解质紊乱 | 良好 | 无效 | 良好 |
| 肾功能改善 | 较好 | 无效 | 良好 |
| 肝性脑病缓解 | 较好 | 一般 | 良好 |
| 胆红素清除 | 中等 | 良好 | 良好 |
| 保留纤维蛋白原 | 良好 | 不良 | 不良 |
| 治疗费用 | 相对最低 | 较高 | 高价格 |

## 五、PDF 治疗操作技术

### 1. 建立血管通路

PDF 常用的血管选择有股静脉、颈内静脉。血液通过临时双腔导管插入患者的股静脉或颈内静脉。

### 2. 管路的预冲

PDF 治疗由于要同时进行血浆置换、血液滤过和血液透析，故管路的连接相对较为复杂，三泵同时进行，这三泵管路的连接不能接错。一泵为患者引出的血循环泵，二泵为透析液滤过泵，三泵为置换的血浆泵。预冲管路仍为 1000mL 普通生理盐水与 500mL 稀肝素盐水进行冲洗。

### 3. PDF 治疗和抗凝方案

在日本，PDF 疗法使用乙烯-乙烯醇共聚物 $1.0m^2$ 膜血浆分离器 Evacure EC-2A，它对白蛋白的筛分系数为 0.25。PDF 疗法需要透析液在 Evacure 空心纤维外侧流动以提高对中分子物质的分离率。根据水的清除率，PDF 血流量通常设定 80～100mL/min，透析液流量为 400～600mL/h，后稀释置换液流量 280～450mL/h，补充液的流量为 150mL/h。考虑到分离过程中白蛋白的流失，另外加入 15 单位（1200mL）的新鲜冷冻血浆和 50mL 25％白蛋白作为置换液，白蛋白及

FFP 可经血液净化管路以后稀释形式补充，也可经外周静脉补充至体内，流量通常为 150mL/h，单次治疗时间 6～8h。使用甲磺酸萘莫司他作为抗凝药，初始量 30mg/h，之后调节其剂量使 ACT 维持在 150～180s，日本常用 PDF 血液净化示意图见图 5-21。

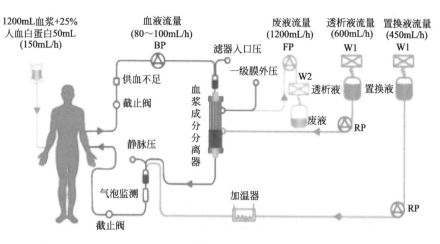

图 5-21　日本常用 PDF 血液净化示意图

在国内，PDF 疗法使用乙烯-乙烯醇共聚物 $2.0m^2$ 血浆分离器 Evacure EC-3A 20 或 Evaflux 3A 20 膜型分离器，它对白蛋白的筛分系数为 0.65。PDF 疗法需要透析液在 Evacure 空心纤维外侧流动以提高对中分子物质的分离率。根据水的清除率，PDF 血流量通常设定 120～150mL/min，透析液流量为 2000mL/h，后稀释补充血浆总量 1200～1800mL，补充血浆流量 300～500mL/h，治疗时间 5～6h，这种治疗方案实际上是行选择性血浆置换和连续血液透析治疗。国内多家医院根据血浆申请量及治疗时间做相应调整（例如，血浆总量 1200mL，治疗时间 4h，血浆流量可调整 300mL/h）。使用普通肝素作为抗凝药，普通肝素首剂 35mg，追加 8mg/h，治疗前、治疗中根据患者凝血功能调整肝素钠剂量，治疗后予肝素钠封管，国内常用 PDF 血液净化示意图见图 5-22。

## 六、并发症和处理

### 1. 过敏反应

（1）血浆过敏　临床表现为皮肤反应（荨麻疹）、胃肠道症状（恶心、呕吐、腹痛）、呼吸系统症状（呼吸困难、支气管痉挛）、心血管系统症状（心动过速、低血压）等。可予抗过敏药物对症处理，较严重者应停止输注血浆。对于皮肤瘙痒、

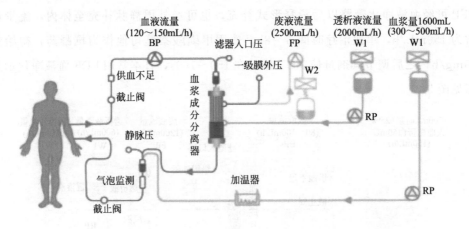

图 5-22　国内常用 PDF 血液净化示意图

荨麻疹为主要表现的过敏反应，常给异丙嗪和葡萄糖酸钙；对出现低血压、休克和支气管痉挛等症状的患者，应立即采取积极有效的治疗措施。迅速扩容恢复血容量，纠正动脉缺氧，静脉滴注糖皮质激素和肾上腺素。对于较顽固的支气管痉挛，应给予氨茶碱，必要时予以开放气道机械通气。严重低血压时，可给予多巴胺、肾上腺素或去甲肾上腺素。心跳和（或）呼吸骤停的患者，必须立刻进行心肺复苏术。需要注意的是，临床发现肝衰竭患者使用糖皮质激素更易出现顽固性呃逆。

（2）其他过敏反应　肝素、鱼精蛋白、血浆代用品等也可出现过敏反应，处理措施同血浆过敏反应的处理。

### 2. 出血

进行非生物型人工肝治疗的患者多有凝血功能障碍，再加上治疗过程中需要加用抗凝药物，有创性操作亦易导致出血，部分患者可能出现置管处、消化道、皮肤黏膜、颅内等出血。

（1）置管处出血　临床表现为置管处渗血、皮下出血或血肿，严重者可危及生命。原因有置管时损伤血管、留置导管破裂或留置管自行脱落等。一旦发现置管处出血，应及时压迫止血，并加压包扎，严重出血影响循环者需积极扩容、止血治疗，必要时拔除静脉置管。

（2）消化道出血　临床表现为呕血、黑便、皮肤苍白。出血严重者可迅速出现烦躁、皮肤湿冷、脉搏细速、血压下降等表现。有出血倾向者术前可用抑酸药治疗，出血倾向明显的患者术中应尽量少用或不用肝素，或采用体外肝素化。一旦发生消化道大出血，应正确估计出血量，及时予以扩容、抑酸、止血等治疗。在人工肝治疗过程中出现消化道出血，应立即停止治疗，尽快回输管路中的血液，并予以相应止血措施。

（3）其他部位出血 皮肤黏膜出血临床多表现为鼻衄、皮肤瘀点、瘀斑等。颅内出血是最严重的出血性并发症，可致脑疝而死亡，需请神经科医师协助紧急处理。

**3. 低血压**

可见于非生物型人工肝治疗初期和治疗的中后期。人工肝治疗中若出现血压降低，应判断原因，低血压发生常见的原因有有效循环容量不足、血制品过敏、水电解质及酸碱失衡、心律失常和血小板活性物质的异常释放等。在人工肝治疗过程中要进行预防和处理。

**4. 继发感染**

继发感染是人工肝治疗患者最常见的合并症之一，由于肝衰竭患者大多存在免疫功能低下，加上院内感染致病菌多为耐药菌，故一旦发生感染，后果严重，往往是致死的原因之一。

（1）血管插管感染 人工肝治疗时需建立临时性血管通路，且静脉插管往往需在体内留置一周以上的时间，因而这些部位的感染，常是临床很突出的问题。多表现为局部皮肤感染、蜂窝组织炎及败血症等。局部感染多表现为留置管附近皮肤红、肿、痛，部分可见到脓性小疖；在菌血症或败血症时，患者可表现为寒战、发热，并有明显的中毒症状。

（2）血源性感染 人工肝治疗时，尤其在血浆置换时，需补充大量的异体血浆、白蛋白，如对血源检测消毒不细致，临床上易发生血源性感染。目前各地血站对血源加强了检测，因而发生率已逐渐降低，但仍有治疗后发生丙型肝炎、疟疾及艾滋病的可能。

针对人工肝治疗后继发的静脉留置管处或血源性感染，应做血培养和局部分泌物培养，并及时拔除留置管。在获得培养结果报告前可选用覆盖革兰阳性球菌的药物或根据所在医疗机构的细菌流行情况予以经验性抗菌治疗。

## 第九节 双重滤过血浆置换

双重滤过血浆置换（double filtration plasmapheresis，DFPP）是指将血浆分

离器分离出来的血浆，通过膜孔径更小的血浆成分分离器，将含有致病性的血脂蛋白、免疫复合物等大分子量致病物质成分从血浆中截留滤出，而白蛋白等低分子蛋白与血细胞成分、血浆制剂一起回输体内，可以清除封闭性抗体，减少血清中的炎性介质，调节免疫功能，恢复细胞免疫功能及网状内皮细胞吞噬功能，其示意图见图 5-23。临床上主要用于免疫球蛋白、脂蛋白等大分子致病物质的清除。

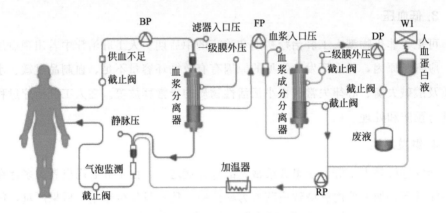

图 5-23　双重滤过血浆置换示意图

## 一、DFPP 的基本工作原理

DFPP 利用分子筛：DFPP 基于分子量选择性的去除致病物质，清除原理见图 5-24。

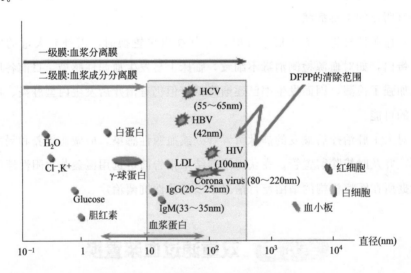

图 5-24　DFPP 利用分子筛清除原理

（1）先用孔径较大的膜——普通血浆分离器（孔径 $0.2\sim0.6\mu m$，截留分子量

约 3000kDa 有形成分) 分离血液细胞成分与血浆;

(2) 随后用孔径较小的膜——血浆成分分离器 (孔径 0.01~0.035μm) 将血浆成分按分子量进一步分离成两部分,如果分子量>膜截留分子量,丢弃;如分子量<膜截留分子量,则返回血液。DFPP 可以通过选择恰当的滤过膜控制清除物质分子的大小。二级膜的选择决定白蛋白的丢失情况,如果选择的二级膜的孔径越大,对白蛋白的筛是系数越高,被滤过回输体内的白蛋白越多,而被截流丢弃的白蛋白就会越少,那么白蛋白的丢失也会减少。

## 二、DFPP 装置结构及功能

DFPP 需要专门具有 DFPP 模式的多功能血液净化设备,目前国内主要是旭化成或可乐丽血液净化机。部分采用普通持续肾脏替代治疗设备来进行简易 DFPP,虽然临床上能够实现这种技术,但无法可靠估计和了解血浆成分分离器的血浆入口压力,建议使用规范的 DFPP 设备。DFPP 的耗材包括 DFPP 专用管路、普通血浆分离器 (孔径 0.2~0.6μm,截留分子质量约 3000kDa 有形成分) 和血浆成分分离器 (中空纤维膜孔径 0.01~0.035μm)。临床上主要根据清除的致病物质分子量不同来选择血浆成分分离器的型号。以日本旭化成公司 Cascadeflo™ EC 血浆成分分离器为例,如致病物质为 IgG 抗体或者免疫复合物 (IgG 分子量为 160kDa 左右),通常选择 EC-20W (中空纤维膜孔径 0.01μm) 或者 EC-30W 血浆成分分离器可截留分子量 100kDa 以上的致病物质,而将分子量约 70kDa 的白蛋白回收入血;如果致病物质为 IgM (分子量约 950kDa) 或者血脂 (分子量常超过 1000kDa) 等大分子,则可选择 EC-40W 或者 EC-50W 血浆成分分离器,以截留清除分子量 500kDa 以上的致病物质,旭化成 Cascadeflo™ EC 血浆成分分离器膜孔径与筛选系数见表 5-18。

表 5-18　旭化成 Cascadeflo™ EC 血浆成分分离器膜孔径与筛选系数

| 血浆分离器 | EC-20W | EC-30W | EC-40W | EC-50W | OP-08W |
|---|---|---|---|---|---|
| 孔径/μm | 0.01 | 0.02 | 0.03 | 0.035 | 0.3 |
| 总蛋白 | 0.22 | 0.35 | 0.61 | 0.77 | 1 |
| 白蛋白 | 0.32 | 0.51 | 0.72 | 0.87 | 1 |
| IgG | 0.13 | 0.33 | 0.56 | 0.79 | 1 |
| IgM | 0.01 | 0.022 | 0.023 | 0.065 | 1 |
| 总胆固醇 | 0.075 | 0.15 | 0.38 | 0.43 | 1 |

注:OP-08W 为血浆分离器,滤过系数定为 1,即几乎所有血浆成分都能滤过。

### 三、DFPP 治疗的适应证和禁忌证

#### 1. DFPP 治疗的适应证

DFPP 在临床上主要用于大分子免疫球蛋白或者免疫复合物、脂蛋白等的清除，一些重症患者往往体内存在大分子致病物质而发病，如重症肌无力、格林-巴利综合征、系统性红斑狼疮（SLE）、类风湿关节炎、高脂血症、重症急性胰腺炎、脓毒症等多种疾病，可在床旁进行 DFPP 治疗，使病情得到缓解。

DFPP 基本原理是根据分离器膜孔径的差异性，选择性地清除免疫球蛋白、自身抗体、免疫复合物等大分子致病物质，同时以尽量减少非致病性物质的丢失。不同规格的血浆成分分离器孔径不同，白蛋白筛选系数不同，清除的溶质亦不同。临床上还常用的日本川澄公司 Evaflux™ 血浆成分分离器，包括 2A、3A、4A、5A型，白蛋白筛选系数为 0.25、0.65、0.75、0.87，根据病情需要选择不同孔径的血浆成分分离器，其临床应用见表 5-19。

**表 5-19　DFPP 适应证及 Evaflux™/Cascadeflo™ EC 血浆成分分离器临床应用**

| 疾病分类 | 疾病名称 | 去除物质 | Evaflux™ | Cascadeflo™ |
|---|---|---|---|---|
| 代谢疾病 | HF 家族性高脂血症 | LDL、VLDL | 5A | EC-50W |
| | AMD 老年性黄斑变性 | Fibrinogen | 5A | EC-50W |
| | ASO 动脉硬化闭塞征 | LP(a) | 4A | EC-40W |
| | DFS 糖尿病足综合征 | LP(a) | 4A | EC-40W |
| 神经疾病 | MG 重症肌无力 | 抗乙酰胆碱受体抗体 | 2A | EC-20W,30W |
| | GBS 格林-巴利综合征 | 脱髓鞘因子 | 2A | EC-20W,30W |
| | MS 多发性硬化征 | 脱髓抗体 | 2A | EC-20W,30W |
| | CIDP 慢性炎性脱髓鞘性多发性神经病 | 抗髓磷脂抗体(IgG) | 2A | EC-20W,30W |
| 肝脏疾病 | CHC 慢性丙型肝炎 | HCV | 5A | EC-50W |
| 肾脏疾病 | ABO 不匹配/抗淋巴球抗体阳性肾移植 | IgG | 2A | EC-20W,30W |
| | ANCA 原发性系统性血管炎的肾损害 | IgA | 2A | EC-20W,30W |
| 结缔组织病 | SLE 系统性红斑狼疮 | 抗 DNA 抗体(IgG) | 2A | EC-20W,30W |
| | RA 类风湿关节炎 | 类风湿因子(IgM) | 4A | EC-40W |
| | 恶性类风湿关节炎 | 类风湿因子(IgM) | 4A | EC-40W |
| 血液疾病 | TTP 血小板减少性紫癜 | IgG | 2A | EC-20W,30W |
| | 原发性巨球细胞白血病 | IgM | 4A | EC-40W |
| 皮肤病 | PV(天疱疮) | 天疱疮抗体 | 2A | EC-20W,30W |
| | BP(类天疱疮) | BP 抗体(IgG) | 2A | EC-20W,30W |

在日本，既往临床还可以通过 DFPP 利用孔径分离法强制性清除体内丙型肝炎

病毒，实现了病毒水平迅速降低的治疗效果。治疗要点是首先通过一级膜将血浆成分与血细胞成分进行分离，然后将血浆成分通过平均孔径 30mm 的二级膜（Cascadeflo™EC-50W 旭化成），将直径 55～65nm（理论值）的 HCV 截留清除后，把血浆返回体内，DFPP 病毒清除疗法示意图见图 5-25。与单膜血浆置换不同的是，不需要补充血浆。需要指出的是，慢性 HCV 感染者的抗病毒治疗已经进入直接抗病毒药物（DAA）的泛基因型时代。优先推荐无干扰素的泛基因型方案，其在已知主要基因型和主要基因亚型的 HCV 感染者中都能达到 90％以上的持续病毒学应答（SVR）。因此，临床上丙型肝炎的治疗不用此方法。仅以此为例介绍 DFPP 疗法在病毒清除中的作用。

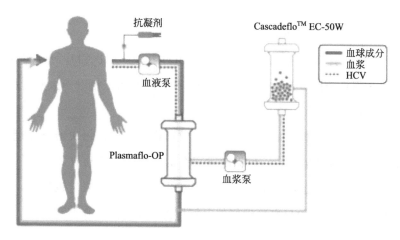

图 5-25　DFPP 病毒清除疗法示意图

## 2. DFPP 的相对禁忌证

对血浆分离器、血浆成分分离器的膜或者管道有过敏史者，严重出血、弥散性血管内凝血、颅内出血或重度脑水肿伴有脑疝、药物难以纠正的全身循环衰竭、非稳定性心脑梗死等。

## 四、DFPP 治疗模式的优势和缺点

1978 年 Millward 最先提出膜式血浆分离法。由于致病物质分子量在 150～3000kDa 之间，分子体积跨度较大，一些学者提出了应用双重滤过法进行选择性血浆置换的设想。1979 年 Agishi 等首先在体外循环中设置了两个不同孔径的膜滤过器，分两段滤过血浆。DFPP 是在膜式血浆分离技术上发展起来的新技术，但与血浆置换有明显区别，见表 5-20。

表 5-20　血浆置换和双重滤过血浆置换对比

| 优缺点 | 血浆置换 | 双重滤过血浆置换 |
|---|---|---|
| 优点 | a. 操作简单<br>b. 可以补充缺乏的因子<br>c. 适用于致病因子不明的疾病 | a. 选择性清除<br>b. 需要外源性血浆,节约置换液(为 PE 所用的 10%～20%)<br>c. 治疗及时、充分(剂量、次数)<br>d. 减少感染性疾病、过敏反应<br>e. 降低低血钙、碱中毒概率<br>f. 减少凝血因子与白蛋白丢失 |
| 缺点 | a. 选择性清除炎性介质不强<br>b. 需要大量血浆<br>c. 增加感染性疾病传播概率<br>d. 清除大量凝血因子、白蛋白 | a. 设备稍复杂<br>b. 二膜有堵塞可能<br>c. 对致病因子及分子量不明疾病不适宜 |

### 1. DFPP 治疗模式的优势

DFPP 与血浆置换相比,虽然在操作上相对复杂,每次治疗时间也相对较长,但 DFPP 是选择性清除,而血浆置换选择性不强。因此,相对于血浆置换,DFPP 有以下几个优点。

(1) DFPP 选择性清除血浆中的大分子致病物质,所以每次治疗处理的血浆可达 PE 血浆处理量的 2 倍左右,可以清除更多的大分子致病物质。

(2) DFPP 丢弃的血浆量少,故所需额外补充的外源血浆量也较少,甚至完全不需要外源性血浆,仅用与血浆近似的电解质溶液维持正常血浆渗透压,减少了血源性感染性疾病的传播,并节省了大量的血制品资源。

(3) 虽然 DFPP 增加了一个血浆成分分离器,但与血浆置换的单次治疗费用可能相当。

### 2. DFPP 治疗模式的缺点

DFPP 操作复杂,DFPP 不适用于清除与白蛋白结合的中小分子致病物质,更不适合清除游离的中小分子溶质,这也是临床上肝衰竭选择性血浆置换或者治疗性血浆置换联合持续性静-静脉血液透析滤过,而 DFPP 无效的原因。

## 五、DFPP 治疗操作技术

### 1. DFPP 血浆分离速率

一般以血浆分离泵 (fraction of plasma, FP) 与血泵 (blood pump, BP) 的运转速度之比的百分数表示,通常 FP/BP=20%～30%。

**2. 弃浆速率**

以弃浆泵（DP）与 FP 的运转速度之比的百分数表示，通常 DP/FP＝10％～30％。

**3. DFPP 治疗参数**

DFPP 治疗时间一般每次 2～5h，每次处理 4～10L 血浆，弃掉 0.5～1.0L 血浆，DFPP 治疗参数见表 5-21。

表 5-21 DFPP 治疗参数

| 项目 | DFPP 治疗参数 | |
| --- | --- | --- |
| 血流量 | 80～120mL/min | |
| 一级血浆分离速度 | 血浆分离器的膜面积 0.5m² | 1200～1500mL/h |
| | 血浆分离器的膜面积 0.7m² | 1500～2000mL/h |
| 二级膜分浆率 | 20％～30％ | |
| 二级血浆分离速度 | 初分浆速度的 10％～20％ | |
| 抗凝方式 | 多采用枸橼酸联合低分子肝素的抗凝方式 | |
| 治疗时间 | 2～5h | |

**4. DFPP 置换液**

DFPP 置换液可以以生理盐水、血浆或者白蛋白补充，不同二级血浆成分分离器使用置换液及用量不同，如膜孔径相对大的 EC-50W 可不需要补充置换液，膜孔径越小，补充置换液相对越多，详见表 5-22。

表 5-22 不同二级血浆成分分离器使用置换液及用量

| Cascadeflo™EC | 通常使用的置换液种类及用量 |
| --- | --- |
| EC-50W | 不需要 |
| EC-40W | 废弃血浆处理量的 10％，补充等量的生理盐水 |
| EC-30W | 废弃血浆处理量的 10％，补充等量的 5％人血白蛋白溶液 |
| EC-20W | 废弃血浆处理量的 20％，补充等量的 12％人血白蛋白溶液 |

## 六、并发症及处理措施

同其他人工肝或血液净化技术一样，应用 DFPP 治疗也可能引起与体外循环相关的并发症。DFPP 疗法临床耐受性好，严重的不良反应如休克、过敏非常罕见；不良反应中以低血压最常见，但发生率也很低；术中出现低血糖反应，与治疗前饮食不足、空腹时间过长可能有关；穿刺部位血肿偶有发生，未见血源性感染。

### 1. 低血压

多数发生在体外循环开始后 1h 之内，其中发生在前 30min 者占 80%。原因：①体外循环容量过大或回输液胶体渗透压偏低；②过敏、出血、心功能不全。

防治措施：应首先调节血流旋钮放慢血流速度至 30～40mL/min，若血压逐步回升，再逐步恢复正常血流量，否则应考虑有无发生过敏、出血及心功能不全。注意要时刻调节弃液量及补液量比例在 100%，以免出现血容量不足，引起低血压。

### 2. 穿刺部位渗血、血肿及消化道出血等其他部位出血

多数发生在治疗半小时之后，原因与体外循环使用抗凝药有关。

防治措施：①对 PT 或 PTA 明显低下者，在治疗前精确测定试管法凝血时间，据此决定首剂肝素用量，治疗中每小时常规测定凝血时间，及时调整肝素维持用量。治疗结束时若试管法凝血时间超过正常 1 倍以上（18～20min），适当给予鱼精蛋白中和体内过量肝素。②通过提高一次性穿刺的成功率、延长局部压迫时间，一般不会发生大的局部血肿，血肿明显时可外敷；个别患者可留置股静脉或颈内静脉双腔导管，以减少多次穿刺引起的局部血肿。③消化道及其他部位出血应立即停止治疗，进行止血等综合治疗。

### 3. 血浆分离器及管路堵塞

发生率为 5%～10%，多数与体外循环时肝素应用量不足及血流不畅、中断或流量过小有关；部分患者的高凝状态也是一个因素。

防治措施：尽量保证动脉端血流量及血流的连续性，首剂肝素除静脉端给药 1/2 外，余 1/2 从分离器前的动脉端注入以增加分离器局部肝素浓度。同时严密观察跨膜压（TMP）；若 TMP 逐步升高，应轻轻敲打分离器及管路或用生理盐水冲洗；若出现分离器堵膜或管路内凝血，应及时更换分离器及管路。

### 4. 肝素、鱼精蛋白过敏

临床表现是治疗中及治疗后半小时出现皮肤瘙痒、皮疹（荨麻疹或类荨麻疹样皮疹）、畏寒、发冷发热、呼吸急促、胸闷等，严重病例可出现休克及意识障碍。

防治措施：在治疗前，常规使用少量糖皮质激素或异丙嗪等抗过敏药物；一旦出现过敏症状，可暂停或停止治疗，及时进行抗过敏处理。

### 5. 低血糖反应

与治疗前饮食不当有关，进食后缓解。

## 第十节　血液灌流

血液灌流（hemoperfusion，HP）是血液借助体外循环，通过灌流器中吸附剂非特异性吸附毒性物质、药物、代谢产物，达到清除这些物质的一种血液净化技术。血液直接接触由半透膜包裹的吸附物质，使得毒性物质被吸附，血液灌流示意图见图5-26。较血液透析能更有效地清除脂溶性毒性物质。适用于中大分子毒物、环状小分子或与血浆蛋白结合率高的物质，特别是对疏水亲脂基团有很高的吸附能力。

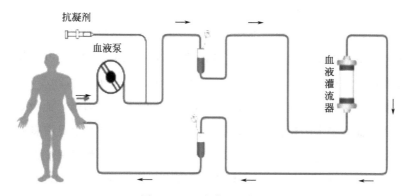

图 5-26　血液灌流示意图

### 一、血液灌流的工作原理

血液灌流就是使患者的血液流经体外一内含特制活性炭或树脂颗粒的筒型灌流器，通过吸附作用清除血液中的有害物质，灌流后的血液再经导管返回体内。影响这种治疗的核心部分就是吸附材料。血液灌流吸附剂是一些多孔性固体物质，其表面布满许多吸附位点。吸附剂的表面积越大，吸附位点越多，吸附能力就越大。经典的吸附剂包括活性炭、树脂和免疫吸附剂。其中血液灌流最常用的吸附材料是活性炭和树脂，见表5-23。免疫吸附剂主要用于血浆特异性吸附。

表 5-23　树脂与活性炭的比较

| 特点 | 活性炭 | 树脂 |
| --- | --- | --- |
| 比表面积 | $1000m^2/g$ | $300\sim500m^2/g$ |
| 孔径 | 分布不一 | 均一，13～15nm |
| 吸附机制 | 物理吸附 | 物理吸附 |

续表

| 特点 | 活性炭 | 树脂 |
|---|---|---|
| 吸附谱 | 无选择性 | 相对特异性 |
| 吸附物质 | 中小分子，亲水物质 | 中大分子、脂溶性高的物质 |
| 应用范围 | 解毒 | 解毒、重症肝炎、尿毒症等 |
| 不良反应 | 相对大，生物相容性差，对血液有形成分有吸附作用 | 小，对电解质无吸附、对血液有形成分仅有微量吸附作用 |
| 操作对比 | 操作简单 | 操作简单 |

### 1. 活性炭

活性炭是由木质、棉质和石油焦等含碳的原料经热解、活化加工制备而成，具有发达的孔隙结构、较大的比表面积和丰富的表面化学基团，特异性吸附能力较强的炭材料的统称。活性炭的特点是大面积（比表面积 $1000m^2/g$ 以上）、高孔隙和孔径分布宽，孔径的大小决定了其吸收效率，相对分子量越大者吸附容量越高，用作血液灌流时多采用 $10\sim20$ 目大小。多孔及大的内表面是其吸附力的基础。其孔径可分为多孔（大孔径 $>500A°$）、中孔（$20\sim500A°$）、小孔（$<20A°$），活性炭是一种广谱吸附剂，非特异性吸附，对无极性、疏水分子吸附力强，能吸附多种化合物，特别是极难溶于水的化合物，对肌酐、尿酸和巴比妥类药物具有良好的吸附性能。活性炭的吸附速度快、吸附容量高，但吸附选择性低、机械强度差、生物相容性差，在血液灌流过程中微粒易脱落形成微血管栓塞，故临床上应用受到一定限制。1969 年 Chang 等人采用微囊化技术解决炭颗粒脱落和血液相容性差的问题。在颗粒的表面涂以半透膜，即保存了活性炭的吸附效能，又减少了颗粒脱落，明显提高了血液相容性。

### 2. 树脂

树脂是一类具有网状立体结构的高分子聚合物，1g 树脂的比表面积可达 $300\sim500m^2$，吸附性稍逊于活性炭，生物相容性较活性炭好。根据合成的单体及交联剂的不同分为不同种类。合成树脂是由苯乙烯与二乙烯通过悬浮聚合成的环球共聚体，在苯乙烯骨架上带有交换基团的称为离子交换树脂，不带有交换基团的称为吸附树脂，两者特点见表 5-24。离子交换树脂包括阴离子、阳离子交换树脂。阳离子交换树脂对氨的清除效果好，阴离子交换树脂能有效吸附胆红素和胆汁酸。吸附树脂为中性，不带电荷，又分为极性吸附树脂（骨架上带有极性基团）和非极性吸附树脂。可吸附各种亲脂性及带有疏水基团的物质，前者容易吸附极性大、溶于水的物质，而后者易吸附脂溶性物质。树脂的主要缺点是血液生物相容性差，有的树脂灌流 1h 即可引起严重血小板及白细胞减少。因此不少学者设法用生物相容性材料使树脂微囊化，使血液相容性大为改善，同时又保持了对在体内同蛋白结合物（胆红素、胆酸和中分子物质等）的吸附能力。

表 5-24　不同树脂特点比较

| 特点 | 吸附树脂 | 离子交换树脂 |
|---|---|---|
| 化学性质 | 中性,不带电荷,极性或非极性 | 阴离子或阳离子 |
| 吸附机理 | 范德华力 | 化学电荷 |
| 吸附特点 | 相对特异性 | 比较特异 |
| 吸附物质 | 中大分子、脂溶性高的物质 | 中小分子,亲水物质 |
| 治疗方法 | 全血或血浆灌流 | 仅能做血浆灌流 |
| 生物相容性 | 好,对血液酸碱电解质平衡无影响 | 差,有很大影响 |

### 3. 免疫吸附剂

（1）结构及性能　吸附柱由常用吸附剂做成，配体是固定在吸附柱上的免疫吸附物，包括抗原、抗体或有特定物理化学亲和力的物质，如蛋白 A、DNA、苯丙氨酸等。

（2）吸附谱　血液中特异致病因子，各种抗原、抗体、补体和免疫复合物等。

（3）适用范围　自身免疫性疾病、肺出血-肾炎综合征、急进性肾炎等。

## 二、血液灌流装置结构及功能

血液灌流的治疗设备主要由人工肝治疗血液净化装置、血液灌流器和管路系统组成。

血液灌流器有圆柱形、腰鼓形、梭形等造型。材料采用不锈钢或塑料，灌流器的内壁材料一般都经过硅化处理，以提高其生物相容性，内腔设计则要求能使血流经过各部位时分布均匀，且流速大致相等。内壁可复用，内腔为一次性。灌流器设计符合流体力学特点，能使罐的死腔最小、阻力最低。

炭系列灌流器型号以质量（g）命名，如型号 100 则表示有 100g 的树脂炭。树脂系列灌流器型号以体积（mL）命名，如型号 100 则表示有 100mL 的树脂。mL 要转换成 g，必须乘以堆密度，树脂的堆密度一般在 0.4～0.5g/mL 之间，所以 100mL 树脂的比表面积远远要小于 100g 树脂炭的比表面积。活性炭灌流器吸附剂为树脂炭、活性炭。根据装量的不同分为 60/100/150/300；60 适用于透析或滤过串联使用或用于儿童患者、100 适用于透析或滤过串联使用或用于第二次灌流、150 适用于一般中毒者。树脂血液灌流器吸附剂为大孔中性树脂，根据装量不同分为 80/100/130/150/200/230/250/280/330/350。其应用与活性炭灌流器一致，小型号 80～130 主要应用于透析串联灌流对于尿毒症中分子吸附，150～280 应用于中毒毒素的吸附，280～330 及以上应用于免疫吸附与肝病领域。临床部分常用血液灌流器介绍见表 5-25。

表 5-25　部分常用血液灌流器介绍

| 制造商 | 商品名 | 吸附剂 | 吸附剂量 | 包膜材料 |
|---|---|---|---|---|
| Gambro | Adsorba 150C/300C | 活性炭 | 150/300g | 纤维素 |
| Erika | Hemokart/Alukart | 活性炭 | 60/155g | 硝酸纤维素 |
| Clark | Biocompatible system | 活性炭 | 100/250g | 肝素水凝胶 |
| Asahi | Hemosorba | 活性炭 | 200g | 火棉胶 |
| Extracorporeal | Hemoresin | XAD-4 树脂 | 350g | 火棉胶 |
| Bioencapsulator | Diakart | 活性炭 | 70g | 珂罗玎 |
| Fresenius | Hemochol | 活性炭 | 300g | 丙烯酸凝胶 |
| Organon | Hemopar 260 | 活性炭 | 250g | 醋酸纤维膜 |
| 宁波亚太 | YT hemo-absorba | 球状活性炭 | 160g | 聚乙烯醇 |
| 珠海健帆 | HA130 等 | 中性树脂 | 130mL 等 | 聚碳酸酯 |
| 廊坊爱尔 | YTS150 等 | 活性炭 | 150/200g | 聚乙烯醇 |
| 重庆希尔康 | RC 系列 | 树脂 | 150/250mL | 聚碳酸酯 |
| 佛山博新 | MG100/150 | 树脂 | 100/150mL | 聚碳酸酯 |

## 三、血液灌流的适应证与禁忌证

### 1. 血液灌流的适应证

血液灌流是一种有效的血液净化方法，尤其在中毒方面。血液灌流现已用于急性药物和毒物中毒、肝性脑病、感染性疾病、SLE、甲状腺危象等疾病。

（1）急性药物或毒物中毒　临床急诊工作中经常遇到急性药物或毒物中毒，对于一般患者可以通过内科综合治疗得以康复，但重症患者常需要进行血液净化措施方能有效治疗。如果药物或毒物的分子量较小、水溶性强而蛋白结合率较低，则可以通过常规血液透析有效清除；反之，如果分子量较大，与蛋白结合率较高，则需要进行血灌流进行治疗以清除体内的药物或毒物。如果中毒导致急性肾衰竭或慢性肾衰竭基础上出现了药物或毒物中毒，则经常需要进行透析与灌流相结合的方法进行治疗，这样可以兼而治之。可被血液灌流清除的药物或毒物见表 5-26。

（2）尿毒症，尤其是顽固性瘙痒、难治性高血压。

（3）重症肝炎，特别是暴发性肝衰竭导致的肝性脑病、高胆红素血症。

（4）脓毒症或系统性炎症综合征。

表 5-26　可被血液灌流清除的药物或毒物

| 种类 | 药物或毒物 |
| --- | --- |
| 安眠药 | 巴比妥类、格鲁米特、安眠酮、地西泮、氯丙嗪、水合氯醛 |
| 解热镇痛药 | 阿司匹林、对乙酰氨基酚 |
| 抗抑郁药 | 阿米替林、丙咪嗪、三环类抗抑郁药 |
| 心血管药 | 地高辛、硫氮卓酮、美托洛尔、奎尼丁、普鲁卡因酰胺 |
| 抗生素 | 庆大霉素、异烟肼、氨苄青霉素、克林霉素等 |
| 抗肿瘤药 | 阿霉素、甲氨蝶呤 |
| 毒物 | 有机磷、杀虫剂、除草剂、有机氯、重铬酸钾、百草枯、毒蕈等 |
| 其他药物 | 醇类、酚类、氨茶碱、四氯化碳、环氧乙烷等 |

（5）银屑病或其他自身免疫性疾病　使用抗原包或被抗体包被的颗粒载体吸附剂特异性来吸附免疫蛋白，以去除血液中的免疫物质而达到治疗目的。

（6）其他疾病　如精神分裂症、甲状腺危象、肿瘤化疗等，均收到了一定的效果。

**2. 血液灌流的禁忌证**

血液灌流无绝对禁忌证，相对禁忌证如下。

（1）对灌流器及相关材料过敏者；

（2）严重活动性出血或 DIC，药物难以纠正的全身循环衰竭；

（3）非稳定期的心、脑梗死，颅内出血或重度脑水肿伴有脑疝；

（4）存在精神障碍而不能很好配合治疗者。

# 四、血液灌流操作技术

**1. 血管通路的建立**

血液灌流应用临时血管通路，要求血流量达 200mL/min 以上。首选股静脉、颈内静脉。利用 Seldinger 技术建立血管通路，方法简便、迅速，利于及时抢救。

**2. 灌流器与血路的冲洗**

（1）使用灌流器前应检查其包装是否有损坏或过期，否则不能使用。

（2）开始治疗前将灌流器以静脉端向上、动脉端向下的方向固定于固定支架上，位置高度相当于患者右心房水平。血液入口在灌流器底部，血流方向与灌流器一致。

（3）动脉端血路与生理盐水相连接并充满生理盐水，然后正确连接于灌流器的动脉端口上，同时静脉端血路连接于灌流器的静脉端口上。

（4）启动血泵，速度以 200～300mL/min，预冲盐水总量 2000～5000mL 为宜。如果在预冲过程中可以看到游离的炭粒冲出，提示已经破膜，必须进行更换。

（5）预冲即将结束前，采用肝素生理盐水充满灌流器与整个体外血路，最后将灌流器反转至动脉端向上、静脉端向下的固定方式，准备开始治疗。

如果患者处于休克或低血容量状态时，可于灌流治疗开始前进行体外预冲，预冲液可采用生理盐水、代血浆、新鲜血浆或 5%白蛋白，从而降低体外循环对患者血压的影响。

### 3. 体外循环体系的建立

冲洗结束后，将动脉端血路与已经建立的灌流用血管通路正确牢固连接（如深静脉插管或动静脉内瘘），然后开动血泵（以 50～100mL/min 为宜），逐渐增加血泵速度。当血液经过灌流器即将达到静脉端血路的末端出口时，与已经建立的灌流用血液通路正确牢固地连接。

### 4. 抗凝方案

治疗前患者凝血状态评估和抗凝药物的选择，具体内容详见第四章第一节非生物型人工肝抗凝治疗方案。

### 5. 血液灌流治疗参数

血流量一般在 100～200mL/min。流速越快，吸附率越低，灌流时间越长；反之，流速越慢，吸附率越高，灌流时间越短。国外一般血流速度在 150～200mL/min。血流速度越慢，凝血机会相对增加，应适当提高肝素剂量。

### 6. 血液灌流的时间及频率

取决于所用吸附材料的吸附能力和饱和速度，一般认为灌流 2～3h，吸附表面已接近饱和，血浆清除率显著降低。实验证明，2h 后许多被吸附的物质开始解吸附，尤其是有些吸附能力不强的树脂更是如此。因此，若有必要继续血液灌流治疗，则可在 2h 后更换用第二个灌流器，但第一次灌流时间不得超过 6h。有些患者由于药物或毒物为高脂溶性而在脂肪组织中蓄积，或者洗胃不彻底，消化道仍有吸收，常常在灌流后一段时间，药物或毒物的血浓度又可回升导致再次昏迷，可在十余小时后再次行血液灌流治疗，一般经过 2～3 次治疗，药物或毒物即可全部清除。

### 7. 结束治疗与回血

急性药物中毒抢救结束后可采用空气回血。

## 五、血液灌流的常见并发症及处理

### 1. 生物不相容性

主要临床表现为灌流治疗开始后 0.5～1.0h 患者出现寒战、发热、胸闷、呼吸困难、白细胞或血小板一过性下降（可低至灌流前的 30%～40%）。一般不需要中止灌流治疗，可适量静脉推注地塞米松、吸氧等处理；如果经过上述处理症状不缓解并严重影响生命体征，而确系生物不相容导致者应及时终止灌流治疗。

### 2. 吸附颗粒栓塞

治疗开始后患者出现进行性呼吸困难、胸闷、血压下降等，应考虑是否存在吸附颗粒栓塞。在进行灌流治疗过程中一旦出现吸附颗粒栓塞现象，必须停止治疗，给予吸氧或高压氧治疗，同时配合相应的对症处理。

### 3. 出凝血功能紊乱

活性炭进行灌流吸附治疗时可能会吸附较多的凝血因子，易导致血小板的聚集而发生严重的凝血现象；而血小板大量聚集并活化可释放大量的活性物质，诱发血压下降。抗凝时使用肝素，导致 APTT、PT 延长，可能增加出血的风险。治疗中注意观察与处理。可根据出凝血功能给予补充维生素 $K_1$、血浆或冷沉淀等治疗。

### 4. 贫血

通常每次灌流治疗均会导致少量血液丢失。因此，长期进行血液灌流的患者，特别是尿毒症患者，有可能诱发或加重贫血现象。及时纠正贫血，必要时输新鲜全血或红细胞悬液，将 Hb 提升至许可范围。

### 5. 体温下降

与灌流过程中体外循环没有加温设备、设备工作不正常或灌流过程中注入了过多的冷盐水有关。术中注意调整加温控制装置，调节输入的置换液在 37℃ 左右。

### 6. 空气栓塞

灌流治疗前体外循环体系中气体未完全排除干净、治疗过程中血路连接处不牢固或出现破损而导致气体进入体内。患者可表现为突发呼吸困难、胸闷、气短、咳嗽，严重者表现为发绀、血压下降，甚至昏迷。一旦空气栓塞诊断成立，必须立即停止灌流治疗，采取头低左侧卧位吸入高浓度氧气，必要时可静脉推注地塞米松，严重者及时进行高压氧治疗。

## 第十一节 血浆吸附

血浆吸附 (plasma absorption，PA) 是血液引出后首先进入血浆分离器将血液的有形成分 (血细胞、血小板) 和血浆分开，有形成分输回患者体内，血浆再进入吸附器进行吸附，清除其中某些特定的物质，吸附后的血浆回输至患者体内，血浆吸附示意图见图 5-27。

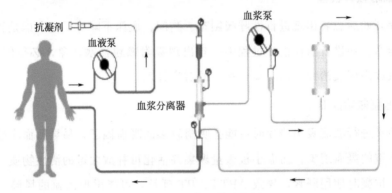

图 5-27 血浆吸附示意图

吸附分离是将吸附剂填充到吸附器内，制成一次性使用的无菌医疗器械，再将血液从人体引出，以血液灌流或血浆灌流的方式通过吸附柱，特异性或相对特异性地吸附其中一种或几种致病物质的一种作用方式。根据灌流的方式不同，吸附分离分为直接血液吸附或直接血液灌流、血浆吸附或血浆灌流两大类，全血吸附与血浆吸附的比较见表 5-27。

表 5-27 全血吸附与血浆吸附的比较

| 特点 | 全血吸附(血液灌流) | 血浆吸附(血浆灌流) |
| --- | --- | --- |
| 接触质 | 全血(血浆＋血细胞) | 血浆 |
| 主要设备 | 1个泵＋1个吸附柱 | 2个泵＋1个血浆分离器＋1个吸附柱 |
| 吸附柱 | a. 吸附剂粒径较大<br>b. 过滤网网孔较大<br>c. 吸附剂多为树脂、碳化树脂、活性炭等强度较高的吸附剂 | a. 吸附剂粒径较小<br>b. 过滤网网孔较小<br>c. 吸附剂为软载体及离子交换树脂 |
| 影响因素 | 吸附剂相关因素、血液流速、治疗时间 | 吸附剂相关因素、血浆分离器相关因素、血浆流速、治疗时间 |
| 优点 | a. 设备要求较低，操作相对简单<br>b. 治疗成本较低 | 不与血细胞接触，对血液系统影响小，不良反应少 |

| 特点 | 全血吸附（血液灌流） | 血浆吸附（血浆灌流） |
|------|---------------------|---------------------|
| 缺点 | a. 与血细胞接触，对血液系统有影响，可能发生的不良反应较多<br>b. 对吸附柱的生物相容性要求较高，通常需要包膜处理 | a. 增加了血浆分离器，操作相对复杂，治疗费用高<br>b. 体外循环血量较大，增加了出现低血压的风险 |

## 一、血浆吸附的工作原理

血浆吸附根据吸附剂的特性主要分为两大类，一类是分子筛吸附，即利用分子筛原理通过吸附剂携带的电荷和孔隙，非特异性地吸附在电荷和分子大小与之相对应的物质，如活性炭、树脂、炭化树脂等；另一类是免疫吸附，即利用高度特异性的抗原-抗体反应或有特定物理化学亲和力的物质（配基）结合在吸附材料（载体）上，用于清除血浆或全血中特定物质（配体）的治疗方法，如蛋白 A 吸附、胆红素吸附等。常用的吸附器有一次性使用血液灌流器、一次性使用内毒素吸附器、一次性使用血浆胆红素吸附器、DNA 免疫吸附柱、血脂吸附柱、白细胞吸附柱等。

### 1. 血浆灌流吸附（分子筛吸附）

血浆灌流是应用血浆膜式分离技术，将血浆从血液中直接分离出来，送入血液灌流器中，将血浆中的各种毒素吸附后再返回体内的一种治疗方法。临床常用的吸附剂有活性炭和树脂两种。主要用于清除尿毒症中分子毒素（如 $\beta_2$-MG 等）、药物中毒和毒物等。

### 2. 免疫吸附

吸附疗法是通过体外循环，将分离出的含致病因子的血浆通过以抗原-抗体反应或某些具有特定物理化学亲和力的物质作为配基与载体结合而制成的吸附柱，利用其特异吸附性能，选择性或特异性地清除血液中致病物质，从而达到净化血液、治疗疾病的目的。根据所采用的吸附材料和原理大致可分为生物学吸附（抗原抗体结合型、补体结合型、Fc 结合型）和物理化学亲和吸附（静电结合型、疏水结合型），前者多为特异性吸附，吸附材料主要有蛋白 A、抗 LDL 抗体、DNA、乙酰胆碱受体、ABO 血型抗原等；后者多为非特异性吸附，吸附材料主要有苯丙氨酸、色氨酸、硫酸葡聚糖、苯乙烯二乙烯苯等。

（1）免疫吸附类型 ①抗原抗体结合型；②补体结合型；③Fc 结合型；④静电结合型；⑤疏水结合型。

（2）免疫吸附剂配体　包括蛋白A、特定的抗原（DNA）、特定的抗体（抗人LDL抗体、抗人IgG抗体）、C1q、聚赖氨酸、色氨酸、苯丙氨酸等。

（3）免疫吸附剂载体　包括琼脂糖凝胶、葡聚糖、二氧化硅凝胶、聚乙烯醇珠、树脂等。

## 二、血浆吸附装置结构及功能

血浆吸附的治疗设备主要由人工肝治疗血液净化装置、血浆分离器、血浆吸附柱和管路系统组成。

血浆分离器在血浆置换章节已作详细介绍。血浆吸附柱是起吸附作用的装置，内部的吸附剂与血浆接触，吸附血浆中的目标物质。血浆吸附柱一般呈圆柱形，柱（罐）体原料一般采用聚碳酸酯或聚丙烯材料。柱体设计符合流体力学特点，适宜的直径与长度比例，使吸附柱的无效腔最小、阻力最低。血浆吸附柱结构与全血吸附柱类似，也分为四个部分：装吸附剂的柱体、截留吸附剂滤网、与血路管相连的端盖接口及吸附剂。主要不同在于滤网部分，因为血浆吸附柱接触的是血浆，不含血细胞等有形成分，具体内容详见第一章第六节非生物型人工肝血液净化装置和耗材介绍。

## 三、血浆吸附的临床适应证和禁忌证

血浆中存在特定致病物质或异常血浆成分，血浆吸附可以清除自身抗体、循环免疫复合物和炎症介质，并能清除凝血因子（纤维蛋白原）及其他影响血流动力学的物质，还能调节免疫功能，从而起到治疗自身免疫性疾病的作用。尤其对于病因明确，致病因子属免疫球蛋白组分的疾病疗效最好。

### 1. 血浆吸附的适应证

（1）肾脏和风湿免疫系统疾病　系统性红斑狼疮和狼疮性肾炎、抗肾小球基底膜病、Wegener肉芽肿、新月体肾炎、局灶节段性肾小球硬化、溶血性尿毒症综合征、免疫性肝病、脂蛋白肾病、冷球蛋白血症、类风湿关节炎、单克隆丙种球蛋白血症、抗磷脂抗体综合征等。

（2）神经系统疾病　重症肌无力、格林-巴利综合征等。

（3）血液系统疾病　特发性血小板减少性紫癜、血栓性血小板减少性紫癜、血友病等。

（4）血脂代谢紊乱　严重的家族性高胆固醇血症、高甘油三酯血症等。

（5）肝衰竭　重症肝炎、严重肝衰竭尤其是合并高胆红素血症患者等。

（6）器官移植排斥　肾移植和肝移植排斥反应、群体反应抗体升高、移植后超敏反应等。

（7）重症药物或毒物的中毒　化学药物或毒物、生物毒素，对于高脂溶性而且易与蛋白结合的药物或毒物，可选择血浆灌注吸附，或与血液透析联合治疗效果更佳。

（8）其他疾病　扩张性心肌病、$\beta_2$-微球蛋白相关淀粉样变、银屑病、甲状腺功能亢进等。

### 2. 血浆吸附治疗的禁忌证

血浆吸附无绝对禁忌证，相对禁忌证包括以下几点。

（1）对血浆分离器、吸附器的膜或管道有过敏史；

（2）严重活动性出血或 DIC，药物难以纠正的全身循环衰竭；

（3）非稳定期的心、脑梗死，颅内出血或重度脑水肿伴有脑疝；

（4）存在精神障碍而不能很好配合治疗者。

## 四、各种血浆吸附技术的临床应用

血浆吸附根据目的清除物质的不同，选择不同的血浆吸附模式和不同的血浆吸附器。

### 1. 免疫吸附（immunoadsorption，IA）

主要利用抗原-抗体免疫反应除去血浆中的致病因子（吸附原理与免疫有关）或者利用吸附材料除去血浆中与免疫有关的致病因子（吸附对象与免疫有关）。

（1）蛋白 A 吸附　蛋白 A 是一种葡萄球菌细胞壁抗原，属单链多肽结构，由 7～10 种氨基酸组成溶菌酶提取的蛋白 A 分子量为 4200Da，全称葡萄球菌 A 蛋白（staphylococcal protein A，SPA），其氨基末端有 4 个高度类同的 Fc 结合区，可与 IgG 分子 Fc 段结合。产品有 Immunosorba 吸附柱和 Prosorba 吸附柱，可动态吸附-洗脱再生，重复使用。国内有将重组蛋白 A 作为配基制备免疫吸附剂，实验结果对免疫球蛋白吸附选择性较好，且吸附量大，具有很好的临床应用前景。

① 肾移植：对高敏免疫状态患者，迅速清除抗人类白细胞抗原（HLA）抗体，降低群体反应性抗体，减少急性排斥反应，提高肾存活率。

② 肾脏疾病：可清除局灶节段性肾小球硬化、原发性肾病综合征的"蛋白尿

因子"，使尿蛋白减少，白蛋白回升。对抗中性粒细胞浆抗体（ANCA）相关性血管炎伴活动性肾血管炎，可清除自身抗体和免疫复合物，使临床症状、肾功能和组织学得以改善。对于溶血性尿毒症综合征、脂蛋白肾病也具有一定效果。

③ 血液病：清除先天性血友病 A、血友病 B 及获得性血友病凝血因子Ⅷ或Ⅸ抑制物（抗体），控制急性出血或做术前准备。对脾切除和其他药物治疗抵抗的特发性血小板减少性紫癜，免疫吸附治疗也有良好效果。

④ 神经系统疾病：清除重症肌无力（myasthia gravis，MG）抗乙酰胆碱受体抗体（AchRAb），迅速改善症状。清除抗周围神经组织的自身抗体，使格林-巴利综合征（Guillain-Barrs syndrome，GBS）患者迅速恢复。

⑤ 系统性疾病：可有效清除系统性红斑狼疮（systemic lupus erythematosus，SLE）多种自身抗体，抑制炎症反应，使病情快速缓解。对于常规治疗效果不佳或无效的重症、对激素抵抗或使用环磷酰胺有禁忌证的 SLE 患者，采用免疫吸附治疗，也可取得满意效果。治疗重症类风湿关节炎、皮肌炎、多发性硬化症，特别是激素治疗无效，或不能迅速奏效的患者。

⑥ 其他：清除 1 型糖尿病相关的自身抗体，如抗胰岛细胞抗体、抗胰岛素抗体等。清除扩张性心肌病多种心肌自身抗体，如抗 $\beta_1$-肾上腺素受体抗体等，使扩张的心脏得以恢复。吸附清除肿瘤封闭因子，活化免疫系统，增强免疫功能。

（2）多克隆抗人 IgG 抗体吸附　采用羊多克隆抗人 IgG 抗体制成吸附剂，商品名为 Ig-Therasorb，应用范围与蛋白 A 吸附相近。Matic 对 602 次 IA 进行总结和对比，结果显示 Ig-Therasorb 与蛋白 A 吸附清除 IgG 分别是 60%、80%，两者无显著差异；清除 IgM 和 IgA，则分别为 50% 和 20%～40%。

（3）DNA 吸附　固定 DNA 作为吸附材料，与抗 DNA 抗体特异性结合，用于除去 SLE 患者的抗 DNA 抗体。

（4）乙酰胆碱受体（AchR）吸附　Tzartos 等开发出 Sepharose-ECD 吸附柱，用于清除 MG 血浆中的抗乙酰胆碱受体抗体（anti-AchR），效果较好。Nakaji 等报道用纤维素串珠联结合成缩氨酸为配体构成的 Medisorba MG-50 吸附柱对 17 例 MG 患者进行了 77 次 IA 治疗，AChRAb 下降 68.7%，临床症状改善。

（5）ABO 血型抗原吸附　以 ABO 血型抗原作为吸附材料，适用于血型不配合的肾移植、骨髓移植等器官移植，在移植前耗竭抗 A 抗体或抗 B 抗体。

（6）苯丙氨酸吸附　苯丙氨酸是疏水性氨基酸，侧链上的疏水基团可通过疏水亲和作用力与免疫球蛋白结合，其中对类风湿因子（RF）及抗 DNA 抗体具有较高的选择性，产品有 Immusorba-PH350，临床适用于 SLE、类风湿关节炎、多发性硬化症等的治疗。

（7）色氨酸吸附　色氨酸对抗乙酰胆碱受体抗体具有较高的选择性，产品有 Immusorba-TR350，治疗重症肌无力、格林-巴利综合征和 Fisher 综合征等疾病，特别是对抗 AchR 抗体的除去具有较高的清除率。

### 2. 特异性胆红素吸附

胆红素吸附材料包括非极性吸附树脂、阴离子交换树脂和极性吸附树脂等，常用的日本旭化成 BR-350 和可乐丽 BL-300 吸附材料均为苯乙烯-二乙烯苯阴离子交换树脂，具有吸附量大和吸附速度快等特点。国内同类产品有珠海健帆的 BS-330 和佛山博新 DX-350 血浆胆红素吸附器。吸附器包括四个部分：装吸附剂的柱体、截留吸附剂滤网、与血路管相连的端盖接口及吸附剂，其结构见图 5-28。吸附器外壳材料为医用聚丙烯，红蓝两色区分动脉端和静脉端，静脉端加装无纺布阻隔微粒，采用湿热灭菌方法灭菌。吸附剂树脂自身带有正电性的基团，而血浆中胆红素分子结构中的两个外展羧基在血液弱碱性环境显负电性，两者静电结合，对胆红素产生选择性吸附。

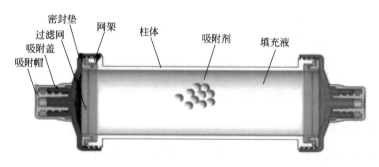

图 5-28　一次性使用血浆胆红素吸附器结构图

无论是非结合胆红素，还是结合胆红素，在血中多数与白蛋白结合，故 CBP 清除胆红素的能力有限。血浆置换、白蛋白透析/置换、MARS、FPSA、PDF 等技术均可以清除胆红素，但清除胆红素能力最强的血液净化技术当属特异性胆红素吸附技术。特异性胆红素吸附是一种血浆吸附技术，它由血浆分离技术和胆红素特异性吸附技术组合而成。特异性胆红素吸附是通过专门的胆红素吸附器实现的，其主要吸附原理为静电结合。行一次胆红素吸附治疗可以使血中的胆红素水平降低30%左右。对于单纯高胆红素血症的肝损伤患者，行胆红素吸附治疗即可，没必要做更复杂的人工肝治疗。但对于有凝血功能差、肝昏迷等表现的严重肝衰竭患者，单独做胆红素吸附是不够的，还需要结合血浆置换和 CRRT 等治疗。

### 3. LDL 吸附

将抗 LDL 抗体固定于琼脂糖 CIAB，可特异性吸附 LDL，应用较多的是 LDL-Lipopak 及 LDL-Therasorb。此外，也可用硫酸葡聚糖作为吸附材料（Liposorber 吸附柱），吸附机制是硫酸葡聚糖上的阴电荷作用，其示意图见图 5-29。Bambauer 采用三种 LDL 吸附柱对 30 例家族性高胆固醇血症患者进行治疗，三种方法清除总胆固醇、LDL、甘油三酯的效果都十分可靠，但对脂蛋白（a）的清除，以 LDL-Lipopak 为优。

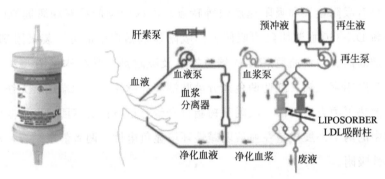

图 5-29　Liposorber 吸附柱外观（左）及治疗模式（右）

### 4. 中大分子尿毒症毒素吸附

用抗人 $\beta_2$-MG 抗体的单链片段制成吸附剂，用于清除透析患者体内的 $\beta_2$-MG，防治透析相关的淀粉样变和腕管综合征等。

### 5. 内毒素吸附

应用较多的为多黏菌素 B（PMX-B）纤维柱（PMX-F）。Cruz 的 RCT 研究表明，传统治疗加 PMX 治疗的方法可明显改善由革兰阴性菌的腹腔感染所致的感染性休克患者的血流动力学指标和器官功能，明显降低 28 天的病死率。Shimizu 等观察到结直肠穿孔引发的感染性休克的患者在 PMX 吸附治疗 2h 后内毒素水平开始明显下降，治疗 24h 后继续下降。还有采用大孔聚甲基丙烯酸酯微球做载体固化人血清白蛋白的 MATISSE 吸附柱，对脂多糖、类脂质 A 有较高亲和力。此外也有用 TNF-α 单克隆抗体、组氨酸及多种氨基酸等作为配体，进行内毒素吸附的研究。

### 6. 细胞因子吸附

目前已有对细胞因子选择性的吸附剂与装置（CF-X），用于吸附 TNF-α、IL-6

和 IL-10，治疗全身炎症反应综合征（SIRS）和败血症。Tetta 等评估了不同树脂对炎症因子的吸附作用，AmberchromeR CG300md 树脂能清除大量的 TNF-α，而 AmberliteR XAD1600 树脂对 IL-6 的吸附最强。

**7. 粒细胞吸附**

白细胞去除（leukocytapheresis，LCAP）通过各种方法选择性去除外周血液的白细胞，从而减轻这些致炎细胞对机体的免疫攻击，同时减少致炎细胞释放的致病性蛋白酶、氧自由基及细胞因子等。粒细胞吸附是其主要方法。LCAP 适用于溃疡性结肠炎、克罗恩病、急进性肾小球肾炎（RPGN）、IgA 肾病、重症肝炎、自体免疫性肝炎、天疱疮、类天疱疮、肾移植急性排斥反应、重症类风湿关节炎、SLE、多发性硬化症、重症肌无力、进行性全身性硬化症、多发性肌炎等。

**8. 组合型吸附治疗**

基于临床治疗的需要，血浆吸附与各种血液净化技术进行有机组合，形成组合式血液净化疗法，临床上可作为替代血浆置换治疗肝衰竭的新模式，在自身免疫性疾病、代谢性疾病、脓毒症以及多器官功能障碍综合征等治疗中也发挥了重要作用，临床医生可根据患者病情灵活选择治疗模式。

（1）配对血浆滤过吸附（couple plasma filtration adsorption，CPFA） 也称连续性血浆滤过吸附，是先完成血浆吸附过程，接着流入血液滤过/透析器行血液滤过/透析后回输体内。其具备两部分功能：一为血浆吸附功能，用于吸附大分子内毒素及炎性介质；二为血液滤过/透析或血液透析滤过功能，用于清除小分子炎性介质、内毒素，调节水电解质酸碱失衡。CPFA 具有溶质筛选系数高、生物兼容性好、兼有清除细胞因子和调整内环境功能等特点，能广谱地清除促炎及抗炎物质，而且具有自我调节功能，临床上常用于治疗伴有水电解质、酸碱失衡的急危重症患者，包括脓毒性休克、挤压综合征、急性出血坏死性胰腺炎及肝衰竭等。

（2）双重血浆分子吸附系统（double plasma molecular adsorption system，DPMAS） 应用血浆分离器分离血浆，然后分离的血浆进入特异性胆红素吸附器和血液灌流器吸附后，再经静脉通路返回体内（不需要补充置换液或血浆）。采用胆红素吸附柱（离子交换树脂 BS330）和血液灌流器（中性大孔树脂 HA330-Ⅱ）两种吸附柱联合应用，双管齐下，增加了胆红素的清除能力，同时可清除炎性介质，主要用于肝衰竭合并感染、肝性脑病患者。

（3）分子吸附再循环系统（molecular adsorbent recirculating system，MARS）

也是新型人工肝支持系统，采用特殊透析膜和含白蛋白的透析液，并组合了活性炭及阴离子交换树脂的吸附器，从而有效清除水溶性毒素及白蛋白结合毒素，具有选择性吸附和清除白蛋白结合毒素的作用，吸附率高，不良反应少。

（4）连续性白蛋白净化系统（continuous albumin purification system，CAPS）与 MARS 相似的新型人工肝支持系统，主要区别在于用高通量血滤器 PF-1200 代替 MARS 透析器，应用 HA330 灌流器或 BL300 胆红素吸附器代替 MARS 白蛋白循环中的活性炭吸附器和阴离子交换吸附器。其由膜分离、白蛋白再生循环和低流量透析三部分构成，可以选择性地清除肝衰竭时与白蛋白结合的毒性代谢产物和水溶性毒物（对 BUN、Scr 及 $NH_3$ 清除能力强），可提高肝衰竭的存活率，且与 MARS 相比，机器设备简单，价格偏低。

（5）成分血浆分离吸附系统（fractionated plasma separation and adsorption，FPSA）　为聚砜中空纤维膜滤器，白蛋白筛选系数 0.89，纤维蛋白原筛选系数 0.17，IgM 筛选系数 0，含 1～2 个吸附柱和 1 个高通量透析器。不仅能非常有效地通过直接吸附作用清除白蛋白结合毒素，同时在单独高通量血液透析阶段，能高效率地清除水溶性毒素。

（6）普罗米修斯系统　首先应用血浆分离器分离血浆，截留分子量为 250kDa，将血浆引入一个树脂吸附柱及一个阴离子交换柱，从而吸附白蛋白结合毒素，被净化的白蛋白返回血浆，再吸附毒素。同时应用高通量透析器进行血液透析，清除小分子物质，纠正水和电解质酸碱平衡，可选择性清除蛋白结合性及水溶性毒素，治疗过程中不需要补充外源性白蛋白，不会影响中心静脉压和血小板，因而该系统具有良好的安全性以及稳定性。

## 五、血浆吸附与血浆置换比较优缺点

血浆吸附与血浆置换可取得相同治疗效果，血浆吸附避免了血浆用量限制、血浆过敏、输血感染风险等不足，是一种安全有效的人工肝治疗手段，能为更多肝衰竭和高胆红素血症患者及时提供人工肝支持治疗。相对于血浆置换，血浆吸附有其优缺点。

### 1. 选择特异性不同

血浆置换需置换血浆，故选择性差；血浆吸附，尤其是免疫吸附是抗原抗体特异性结合，选择性高。

**2. 血浆治疗剂量不同**

血浆置换每次置换血浆量为 2000～3000mL，而血浆吸附每次治疗血浆量为 5000～9000mL，治疗剂量明显增加。

**3. 毒素清除有效性和治疗强度不同**

血浆置换时患者的血浆要丢弃，每次治疗要丢失大量重要的凝血物质及纤维蛋白原，所以其有效性和治疗强度受到限制；血浆吸附是将患者的血浆处理后重新输回患者体内，无血浆成分明显丢失，故其治疗强度可以根据病情的需要进行调整。

**4. 补充置换液不同**

血浆置换需要输入新鲜血浆，而血浆吸附不需要置换液，故后者避免了血浆用量限制及血浆过敏、输血感染风险等不足。

## 六、血浆吸附操作技术

由于血浆吸附疗法包括不同的吸附剂类型和不同的治疗模式，其操作程序也有不同，应参照不同治疗方法、不同吸附柱及不同的机器设备的相关说明书进行。

**1. 血管通路的建立**

具体内容详见第三章第一节非生物型人工肝血管通路的建立。

**2. 预冲管路**

用含 4%肝素钠盐水 1000mL 分别对血浆分离器、血浆吸附器或特异性胆红素吸附器进行排气冲洗管路，浸泡 10～30min，最后用 1000mL 无肝素盐水把血浆吸附器或特异性胆红素吸附器进行串联冲洗，直到原有肝素盐水冲洗干净后连接血浆分离器出浆端和静脉回血端，等待连接患者。

**3. 血浆吸附抗凝方案**

具体内容详见第四章第一节非生物型人工肝抗凝治疗方案。

**4. 治疗剂量**

一般单次吸附治疗的剂量为 2～3 倍血浆容量，治疗持续时间 2～3h 为宜。若有必要可更换一只吸附器继续吸附，或定时、定期再进行吸附，吸附器的选择根据治疗目的决定，具体疗程可根据患者致病的抗体、免疫球蛋白 G 等致病因子水平来评定。

### 5. 治疗参数

治疗开始时血流量一般从 50~80mL/min，逐渐增加至 100~150mL/min，分离的血浆以 25~50mL/min 的流速流经吸附器，吸附后回输血体内。

## 七、并发症及处理

### 1. 低血压

多由体外循环引起，对本身存在低血容量的患者，在上机前酌情补充必要的胶体和晶体溶液。

### 2. 过敏反应

治疗前各种滤器要充分预冲，并且预冲时注意检查吸附器。治疗过程中出现过敏症状时给予糖皮质激素和抗组胺类药物、吸氧等对症治疗，必要时终止血浆吸附治疗，严重者出现休克时按过敏性休克处理。

### 3. 溶血

查明原因，并予以纠正，如为滤器破膜，及时更换。

### 4. 出血

多为抗凝药过量所致。

### 5. 凝血

包括血浆分离器、血浆吸附器、透析器内凝血和留置管凝血，多与术前肝素使用剂量不足，或患者处于高凝状态，或伴有高脂血症有关。术中密切观察跨膜压变化，调整肝素追加量。如跨膜压短时间内迅速升高，可时追加肝素量。若出现滤器破膜，应立即更换。

### 6. 穿刺局部血肿、气胸、腹膜后出血

肝衰竭患者凝血功能差，可酌情于治疗前输血浆、凝血酶原复合物等补充凝血因子。治疗中注意肝素用量。术中、术后要卧床休息，减少穿刺部位的活动，出现出血，应局部止血。

## 第十二节 双重血浆分子吸附系统

双重血浆分子吸附系统（double plasma molecular adsorption system，

DPMAS）是一种组合型人工肝治疗模式，其首先应用血浆分离器分离血浆，分离的血浆进入特异性胆红素吸附器和树脂吸附器吸附后，再经静脉通路返回体内（不需要补充置换液或血浆）。采用中性大孔树脂（HA330-Ⅱ）和离子交换树脂（BS330）两种吸附剂联合进行血浆吸附治疗，DPMAS 治疗示意图见图 5-30。

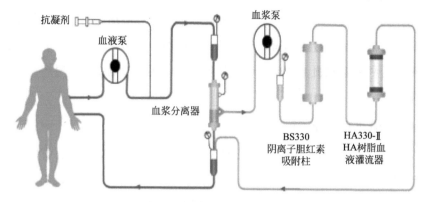

图 5-30　DPMAS 治疗示意图

## 一、DPMAS 治疗的工作原理

DPMAS 治疗模式是采用新型胆红素吸附柱（为离子交换树脂 BS330）和血液灌流器（中性大孔树脂 HA330-Ⅱ）两种树脂吸附柱联合应用进行双重血浆吸附治疗。HA330-Ⅱ血液灌流器中的树脂是相对广谱性的吸附剂，具有大孔结构和极大的比表面积，依靠范德华力及骨架分子筛作用吸附中大分子毒素，如炎性介质、TNF-α、IL-6 等；BS330 胆红素吸附器内的树脂是针对胆红素的特异性吸附剂，依靠静电作用力及亲脂结合性特异性吸附胆红素、胆汁酸。BS330、HA330-Ⅱ吸附树脂是一种球形合成交联共聚物，具有多孔、高比表面积等特征，对与蛋白质紧密结合的毒物，或脂溶性高的毒性物质具有较高的吸附能力，能够清除芳香族氨基酸，改善血浆和脑脊液中支链氨基酸与芳香氨基酸的比例。此外，在清除胆红素、胆汁酸等方面效果明显。两种吸附剂的组合应用双管齐下，迅速改善黄疸症状的同时清除炎性介质等有害物质，从而达到标本兼治的效果，提高救治成功率，改善患者预后。对胆红素、炎性介质的吸附效果更好，并避免了血浆置换的血源紧张及过敏反应、传播疾病等风险。

## 二、DPMAS 装置结构及功能

DPMAS 的治疗设备主要由人工肝治疗血液净化装置、血浆分离器、BS330 阴离子胆红素吸附柱、HA330-Ⅱ血液灌流器和管路系统组成。

### 1. BS330 胆红素吸附器

BS330 胆红素吸附器包括四个部分：装吸附剂的柱体、截留吸附剂滤网、与血路管相连的端盖接口及吸附剂。吸附剂为苯乙烯系阴离子交换树脂，吸附器外壳材料为医用聚丙烯、红蓝两色区分动脉端和静脉端、静脉端加装无纺布阻隔微粒、采用湿热灭菌方法灭菌。吸附剂树脂自身带有正电性的基团，而血浆中胆红素分子结构中的两个外展羧基在血液弱碱性环境显负电性，两者静电结合，对胆红素产生选择性吸附。

### 2. HA330-Ⅱ血液灌流器

HA330-Ⅱ血液灌流器由柱体和吸附剂两部分组成。HA树脂是中性树脂，相对广谱性吸附剂，具有大孔结构和极大表面积，依靠范德华作用力及骨架分子筛作用，吸附中大分子毒素。HA330-Ⅱ树脂血液灌流器专为肝病患者所设计。HA330-Ⅱ树脂血液灌流器的树脂平均孔径约是 HA330 的 1.5 倍，孔径和孔容增大，另外包膜的厚度薄，亲水性高，更加有利于肝衰竭毒素的吸附，增加向树脂内部扩散的速度，除了具备 HA330 的功能外，还增强了对胆红素、胆汁酸、芳香族氨基酸的吸附效率。HA330-Ⅱ树脂血液灌流器可用于各种原因引起的急性肝损伤、重型肝炎、肝衰竭及并发症等，清除患者体内的各种致病物质（各种炎性介质、细胞因子、胆红素、胆汁酸、血氨等），暂时替代肝脏的解毒功能，同时为受损肝细胞的再生和功能恢复创造有利条件，为成功救治肝病患者提供有力的保障。

## 三、DPMAS 治疗的适应证和禁忌证

### 1. DPMAS 治疗的适应证

重症肝炎、严重肝衰竭，尤其是合并高胆红素血症患者等。

### 2. DPMAS 治疗的禁忌证

DPMAS 治疗无绝对禁忌证，相对禁忌证包括以下几项。

（1）对血浆分离器、吸附器的膜或管道有过敏史。

（2）严重活动性出血或 DIC，药物难以纠正的全身循环衰竭。

（3）非稳定期的心、脑梗死，颅内出血或重度脑水肿伴有脑疝。

（4）存在精神障碍而不能很好配合治疗者。

## 四、DPMAS 治疗模式的优势和缺点

DPMAS 与血浆置换可取得相同治疗效果，双重血浆分子吸附术克服了血浆用量限制、血浆过敏、输血感染风险等不良反应，是一种安全有效的人工肝治疗手段，能为更多的肝衰竭和高胆红素血症患者及时提供了人工肝支持治疗。相对于血浆置换，DPMAS 有其优缺点，见表 5-28。

### 1. DPMAS 的优势

（1）不需要血浆、白蛋白等血制品。

（2）高效清除细胞因子、胆红素等有害物质。

（3）血浆灌流吸附对红细胞、血小板等成分几乎无影响。

（4）对凝血功能无明显异常的胆红素升高患者尤其适用。

### 2. DPMAS 的缺点

（1）价格较 PE 略贵，治疗时间较 PE 略长。

（2）对白蛋白、凝血因子等有一定消耗，部分患者需要术后补充人血白蛋白或血浆。

**表 5-28　双重血浆分子吸附和血浆置换对比**

| 优缺点 | 双重血浆分子吸附 | 血浆置换 |
|---|---|---|
| 优点 | a. 不需要血浆、白蛋白等血制品<br>b. 高效清除细胞因子、胆红素等有害物质<br>c. 血浆灌流吸附对红细胞、血小板等成分几乎无影响<br>d. 尤其对凝血功能无明显异常的胆红素升高患者适用 | a. 操作、设备简单<br>b. 可以补充缺乏的因子<br>c. 适用于致病因子不明的疾病 |
| 缺点 | a. 价格较 PE 略贵，治疗时间较 PE 略长<br>b. 对白蛋白、凝血因子等有一定消耗，部分患者需要术后补充人血白蛋白或血浆 | a. 选择性清除炎性介质不强<br>b. 需要大量血浆<br>c. 增加感染性疾病传播率<br>d. 清除大量凝血因子、白蛋白 |

## 五、DPMAS 操作技术

### 1. 预冲管路

用含 4% 肝素钠盐水 1000mL 分别对血浆分离器、BS330 胆红素吸附器、健帆 HA330-Ⅱ 吸附器进行排气冲洗管路，浸泡 10～30min，最后用 1000mL 无肝素盐水把 BS330 胆红素吸附器、健帆 HA330-Ⅱ 吸附器进行串联冲洗，直到原有肝素盐水冲洗干净后连接血浆分离器出浆端和静脉回血端，等待连接患者。

## 2. 抗凝剂的使用

根据病情及凝血功能情况使用抗凝药，由于 DPMAS 治疗时间为 3h，血浆处置量为 3～5L，因此，常规使用肝素钠 10～20mg 为整个治疗的肝素总量，根据血浆分离顺畅情况及时调整肝素用量。

## 3. 治疗时间与参数

根据患者病情决定人工肝治疗频率与次数。每次治疗时间为 3h，血浆吸附量为 3～5L，血流速度 100～150mL/min，血浆流速为血流速度的 1/3～1/4 为宜。

# 六、并发症及处理

## 1. 低血压

多由体外循环引起，对本身存在低血容量的患者，在上机前酌情补充必要的胶体和晶体溶液。

## 2. 过敏反应

治疗前各种滤器要充分预冲，并且预冲时注意检查吸附器。治疗过程中出现上述症状时给予糖皮质激素和抗组胺类药物、吸氧等对症治疗，必要时终止血浆吸附治疗，严重者出现休克时按过敏性休克处理。

## 3. 溶血

查明原因，并予以纠正，如为滤器破膜，及时更换。

## 4. 出凝血功能紊乱

活性炭进行灌流吸附治疗时可能吸附较多的凝血因子，易导致血小板的聚集而发生严重的凝血现象；而血小板大量聚集并活化可释放大量的活性物质，诱发血压下降。抗凝时使用肝素，导致 APTT、PT 延长，可能增加出血的风险。治疗中注意观察与处理。

## 5. 穿刺局部血肿、气胸、腹膜后出血

肝衰竭患者凝血功能差，可酌情于治疗前输血浆、凝血酶原复合物等补充凝血因子。治疗中注意肝素用量。术中、术后要卧床休息，减少穿刺部位的活动，出现出血，应局部止血。

## 6. 空气栓塞

灌流治疗前体外循环体系中气体未完全排除干净、治疗过程中血路连接处不牢

固或出现破损而导致气体进入体内。患者可表现为突发呼吸困难、胸闷气短、咳嗽，严重者表现为发绀、血压下降，甚至昏迷。一旦空气栓塞诊断成立，必须立即停止灌流治疗，采取头低左侧卧位吸入高浓度氧气、必要时可静脉应用地塞米松，严重者及时进行高压氧治疗。

## 第十三节 分子吸附再循环系统

分子吸附再循环系统（molecular adsorption recycling system，MARS）是一种新型的改良的人工肝支持治疗技术，MARS 人工肝支持系统主机及结构见图 5-31。这一技术采用 20% 白蛋白透析液对患者血液进行透析和超滤，胆红素及其他与白蛋白结合的物质和水溶性毒素会按浓度梯度通过 MARS 膜从患者血液内进入白蛋白透析液循环回路中。透析中的蛋白以配位体结合转运蛋白形式来结合毒素，毒素通过活性炭吸附柱和阴离子交换树脂吸附柱被清除，白蛋白透析液经活性炭、阴离子交换树脂及透析装置的作用得以再生和循环使用，同时水溶性小分子物质，如尿素、尿酸、肌酐等通过透析回路被清除。与传统的血液净化技术相比，MARS 能够同时有效清除白蛋白结合毒性物质和水溶性毒性物质，纠正水、电解质紊乱和酸碱平衡失调，能避免血浆置换的缺陷如血浆短缺、血液传播性疾病、置换失衡综合征等。而且，由于血液避开了与活性炭、阴离子交换树脂的直接接触，可避免发生血小板、白细胞、凝血因子等物质的吸附和破坏。

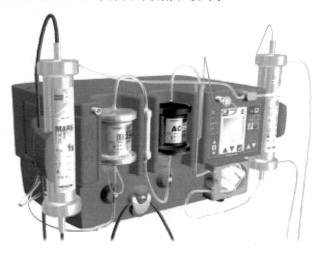

图 5-31 MARS 人工肝支持系统主机及结构

### 一、MARS 的基本工作原理

MARS 是一种非生物型人工肝支持系统，MARS 的工作原理主要由三个循环系统组成，即血液循环、白蛋白循环和透析液循环三部分。MARS 治疗可达到既清除蛋白结合性毒性产物，又可清除水溶性毒素的效果，从而部分替代肝脏的解毒功能。MARS 人工肝系统不同于其他人工肝支持系统的最关键技术是 MARS FLUX 透析膜（模拟肝细胞膜），其工作原理非常类似于肝细胞的解毒作用，MARS 的基本工作原理示意图见图 5-32。

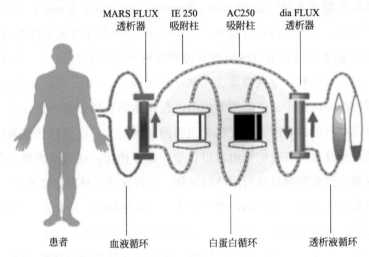

图 5-32　MARS 的基本工作原理示意图

#### 1. 血液循环回路

利用血液透析机的血液泵将患者血液经静脉导管引出，血液流经 MARS 透析器（MARS FLUX），白蛋白结合毒素及水溶性毒素通过透析膜转运至白蛋白透析再生循环回路中。MARS 透析器为高通量透析器，透析膜为聚砜膜，膜面积约 $2.4m^2$，厚度约 100nm，膜上布满直径为 100nm 的微孔，截留分子量为 50kDa。聚砜膜具有结合亲脂基团的理化作用，使血液中白蛋白-毒素结合松解，蛋白结合毒素被膜吸附摄取至膜另一侧。血液中水溶性的中、小分子游离毒素如血氨、肌酐、尿素氮等根据透析弥散机制沿浓度梯度直接进入白蛋白透析液中。透析膜本身不能透过白蛋白及其他有益蛋白如激素及凝血因子。

#### 2. 白蛋白透析再生循环回路

该回路预充 20% 血清白蛋白 600mL 作为透析液，流量为 150mL/min。当透析液流经 MARS 透析器时，其中白蛋白与经透析膜微孔通道透过的毒素结合，降低透析液侧游离毒素浓度，这样膜两侧浓度梯度差有利于毒素从血液进入透析液，进而促进血液中的毒素与所结合血浆白蛋白解离。由于透析液中蛋白浓度较血液中高，与毒素结合的位点占绝对优势，有利于促进毒素不断跨膜移动进入透析液。结合毒素的白蛋白透析液流经活性炭（AC 250）和阴离子树脂吸附柱（IE 250）时，毒素可被吸附。活性炭主要吸附分子量 5000Da 以内的中小分子水溶性物质，如游离脂肪酸、γ-氨基丁酸、硫醇等，但对白蛋白结合毒素吸附能力有限。阴离子树脂主要能吸附分子量 500～5000Da 的中分子物质，对与蛋白结合的毒素吸附能力优于活性炭，对脂溶性高的毒物也有较强吸附能力。经吸附净化后，透析液中的白蛋白结合能力恢复正常，又重复下一个循环。活性炭和树脂的联合吸附作用扩大了解毒范围，增强了解毒效果，也使得透析液中的白蛋白分子结合能力得以恢复再利用。这也是该方法之所以称为分子吸附再循环的原因。由于利用白蛋白转运大分子毒素，血液和血浆不与活性炭和树脂直接接触，不会发生凝血因子和蛋白质的吸附和破坏，不会丢失激素、生长因子等有益物质，生物相容性及临床耐受性好。

### 3. 透析液循环回路

主要通过低通量透析器（dia FLUX）来完成，透析器面积为 $1.8m^2$，可允许小分子水溶性游离毒素通过，该系统使得大部分水溶性毒素（尿素、肌酐、氨）跨过半透膜向透析液中扩散，同时，还可去除部分水分，维持白蛋白浓度，使透析液酸碱及电解质浓度恢复正常。

## 二、MARS 分子吸附循环装置结构及功能

MARS 的治疗设备主要由 MARS 主机、透析机和透析器及管路系统三部分组成。主要材料由 MARS FLUX 透析器、IE 250 吸附柱、AC 250 吸附柱和 dia FLUX 透析器四个部分组成（见图 5-33）。

### 1. MARS FLUX 透析器

MARS FLUX 是仿生物膜，膜的厚度只有普通透析膜的 1/（100～500），膜上孔截留分子量为 50kDa，膜的总面积为 $2.4m^2$。充填液为白蛋白，用于吸附血液中的毒素。该膜可允许患者血液中的蛋白结合毒素在膜的内外进行交换，同时也允许小分子水溶性毒素弥散。

### 2. IE 250 吸附柱

IE 250 为阴离子树脂吸附罐，阴离子交换树脂用量为 250g，用于吸附蛋白透

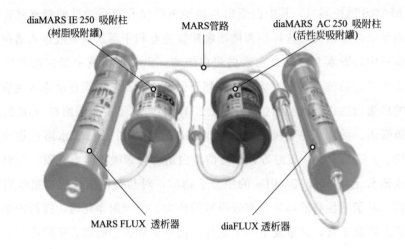

图 5-33　MARS 分子吸附循环装置结构

析液中携带的分子质量 500～5000Da 的中分子物质，如胆酸、胆红素等毒素。利用不同电荷负载而达到吸附白蛋白循环中的蛋白结合毒素并加以清除。

### 3. AC 250 吸附柱

AC 250 为活性炭吸附罐，活性炭用量为 250g，用于吸附蛋白透析液中携带的分子量 5000Da 以内的中小分子水溶性物质，如游离脂肪酸、γ-氨基丁酸、硫醇等毒素。IE 250 和 AC 250 的作用是清除蛋白透析液中的毒素，使白蛋白透析液可以重复使用，从而节省白蛋白的用量。

### 4. dia FLUX 透析器

dia FLUX 为特殊的低通透量透析器，膜的总面积为 $1.8m^2$。通过透析可将小分子水溶性毒性产物及多余水分排出。

## 三、MARS 治疗的适应证与禁忌证

### 1. MARS 治疗的适应证

（1）慢性肝功能不全和肝衰竭　各种原因（病毒感染、酒精性肝病、自身免疫性肝病、代谢紊乱）所致的慢性肝病基础上发生的肝功能损害、肝脏功能不全或肝衰竭。

（2）急性/暴发性肝衰竭　各种原因（病毒性感染、药物、毒菇、氟烷等中毒引起的中毒性肝炎，妊娠急性脂肪肝，外科手术创伤等）导致的急性/暴发性肝衰竭。

（3）原发性移植肝脏无功能。

（4）肝脏手术后肝功能衰竭/障碍。

（5）MARS 在其他疾病中的应用。

MARS 不但可以应用于治疗多种肝病和肝衰竭及其并发症，而且在治疗其他系统严重疾病方面也能起到挽救生命、恢复脏器功能和（或）缓解症状的重要作用，如胆汁淤积所致的顽固性瘙痒、心源性休克所致缺氧性肝损害、暴发性肝豆状核变性危象、毒蕈中毒、多器官功能衰竭等。

### 2. MARS 治疗的禁忌证

（1）严重活动性出血和 DIC 患者，出血及 DIC 未得到控制。

（2）休克、循环功能衰竭者。

（3）心、脑梗死非稳定期患者。

（4）临床医师认为不适合治疗的情况，或不能耐受治疗者。

## 四、MARS 治疗的优势和缺点

MARS 采用特殊的蛋白转运机制，血浆不与活性炭及阴离子树脂接触，可有效避免凝血因子和蛋白质的吸附和破坏，不会丢失肝细胞生长因子及其他营养成分；具有持续血液滤过 CRRT 的血液动力学稳定、持续去除中小分子毒素及纠正电解质紊乱的优点。MARS 人工肝主要用于改善肝衰竭患者肝性脑病的脑功能、改善血液动力学、改善肝脏的合成功能和对于肝肾综合征有较好的治疗效果。

### 1. MARS 治疗的优点

（1）高效模拟肝细胞的生物解毒过程，能有效清除蛋白结合毒素和水溶性毒素。

（2）同时具备人工肾功能，调节水、电解质及酸碱平衡失调，维持内环境稳定。

（3）较好的生物相容性、高选择性。

（4）治疗相对安全、可靠，不良反应少，医疗风险低。

### 2. MARS 治疗的缺点

（1）存在白蛋白来源短缺、治疗价格昂贵。

（2）治疗时间长、出血风险大。

（3）缺乏补充凝血因子、白蛋白等肝脏合成功能，故应避免应用于严重凝血功能障碍的患者或应用时关注凝血功能及白蛋白水平，及时外源补充。

（4）需特定的机器和耗材支持等缺点，MARS 在临床的应用受到一定的限制。

## 五、MARS 操作技术

### 1. 建立血管通路

建立有效血管通路是进行 MARS 的先决条件。常用的血管选择有股静脉、颈内静脉以及锁骨下静脉。成人一般首选股静脉和颈内静脉，但儿童颈内静脉穿刺难度较大。锁骨下静脉穿刺难度大，且容易并发气胸、血胸等，但血流量大、易于护理。股静脉穿刺技术难度稍低，可作为优先考虑的血管。

### 2. 管路预冲

MARS 由血液循环回路、透析回路和白蛋白循环回路 3 个回路组成，应分别预充。血液循环回路可选用生理盐水 500mL 加肝素盐水 500mL（含普通肝素2500U）或含 50mg 肝素的生理盐水 1000mL 预冲。透析回路则用生理盐水或透析液预冲。白蛋白循环回路先用生理盐水预冲，预冲结束进行白蛋白灌注，选择20％白蛋白 600mL，灌注流速为 50mL/min。灌注后先进行白蛋白循环 30～60min，以清除白蛋白透析液中的色氨酸等物质，再进入临床治疗。

### 3. 抗凝方案

MARS 治疗时抗凝是保障其顺利进行的基本条件。监测 PT、APTT，肝素用量参考患者的 PT、APTT，一般首剂 5～25mg，然后每小时追加 2～4mg。若有出血倾向，则治疗后加用鱼精蛋白拮抗肝素，或不用肝素改用低分子肝素钠，首次剂量给予 0.2～0.4mL 为佳，每 4h 可根据情况追加 1 次。

### 4. 血流动力学的监护与处理

由于 MARS 治疗需利用常规血液透析程序，同时肝衰竭患者心血管系统不稳定，在透析中容易发生循环系统并发症，需要严密监护及时处理。体外循环接通后需持续监测血压，结合心率、呼吸、神志等症状综合判断。一旦血压过低时应予以积极干预，维持血流动力学稳定。血压偏低时暂不设超滤脱水。超滤泵流速的增减要循序渐进，否则白蛋白循环回路内压力急骤变化，可致 MARS 主机压力报警、停机。治疗开始适量补液，能有效预防治疗初期有效循环血流量减少。白蛋白透析治疗前不宜静脉输注人白蛋白或血浆制品，因为这些制品会升高患者血浆白蛋白水平，降低血中胆红素游离分数及游离胆红素，从而降低白蛋白透析的清除率。

### 5. 治疗参数

MARS 具有高精度泵动力系统，治疗时体外循环流速 150mL/min，保证蛋白透析液流速准确达到 50~250mL/min。蛋白透析液需要量 20% 人白蛋白 600mL，一般治疗时间为 6~8h，最长治疗时间可以达到 24~48h。随着治疗时间增加，吸附柱逐渐饱和，失去吸附作用，白蛋白再生能力逐渐降低。当透析液中毒素浓度逐步上升至接近血液浓度，毒素跨膜弥散减少。因此延长治疗时间并不能明显增加毒素清除。

## 六、MARS 并发症及处理措施

同其他人工肝或血液净化技术一样，应用 MARS 治疗也可能引起与体外循环相关的并发症。这些并发症主要有诱导期低血压、肝素化出血、滤器凝血以及继发感染等。

### 1. 低血压

对全身状况差，体外循环量相对过多，有效循环量减少，开始治疗时易出现一过性低血压。治疗从低血流量开始，根据血压、心率等监测结果，逐步调节血流速度。

### 2. 出血

由于肝衰竭时凝血因子合成减少，存在不同程度的凝血功能障碍，并且需要行全身肝素抗凝治疗，易出现并发症。表现为置管部位或其他部位的出血。MARS 治疗过程中应尽量避免或者减少一些非紧急的侵入性操作，以免发生难以控制的大出血。血小板低于 $20 \times 10^9/L$ 时，应输注血小板。

### 3. 继发感染

肝衰竭患者本身机体免疫力低下，需经多次侵袭性检查治疗，治疗中白蛋白吸附再循环，均为感染的潜在危险因素，因此易出现感染并发症。最常见的为导管感染所致的脓毒症。应执行严格的无菌操作，加强导管带管期间维护管理，合理使用有效抗生素，尽早恢复肠内营养，缩短 MARS 治疗时间。

## 第十四节　组合型非生物型人工肝治疗模式

传统的非生物型人工肝技术在临床上主要有 4 种手段：①血液透析，通过弥散作用清除溶质，平衡水电解质，去除中小分子代谢产物；②血液灌流/血浆吸附，通过吸附作用，能清除中大分子量有毒物质；③血液滤过，通过对流作用清除溶质，清除中、小分子有毒产物；④血浆置换，清除病毒和毒物，并补充蛋白质和凝血因子等必需物质。非生物型人工肝四种基本治疗模式特点见表 5-29。但没有一种设备能将四种模式统一到一次人工肝治疗中。人工肝技术是以血液净化为基础，但又有肝脏自身特点，肝衰竭患者有严重高胆红素血症，或者合并肾功能损害、肝性脑病或感染等时，体内蓄积的毒性物质数量大、种类多，而对这类严重肝衰竭患者进行人工肝治疗，既要顾忌其出血的风险，又要全面清除体内蓄积的各类毒素，包括蛋白结合毒素和水溶性毒素，单独一种人工肝治疗方式治疗效果有限，常需要把不同人工肝方法联合应用。

表 5-29　非生物型人工肝四种基本治疗模式特点

| NBAL 技术 | 血液净化原理 | 清除的物质或毒素 |
| --- | --- | --- |
| 血液透析 | 弥散清除为主 | 氨、假性神经递质、GABA、尿素氮、肌酐、尿酸、钾、磷等 |
| 血液滤过 | 对流为主，弥散为辅 | 细胞因子(IL-6、IL-1、TNF-α)、中分子物质 |
| 血浆置换 | 置换清除为主 | 芳香氨基酸、胆酸、胆红素、内毒素、吲哚类、硫醇、酚类、短链脂肪酸等 |
| 血液/血浆灌流 | 吸附清除为主 | 胆酸、胆红素、细胞因子、硫醇、酚类 |

血浆置换是国内应用最多且最广泛的非生物人工肝治疗方法，其具有所需设备简单、操作方便、疗效显著、费用较低等优点，但随着血浆置换在临床的广泛应用，一些弊端也逐渐暴露，如单纯血浆置换选择性清除炎性介质不强、需要大量血浆及增加感染性疾病传播率等缺陷，同样，血液透析、血浆吸附、血液滤过等模式都有各自的优缺点，如血液透析以清除小分子物质为主，对与蛋白结合的各种毒素难以清除；血液灌流对水、电解质、酸碱平衡紊乱者无纠正作用等，单一机制的治疗模式已不能满足肝衰竭患者的治疗需求，各种人工肝技术都有各自的特点及缺点。因此，将不同类型的 NBAL 有效组合是目前非生物型人工肝治疗的研究热点和新方向。联合治疗在提高疗效的同时，减少了不良反应，还可以节约血浆的用量，缓解血浆资源紧缺的局面。

组合型非生物型人工肝是基于不同血液净化原理和优缺点，对血浆置换、血浆吸附、血液滤过、血液透析等模式进行组合，交替进行，充分清除水溶性、脂溶性及不同分子量的毒性物质，同时稳定肝脏及全身血流动力学。原则是选择血液透析/滤过清除水溶性中小分子介质及控制液体平衡，使用血液吸附或血浆置换清除大分子、脂溶性蛋白结合毒素/代谢产物。目前临床上以 PE 联合其他类型 NBAL 最为多见，如 PE＋CVVH、PE＋CVVHDF、PE＋DPMAS、PE＋PBA、DPMAS＋HDF＋PE 等，也有 HP＋CVVH、PDF、MARS、DPMAS＋CHDF、CPFA、CAPS、普罗米修斯系统等组合模式。临床往往根据患者实际情况，合理选择联合治疗方式。联合治疗模式不仅提高治疗效果，还可以减少血浆的用量。

近年来，随着理论的不断更新以及技术的进步，人工肝治疗手段也发生了变化，将不同非生物型人工肝有效联合应用，利用其各自优势取长补短的治疗方法已经成为国内外研究的热点和新趋势。可以预见，把不同非生物型血液净化技术结合构成的人工肝支持方法在临床上的应用会愈加广泛。

## 一、PE 联合 CHDF 治疗

PE 与连续血液透析滤过（continuous hemodiafiltration，CHDF）联合治疗：是日本学者 Ogawa 在 1992 年首先开展的。相关研究证实，PE＋CHDF 治疗可降低暴发性肝衰竭患者的颅内压、提高意识清醒率，最终存活率达 50% 以上。PE 主要清除与蛋白结合的脂溶性、大分子血浆内的毒素/代谢产物，可同时补充白蛋白、凝血因子等生物活性物质，但对水、电解质、酸碱平衡紊乱等内环境平衡作用较小，对中小分子水溶性物质的清除效能低于血液滤过。PE 联合 CHDF 时先行 PE，可在短时间内去除各种毒素，后续的 CHDF 治疗再去除部分选择性或非选择性毒性物质以及炎性介质，这样能有效地去除更多的毒性物质；同时，PE 引起的水、电解质、酸碱紊乱可经 CHDF 的治疗予以调整，大大减少了 PE 的不良反应；PE 联合 CHDF 能有效治疗挤压综合征所致的肾衰竭、提高肌酐清除率、降低急性生理与慢性健康评分（APACHE Ⅱ）评分，早期效果更佳。

PE 联合 CHDF 治疗可取长补短，较为全面清除各种分子量、水溶性/脂溶性的毒素与炎症因子，连续调控水、电解质及酸碱状态，稳定内环境。尤其适合治疗合并肾功能不全、电解质紊乱的肝衰竭患者。

PE＋CHDF 有并列治疗（两台机器分别做）、串接治疗（一台机器＋双管单泵）、序贯治疗（一台机器先行血浆置换，后行血液透析滤过）三种方法。

### 1. 并列治疗

并列治疗需要两台血液净化仪，在一条血液通路上并联两套回路，一侧进行 5～6h 的缓慢血浆置换（slow plasma exchange，SPE），另一侧进行 CHDF。SPE 与 CHDF 同时进行。SPE 连续性 8h 以上，治疗 24h 后血清总胆红素的反跳幅度明显减轻，如同时进行 CHDF 可以充分去除引起肝昏迷的中、小分子物质，适用于有 HRS 或脑水肿并发症的治疗。由于需要同时使用 2 台血液净化仪，对人员、技术及设备条件要求较高，治疗时体外循环血量多，易出现低血容量性休克，不宜推广应用。

### 2. 串接治疗

需要一台血液净化仪，在一条血液通路上将血浆分离器和血液滤过器两个滤器串联起来，SPE 和 CHDF 一前一后同时进行。由于血液在体外循环时须流经 2 个滤器，可能会增加管路凝血、出血、低血压等不良反应的机会。

### 3. 序贯治疗

仅需要一台血液净化仪，通常在 PE 治疗后再进行 6~8h 的 CHDF 治疗。目前国内多采用 PE 序贯 CHDF 的治疗模式，如图 5-34 所示。该组合可纠正 PE 所致的丢失综合征及电解质紊乱，减轻治疗后血清总胆红素的反跳幅度，亦可改善 HE、HRS 和血流动力学，更适于合并 MODS 的肝衰竭晚期患者的治疗。但对于并发脑水肿、肾功能不全的患者尚需时间更长的连续肾脏替代疗法（CRRT）。

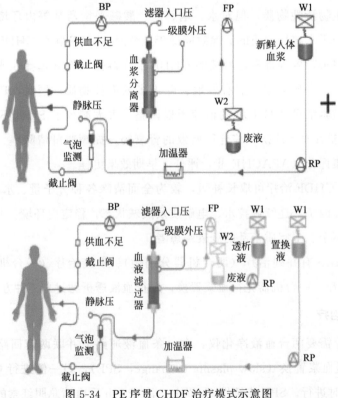

图 5-34　PE 序贯 CHDF 治疗模式示意图

## 二、PE 联合 PBA 治疗

血浆置换及胆红素吸附是目前最常用的人工肝治疗方法。血浆置换的治疗方法操作简便、设备简单、疗效明确，费用相对较低。每次治疗理论上需血浆 2800～3500mL，但由于我国血浆、白蛋白供给日益紧张，在一定程度上限制了临床上人工肝治疗的开展。血浆置换能去除重症肝炎患者体内大量的内毒素、胆红素、病毒等各种有毒物质的血浆，补充蛋白质和凝血因子等生物活性物质，但其去除毒素的作用有限。血浆胆红素吸附采用树脂吸附剂，树脂的类型、颗粒大小、孔径决定了对毒素的吸附能力，治疗中使用的吸附柱清除总胆红素、总胆汁酸和多种炎性介质等效果好，血浆胆红素吸附作为人工肝支持系统的重要组成部分，血浆胆红素吸附能有效降低血清胆红素水平，降低炎症因子水平，改善肝衰竭患者预后，与血浆置换比较血浆胆红素吸附无明显不良反应，不受血浆用量限制，无输血感染风险，且并发症发生率低。但由于不补充新鲜血浆，且吸附器和血浆分离器会非特异性吸附或损耗少量凝血因子、白蛋白、纤维蛋白原、生长激素等有益物质，对患者凝血功能并不能有效改善，长时间抗凝反而增加了出血风险。血浆置换联合血浆胆红素吸附既具有吸附和置换的优点，同时又相互弥补了两种治疗模式单独应用时的不足，联合治疗模式拓宽了单纯胆红素吸附的适用范围，减少了血浆用量，缓解了血浆供应短缺的困难，能及时为高胆红素血症患者提供人工肝支持治疗，延缓疾病的发展，提高肝衰竭患者的救治水平。对于肝衰竭合并严重凝血功能障碍者，可先行 PBA，后行 PE 补充凝血因子、血浆蛋白等，如图 5-35 所示。

## 三、PE 联合 DPMAS 治疗

血浆置换的优势是清除毒素、补充生物活性物质；血浆置换的不足之处包括小分子水溶性毒素清除差；血浆置换对肝性脑病、肝肾综合征并发症治疗不佳、不改善晚期肝衰竭预后；血浆置换可能产生代谢性碱中毒、脑水肿、过敏反应等不良反应。DPMAS 优势是对中大分子、蛋白结合毒素选择性吸附，胆红素、胆汁酸吸附能力强；然而，DPMAS 亦存在不足，如不能补充白蛋白、凝血因子等物质和白蛋白损耗大、凝血因子也有吸附。

PE 联合 DPMAS 弥补各自缺陷、增强肝衰竭毒素吸附效率、减少不良反应发生率，其示意图见图 5-36。较单纯 PE 而言，半量血浆置换联合 DPMAS 治疗能明显提高人工肝治疗慢加急性肝衰竭的有效率（尤其是早期肝衰竭），不仅能提高对

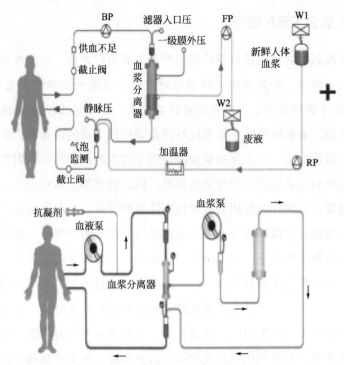

图 5-35  PE 联合 PBA 治疗模式示意图

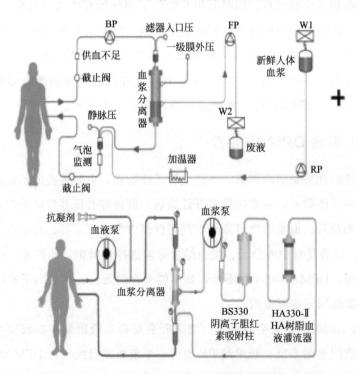

图 5-36  PE 联合 DPMAS 治疗模式示意图

高胆红素血症、高胆汁酸血症的清除能力，还能减少血浆用量。通过调整 PE 与 DPMAS 的治疗顺序，即先行 DPMAS 治疗后行 PE 治疗，能改善 DPMAS 对凝血功能和白蛋白水平的不良影响，故应结合患者凝血功能选择合适的序贯方式。

## 四、DPMAS 联合 CVVH 治疗

连续性静脉-静脉血液滤过（CVVH）不但有效地清除体内中小分子及水分，维持水、电解质及酸碱平衡，而且可以清除患者体内炎症因子，阻断或抑制炎症介质瀑布反应，调节机体免疫功能，扭转患者病情恶化的趋势；DPMAS 主要对体内中大分子（胆红素、胆汁酸和炎症介质如 IL-6、TNF-α 等）有吸附作用，选择性地去除体内胆红素、炎症介质、细胞因子以及内毒素，明显改善肝功能及凝血指标，且不受血浆用量限制，并且没有血浆过敏、输血感染等风险，安全有效。两者联合应用，优势互补，协同增效，对重症肝病、肝衰竭伴有明显肾功能不全，有水、电解质、酸碱平衡紊乱者，或伴有炎症介质亢进、MODS 的患者尤其适用。

肝衰竭基础上继发 MODS，全身炎症反应起推动作用。在全身炎症反应起始阶段给予 CVVH 联合 DPMAS 治疗，阻断或抑制了瀑布式炎症反应，阻断了疾病进一步进展，同时为疾病恢复创造了良好的内环境。

## 五、HP 联合 CVVH 治疗

CVVH 和血液灌流 HP 亦是常用的血液净化方式，CVVH 能清除血液中的中小分子类水溶性物质，但无法清除脂溶性和大分子毒素，因此常需与其他血液净化模式（如 HP 等）联合应用以提升疗效。

临床科研应用血液灌流串联持续静脉-静脉血液滤过治疗，如图 5-37 所示。HP（HA330）以中性大孔吸附树脂为吸附剂，通过 HP（HA330）可利用中性大孔吸附树脂将炎症介质、TG 及亲脂疏水基团吸附清除，两种血液净化模式联合能协同增效，最大限度提升各类有害物质的清除效果，从而达到净化血液、促进患者康复及治疗疾病的目的。

健帆 HA380 一次性使用血液灌流器，专为危重症患者定制开发。吸附剂为中性大孔吸附树脂，因其具有大量中大孔结构及高表面积，可通过不同的作用力将血液中过多的炎症因子及过多的氧化代谢产物吸附，下调炎性反应强度，恢复机体免疫能力，从而控制疾病发展的病程，减少重要器官损伤及并发症。HP（HA380）联合 CVVH 可治疗肝衰竭引起的高炎症反应合并肾损伤。

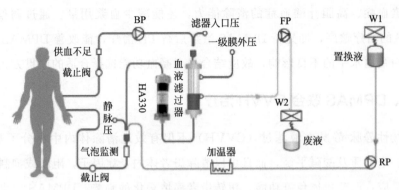

图 5-37　HP 联合 CVVH 治疗模式示意图

## 六、配对血浆滤过吸附（couple plasma filtration adsorption，CPFA）

CPFA 是指全血先由血浆分离器分离出血浆，血浆被吸附剂吸附后与血细胞混合，再经过第二个滤过器的作用，清除多余的水分和小分子毒素，其示意图如图 5-38 所示。CPFA 通常用树脂为吸附剂，清除炎症介质和细胞因子等中、大分子物质。配对血浆滤过吸附是将血浆吸附和 HF 并联起来，达到联合分离、血浆吸附、血液滤过的一种新型血液净化技术，特别适合伴有严重感染及水电解质酸碱失衡的肝衰竭治疗。

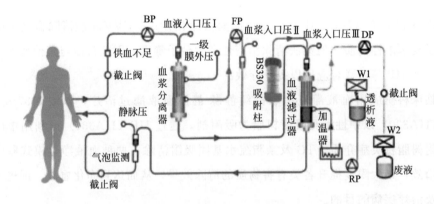

图 5-38　配对血浆滤过吸附示意图

## 七、配对血浆置换吸附滤过（coupled plasma exchange filtration absorption，CPEFA）

CPEFA 有机偶联血浆分离、选择性血浆置换、吸附、滤过四个功能单元，提高循环效能和疗效。先行低容量血浆置换，继之进行血浆胆红素吸附并联血浆滤过，可补充一定的凝血因子，纠正凝血功能紊乱，通过对置换过程中的废弃血浆进行血浆吸附、血液滤过多次循环，使得血浆的净化效率大大提高，可清除中小分子毒物，也可清除循环中过多的炎性介质以恢复机体正常的免疫功能，同时纠正水、电解质、酸碱失衡。用于肝衰竭、急性肾损伤包括肝肾综合征、伴有全身炎性反应综合征（SIRS）及水电解质酸碱失衡等危重疾病。

## 八、分子吸附再循环系统（molecular adsorption recycling system，MARS）

MARS 是现国外应用较多的非生物型人工肝支持技术，MARS 治疗原理为应用现有的透析技术，模拟肝脏解毒过程，通过 MARS 膜（模拟肝细胞膜）和白蛋白透析（模拟肝脏解毒过程）选择性地有效清除体内代谢毒素。MARS 包括三个循环：血液循环，白蛋白循环和透析液循环。它采用 20％白蛋白透析液对患者血液进行透析和超滤，胆红素及其他与白蛋白结合的物质和水溶性毒素会按浓度梯度通过 MARS 膜从患者血液内进入白蛋白透析液循环回路中。透析中的蛋白以配位体结合转运蛋白形式来结合毒素，毒素通过活性炭吸附柱和阴离子交换树脂吸附柱被清除，白蛋白透析液得以再生和循环使用，同时水溶性小分子物质，如尿素、尿酸、肌酐等通过透析回路被清除。

研究证实，MARS 清除胆红素、胆酸、色氨酸、中短链脂肪酸、芳香族氨基酸和氨等的效果明显，亲白蛋白结合物的清除率较高，可以显著改善肝性脑病、肾功能好转，且可纠正水、电解质、酸碱失衡。多数研究表明 MARS 在肝衰竭治疗中有良好的疗效，但由于存在白蛋白来源短缺、治疗价格昂贵、治疗时间长、出血风险大以及需特定的机器和耗材支持等缺点，MARS 在临床的应用受到一定的限制。

## 九、连续白蛋白净化系统（continue albumin purification system，CAPS）

CAPS 是另一种可对白蛋白在线净化重复利用的白蛋白透析系统。2004 年日本 Abe 等报告了用三醋酸纤维膜、5％白蛋白透析液、胆红素吸附柱和活性炭吸附柱建立的 CAPS 系统。

MARS 仪器和耗材价格昂贵，不利于临床广泛应用。国内基于 MARS 白蛋白透析吸附的原理，构建了类似的 CAPS 系统。主要区别在于用高通量血滤器 PF-1200 代替 MARS 透析器，应用 HA330 灌流器或 BL300 胆红素吸附器代替 MARS 白蛋白循环中的活性炭吸附器和阴离子交换吸附器，既有效降低了治疗成本，又可有效清除白蛋白结合毒素和水溶性毒素，并纠正水、电解质、酸碱失衡。基于 CAPS 白蛋白结合毒素交换量偏小而净化白蛋白的吸附容积较高的特性，在实际操作中可能要求要有较 MARS 更长的治疗时间。CAPS 系统与 MARS 相比具有相似的效能，但耗材价格可明显下降，具有较优的性能价格比，但缺乏补充蛋白质、凝血因子等肝脏合成功能的替代，疗效受一定影响。

## 十、成分血浆分离吸附（fractional plasma separation and absorption，FPSA）

FPSA 是 1999 年由奥地利 Falkenhagen 等建立的，该系统将 HP 和 HD 两个回路串接。FPSA 是先通过一个聚砜中空纤维膜滤器，该滤器白蛋白筛选系数 0.89，纤维蛋白原筛选系数 0.17，IgM 筛选系数 0，将白蛋白等分子量在 248kDa 以内的大分子物质滤过，然后将血浆引入一个树脂吸附柱及一个阴离子交换柱，从而吸附白蛋白结合毒素，被净化的白蛋白返回血浆，再吸附毒素。同时应用高通量透析器进行血液透析，清除小分子物质，纠正水、电解质、酸碱失衡。FPSA 同样具有三个体外循环：血液循环、吸附器循环、透析液循环。不仅能非常有效地通过直接吸附作用清除白蛋白结合毒素，同时在单独高通量血液透析阶段，能高效率地清除水溶性毒素。

## 十一、普罗米修斯系统（prometheus system）

普罗米修斯系统为费森尤斯公司和多瑙河大学联合研制，由成分血浆分离吸附（FPSA）技术与高通量血液透析联合组成。首先应用血浆分离器分离血浆，截留分子量 250kDa，将血浆引入一个树脂吸附柱及一个阴离子交换柱，从而吸附白蛋白结合毒素，被净化的白蛋白返回血浆，再吸附毒素。同时应用高通量透析器进行血液透析，清除小分子物质，纠正水、电解质、酸碱平衡紊乱，可选择性清除蛋白结合性及水溶性毒素，治疗过程中不需要补充外源性白蛋白，不会影响中心静脉压和血小板，因而该系统具有良好的安全性以及稳定性，其示意图如图5-39所示。

多项非对照研究均指出，普罗米修斯系统在治疗肝衰竭时，可以显著改善血清结合胆红素、胆汁酸、氨、胆碱酯酶、肌酐、尿素氮以及血 pH 水平。但治疗可诱发凝血功能紊乱、白蛋白丢失等不良反应。

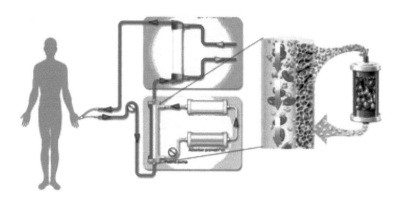

图 5-39　普罗米修斯系统示意图

普罗米修斯系统的机制和疗效与 MARS 类似，可以同时清除蛋白结合毒素和水溶性毒素。但对胆红素和尿素氮的清除，普罗米修斯系统优于 MARS 系统，特别是非结合胆红素只有普罗米修斯系统能够清除。两者对胆汁酸的清除能力相当，而 MARS 系统可以改善患者的循环状态。

## 十二、CRRT 联合 ECMO 治疗

ECMO 是体外膜肺氧合（extracorporeal membrane oxygenation）的英文简称，ECMO 的本质是一种改良的人工心肺机，最核心的部分是膜肺和血泵，分别起人工肺和人工心的作用。ECMO 运转时，血液从静脉引出，通过膜肺吸收氧，排出二氧化碳。经过气体交换的血，在泵的推动下可回到静脉（VV 通路），也可回到动脉（VA 通路）。前者主要用于体外呼吸支持，后者因血泵可以代替心脏的泵血功能，既可用于体外呼吸支持，又可用于心脏支持。当患者的肺功能严重受损，对常规治疗无效时，ECMO 可以承担气体交换任务，使肺处于休息状态，为患者的康复获得宝贵时间。同样患者的心功能严重受损时，血泵可以代替心脏泵血功能，维持血液循环。

合理应用 CRRT 有利于提高重症患者治疗水平，降低病死率。ECMO 抢救心肺功能障碍患者期间，合并急性肾损伤（acute kidney injury，AKI）、液体超载等原因时，联用连续性肾脏替代治疗 CRRT 是安全、有效的方法。CRRT 联合

ECMO 治疗模式示意图见图 5-40。

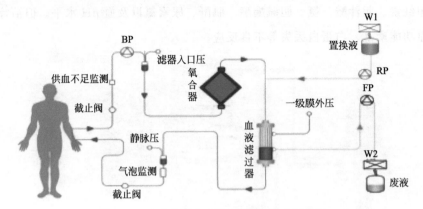

图 5-40　CRRT 联合 ECMO 治疗模式示意图

# 第六章

# 非生物型人工肝操作护理措施

人工肝支持系统已成为重型肝炎的重要治疗手段。在整个治疗过程中，护士精心准备、熟练配合、掌握机器性能、排除故障、合理使用肝素同样是治疗成功的关键。

## 一、人工肝治疗前的护理

### 1. 心理护理

有效的心理护理能消除或减轻患者紧张、焦虑等负性情绪，能提高患者的主观能动性及医护患互动性。心理护理及知识宣教应自始至终贯穿整个治疗过程。

### 2. 查对和评估指导

（1）查对患者的基本信息、既往史、过敏史、拟定的个体化治疗模式。

（2）病情评估（包括主诉、症状与体征、实验室检查项目等）、跌倒坠床风险评估、日常生活活动能力（ADL）评估、穿刺部位评估、心理状态评估。

（3）饮食指导。

（4）床上大小便锻炼和指导。

### 3. 治疗前的准备

治疗室环境和仪器的消毒，治疗药物和物品（包括抢救用品）的准备。

## 二、人工肝治疗操作过程中的护理

### 1. 医护人员自身准备及要求

进入治疗室应着工作服，按需选择防护隔离装备。操作治疗时，注重无菌操作，避免交叉感染。

**2. 体外循环管路的准备**

按治疗模式选择治疗仪器及耗材，进行正确的安装和冲洗，确保冲洗结束时，体外循环管路无空气且被肝素化。

**3. 人工肝操作流程主要流程**

（1）上机前再次查对和评估。

（2）心电监护，监测血糖，开辟至少一条外周静脉通路，按需吸氧。

（3）对人工肝留置管路进行常规消毒和冲洗，确保血管通路通畅。

（4）按治疗模式要求设置各项参数并建立体外循环，密切观察，确保体外循环的正常运行。

（5）密切观察患者生命体征和治疗并发症的发生情况，及时汇报和处理。

（6）严格执行三查七对，尤其是血制品的输注。

（7）治疗结束后，按医院感染管理要求处理一次性耗材及污水污物，对治疗室及治疗仪器进行清洁和消毒。

（8）及时完成人工肝治疗的护理记录。

**4. 操作护理**

（1）协助患者摆好体位，穿刺过程中严格无菌操作，及时检查机器运转状况。

（2）仔细检查管道连接状况，并用生理盐水冲洗管道，排尽空气。

（3）密切观察患者有无畏寒、寒战及生命体征等变化。

（4）观察并记录仪器的动脉压、静脉压、跨膜压的变化状况。

（5）观察穿刺部位是否有血肿，有无血浆过敏反应。

（6）密切监测患者心率、血压等指标，若血压下降，应立即降低血流速度，并补充血容量。

**5. 人工肝治疗的安全性监测**

（1）压力监测　运行过程中监测动脉压、静脉压和跨膜压力。动脉压升高提示血液流出不畅，静脉压升高提示血液回流受阻，可调整穿刺针位置，约束穿刺肢体，或用生理盐水冲洗留置针；跨膜压升高提示滤器血凝或滤过膜阻塞，可用生理盐水冲洗管路或调整抗凝药用量。

（2）报警监测　报警分黄灯、红灯报警。黄灯报警提示仪器干扰、自检、换袋等，血泵仍在运转，根据原因酌情处理；红灯报警提示血泵停止运转，管道内的血流可停止而致凝血，须迅速排除原因，以免治疗停止。绿灯亮则表示仪器运转正常。

（3）抗凝监测 密切观察患者有无出血征象，加强对穿刺点、黏膜、各种引流液、大便颜色及滤器凝血的观察；根据部分活化凝血活酶时间（APTT）调整肝素用量，APTT 延长应达正常值的 2 倍，治疗初每 1～2h 监测 1 次，稳定后 4h 监测 1 次，肝素过量时用鱼精蛋白中和。滤器凝血早期征兆为滤器中空纤维出现暗黑色条纹，这标志着滤器凝血的程度，超滤量减少是滤器凝血的另一标志。滤器中血液颜色变暗、发黑，滤器血温降低也提示滤器内存在凝血。滤液中出现血性成分，说明滤器阻塞，中空纤维管内压力增高，滤器破膜。

（4）病情监测 除了观察意识、心率、心律、血压、呼吸、血氧饱和度外，还要监测肾功能、C反应蛋白、电解质和血气分析的变化，并做好记录，发现变化，及时调整；准确记录每小时出入液量及脱水量，根据病情需要维持液体平衡，专人管理，床边重点交接班。

## 三、人工肝治疗后患者的监测及护理

### 1. 病情观察

严密监测患者的生命体征，每天测量体温、脉搏、血压等生理指标，观察神志变化，插管处是否有淤血、皮下出血或血肿，预防并发症的发生。

### 2. 饮食指导

指导患者在术后 24～72h 内控制饮食，进食低脂、清淡、易消化的软质饮食，少食多餐。

### 3. 活动指导

嘱患者卧床休息，尽量平卧，以防插管折叠、弯曲。嘱患者穿刺部位肢体勿过度用力，避免局部渗血。若出现渗血或发生血肿，可用冷敷及沙袋压迫。

### 4. 血管通路护理

严格执行无菌操作，避免导管脱出，尽量减少导管腔污染。

### 5. 拔管后护理

拔除深静脉导管时，不可按压导管拔除，防止导管尖端血栓脱落进入体循环，造成肺栓塞而致猝死。导管拔除后，应用力按压至少 10～15min。拔管后注意仍有出血风险，拔管后 2h 内避免下床活动，必要时绷带加压包扎。

# 第七章

# 常用非生物型人工肝治疗模式操作程序

**非生物型人工肝技术操作基本步骤**

人工肝治疗是在评估患者肝脏损伤疾病自身特点的基础上，采用个体化的人工肝治疗模式，其操作基本流程如图 7-1 所示。

## 一、准备工作

（1）详细向患者及其家属讲述人工肝治疗目的、模式、治疗的可行性、治疗中可能出现的意外情况、术后一般疗效、治疗费用等协议内容。

（2）患者及家属同意后签署深静脉穿刺置管和人工肝支持治疗知情同意书，血浆置换需签署输血同意书。

（3）术前常规检查血常规、出凝血指标、肝功能、电解质（钠、钾、氯、钙、磷）、肾功能、深静脉血管超声及与原发病相关的特异性指标等。

（4）医护人员进入治疗室前必须戴帽子、口罩，更换工作鞋，穿好隔离衣。操作时戴消毒手套。操作前用 0.05% 碘伏消毒液浸泡双手 5～10min。

## 二、血液净化器的冲洗

（1）血浆置换分离器及管路的消毒　体外循环的管路及分离器需无菌装接，用 38℃等渗盐水 1500mL 冲洗管路，再采用肝素 20mg 加入 500mL 生理盐水的肝素

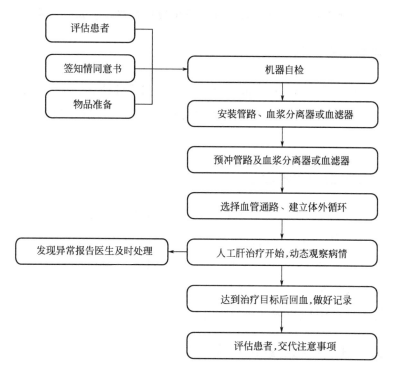

图 7-1 非生物型人工肝技术操作基本流程

生理盐水冲洗管路。

（2）血液灌注管路的冲洗 安装和冲洗的过程根据灌注器的型号而异，可参阅说明书。冲洗时动脉端垂直向下，活性炭灌注器要求用 5% 葡萄糖盐水 500mL，使炭与葡萄糖结合，以减少灌注时血糖水平下降，然后应把预冲流速加大至 150～200mL/min，观察是否有炭粒流出，确保炭灌注器完整。其他灌注器则要求用盐水冲洗。

（3）胆红素吸附管路的冲洗 基本上同血浆置换的装置相类似，因需加上胆红素吸附器，冲洗时先用 38℃ 等渗盐水 2500mL，再采用肝素 20mg 加入 500mL 生理盐水的肝素生理盐水冲洗管路，充分除去分离器或灌流器中的微气泡。

（4）血液透析管路的冲洗 启动透析机血泵 80～100mL/min，用生理盐水先排净透析管路和透析器血室（膜内）气体，生理盐水流向为动脉端→透析器→静脉端，不得逆向预冲。将泵速调至 200～300mL/min，连接透析液接头与透析器旁路，排净透析器透析液室（膜外）气体。

（5）血液滤过管路的冲洗 保证体外管路通畅是 CRRT 顺利进行的关键。为防止血液在管路内凝血，在 CRRT 前常采用肝素 20mg 加入 500mL 生理盐水的肝素生理盐水对血液管路、滤器、置换液（透析液）管路和超滤液管路进行预冲洗。

### 三、建立血液通路

多采用临时血管通路，可用股静脉插管、颈内静脉插管、锁骨下静脉插管等，肝衰竭患者人工肝治疗尽量避免锁骨下静脉插管，以股静脉、颈内静脉插管最为普遍。

### 四、人工肝血液净化治疗

连接动脉、静脉，开始血液体外循环，进行血液透析滤过、血浆置换、血液灌流/血浆吸附等操作。参数控制：血泵速度控制在 $100\sim150\text{mL/min}$；血浆置换血浆分离泵速度控制在 $20\sim25\text{mL/min}$；血液滤过分离泵速度为 $40\sim50\text{mL/min}$；PDF 置换透析液的泵速在 $40\sim50\text{mL/min}$；血浆吸附分离泵速为 $8\sim10\text{mL/min}$；跨膜压控制在 $50\text{mmHg}$ 以内（根据所用的滤器参数而定）。

### 五、人工肝治疗的肝素化方法

根据个体化原则，肝素通常有 3 种应用方案：常规应用方案、限量应用方案和局部肝素应用方案（体外肝素化）。需要进行人工肝治疗的患者往往凝血功能差，一般采用限量应用方案。局部肝素应用方案常用于出血危险性很高的患者。新近研究证实，低分子肝素与普通肝素相比效果相当，但不良反应明显降低，可优先考虑应用。

### 六、治疗术后物品的清洁及医疗垃圾的分类

治疗结束后治疗仪用 $0.5\%$ 过氧乙酸液进行表面擦洗，分离器及管路仅限一次性使用，行污物处理或用 $20\%$ 戊二醛严格消毒后废弃，不得重复应用，以免交叉感染。

## 第二节 持续血液透析操作程序

### 一、治疗前评估

（1）术前常规检查血常规、出凝血指标、肝功能、血氨、电解质（钠、钾、

氯、钙、磷）、肾功能、深静脉血管超声及与原发病相关的特异性指标等。

（2）综合评估患者适应证和禁忌证，确定患者是否应进行血液透析及选用何种血液透析器。

（3）向家属及或患者交代病情，签署深静脉穿刺知情同意书、人工肝支持系统治疗知情同意书。

## 二、物品准备

按医嘱准备血液透析器、血液透析管路、穿刺针、无菌治疗巾、生理盐水、碘伏和棉签等消毒物品、止血带、一次性手套、透析液等。常规准备地塞米松、肾上腺素等急救药品和器材。

## 三、建立血管通路

参照第三章第一节非生物型人工肝血管通路的建立。

## 四、接通电源后自检状态三分钟

（1）显示器中显示 ACH-10 或 HOME 字样。

（2）静脉压的条形图仅一个绿灯，从下限至上限全范围移动；所有红灯闪亮。

（3）显示部的其他发光灯都闪亮。

（4）报警灯的红绿灯都闪亮。

## 五、选择治疗模式

（1）在菜单的状态里选择 CHD 治疗模式。

（2）做血液透析时各液体的流量参数　每次透析时，先予 150mL/min 血流速度治疗 15min 左右，如无不适反应，调高血流速度至 200～400mL/min，要求每次透析时血流速度最低 200～250mL/min。但存在严重心律失常者，可酌情减慢血流速度，并密切监测患者在治疗中心律的变化。

## 六、管路安装

### 1. 血液管路

（1）动脉管路安装　把血泵泵管按标记安装到血泵上，把泵管上红色部分安装到血泵带标记的入口。把动脉壶安装到右侧的动脉壶固定器上。把膜件的动脉管路固定到动脉管路固定器上，连接动脉压力传感器和安装液枕。把液枕完全装入血液不足检测器内，旋转调节旋钮，让检测部突起部分充分顶住液枕。

（2）静脉管路安装　把静脉壶安装在左侧静脉壶固定器上。连接静脉压力传感器和气泡检测器。

（3）安装血液透析器　连接动脉出口和静脉入口。膜件的动脉端在下（有利预冲时的排气）。

（4）动脉预冲针与生理盐水连接　静脉出口固定到管路固定器上，动脉入口也固定到管路固定器上，不要污染。

（5）把透析液空检测器安装在生理盐水管路上。

### 2. 废液管路

（1）安装计测袋，把废液袋安装在废液袋吊架上。

（2）把 Y 型管安装在夹阀和漏血检测器上。

（3）把废液泵管路安装到废液泵上，按颜色标记。

（4）把废液管路入口与膜件连接，按颜色标记。

（5）把废液管路出口与废液桶连接。

（6）把废液压压力管路与废液压压力口连接。

### 3. 透析液管路

（1）安装计测袋，把透析袋安装在透析液袋吊架上。

（2）把 Y 型管安装在夹阀和管路固定器上。

（3）把透析液泵管路安装到透析液泵上，按颜色标记。

（4）把透析液管路入口固定到管路固定器上，不要污染。

（5）把透析液管路出口与膜件连接。

### 4. 安装完计测袋后把重量计保护罩安装好

注意：须注意各压力口必须安装传感器保护罩。

废液管路、透析液管路的安装要领如同血泵管路。将泵的转子按箭头方向旋转安装。

## 七、自动预冲

（1）先利用落差冲动脉侧入口充满生理盐水。完成后，用钳子夹住，把它挂到主吊架上或管路固定器上，不要污染。

（2）按自动预冲键，显示器上显示请预冲血液侧。

（3）打开血泵设定流量，血液净化机血泵 80～100mL/min，要调节动脉静脉壶液面。用生理盐水先排净透析管路和透析器血室（膜内）气体。生理盐水流向为动脉端→透析器→静脉端，不得逆向预冲。

（4）血液侧预冲结束后按完了键。显示请预冲废液侧。关闭血液泵。

（5）将透析器横放，易于排气，透析器和管路充满生理盐水时按完了键，显示请预冲透析液侧。将泵速调至 200～300mL/min，连接透析液接头与透析器旁路，排净透析器透析液室（膜外）气体。

（6）透析液充满后按完了键，显示请连接治疗液，把透析液管路入口连接到透析液袋后按完了键，自动充填各袋的所需液量，填充结束后进行报知，同时自动停止。显示器上显示预冲完了，机器有音乐提示音按消音键。

（7）用钳子把静脉侧的穿刺部分夹住，挂到主吊架上，不要污染。

## 八、连接加热袋管路和预冲

（1）把加热袋安装到加热器上，带预冲针的是入口在下方，出口在上方。

（2）把加热袋预冲针连接到生理盐水袋上，出口固定到管路固定器上，不要污染。

（3）打开加热袋管路夹，利用落差充满加热袋和管路。

（4）把透析液出口与加热袋入口连接，加热袋出口与膜件连接。

## 九、引血

（1）连接动脉针。

（2）开血泵。血液引出后，关血泵。

（3）连接静脉针。

（4）开血泵，调节到医嘱的设定流量。

注：每个医院的引血方式不同，以上引血方式仅作为参考。

## 十、治疗

（1）根据医嘱设定废液、透析液、除水量和血流量。

（2）按开始键，先予 150mL/min 血流速度治疗 15min 左右，如无不适反应，调高血流速度至 200～400mL/min。

（3）接通加热器电源和开关，根据医嘱调解加热器温度。

（4）肝素泵的使用步骤如下。

① 让肝素泵的注射器固定杆往前或后拉时，应保持水平方向。

② 让注射器外筒固定块对准外筒固定孔的位置，用手推注射器推杆支架，让推杆嵌入后将注射器向后推到底。

③ 将肝素泵的注射器固定杆在不向前拉的状态下，扳到垂直方向固定注射器，这时如使用 50mL 注射器时，使圆弧的切迹朝上，注射器为 20mL 时使无圆弧的切迹面向上。

（5）根据医嘱把配好肝素盐水的注射器安装到肝素泵上，连接肝素管路。一般普通肝素首剂量 0.3～0.5mg/kg，追加剂量 5～10mg/h，间歇性静脉注射或持续性静脉输注（常用）；血液透析结束前 30～6min 停止追加。应依据患者的凝血状态个体化调整剂量。

## 十一、治疗中

（1）注意不要中断透析液，不要让任何物体接触到夹阀。

（2）随时查看各压力值和各数据，包括全血流速、动脉压、静脉压、跨膜压变化等。

（3）密切观察患者生命体征，包括每隔 30min 测血压、心率等。

## 十二、血液回收

（1）按停止键。

（2）关血泵，取出动脉针，刺入生理盐水之后开血泵，调整血液流量至 50～100mL/min。

（3）结束后关血泵，取出静脉针，取下所有管路，关电源。

## 十三、观察并记录

观察患者生命体征、病情变化、治疗参数及治疗经过，完成本次人工肝护理和治疗记录。

## 十四、本次 CHD 治疗结束

<br>

### 第三节　持续血液滤过操作程序

### 一、治疗前评估

（1）术前常规检查血常规、出凝血指标、肝功能、血氨、电解质（钠、钾、氯、钙、磷）、肾功能、深静脉血管超声及与原发病相关的特异性指标等。

（2）综合评估患者适应证和禁忌证，确定患者是否可以进行血液滤过及选用何种血液滤过器。

（3）向家属及（或）患者交代病情，签署深静脉穿刺知情同意书、人工肝支持系统治疗知情同意书。

### 二、物品准备

按医嘱准备血液滤过器、血液滤过管路、安全导管（补液装置）、穿刺针、无菌治疗巾、生理盐水、一次性冲洗管、消毒物品、止血带、一次性手套、透析液等。常规准备地塞米松、肾上腺素等急救药品和器材。

### 三、建立血管通路

参见第三章第一节非生物型人工肝血管通路的建立。

### 四、接通电源后自检状态三分钟

（1）显示器中显示 ACH-10 或 HOME 字样。

（2）静脉压的条形图仅一个绿灯，从下限至上限全范围移动；所有红灯闪亮。

（3）显示部的其他发光灯都闪亮。

（4）报警灯的红绿灯都闪亮。

### 五、选择治疗模式

（1）在菜单的状态里选择 CHF 治疗模式。

（2）血液滤过时各液体的流量参数　通常每次 HF 治疗 4h，建议血流量＞250mL/min。

## 六、管路安装

### 1. 血液管路

（1）动脉管路安装　把血泵泵管按标记安装到血泵上，把泵管上红色部分安装到血泵带标记的入口。把动脉壶安装到右侧的动脉壶固定器上。把膜件的动脉管路固定到动脉管路固定器上，连接动脉压力传感器和安装液枕。把液枕完全装入血液不足检测器内，旋转调节旋钮，让检测部突起部分充分顶住液枕。

（2）静脉管路安装　把静脉壶安装在左侧静脉壶固定器上。连接静脉压力传感器和气泡检测器。

（3）安装膜件　连接动脉出口和静脉入口。膜件的动脉端在下（有利预冲时的排气）。

（4）动脉预冲针与生理盐水连接。静脉出口固定到管路固定器上，动脉入口也固定到管路固定器上，不要污染。

（5）把置换液空检测器安装在生理盐水管路上。

### 2. 废液管路

（1）安装计测袋，把废液袋安装在废液袋吊架上。

（2）把 Y 型管安装在夹阀和漏血检测器上。

（3）把废液泵管路安装到废液泵上，按颜色标记。

（4）把废液管路入口与膜件连接，按颜色标记。

（5）把废液管路出口与废液桶连接。

（6）把废液压压力管路与废液压压力口连接。

### 3. 置换液管路

（1）安装计测袋，把置换袋安装在置换液袋吊架上。

（2）把 Y 型管安装在夹阀和管路固定器上。

（3）把置换液泵管路安装到置换液泵上，按颜色标记。

（4）把置换液管路入口固定到管路固定器上，不要污染。

（5）把置换液管路出口与静脉管路连接（预冲时使用）。

（6）堵住膜件下方（有专用管路）。

**4. 安装完计测袋后把重量计保护罩安装好**

注意：须注意各压力口必须安装传感器保护罩。

废液管路、置换液管路的安装要领如同血泵管路。将泵的转子按箭头方向旋转安装。

## 七、自动预冲

（1）先利用落差冲动脉侧入口充满生理盐水。完成后，用钳子夹住，把它挂到主吊架上或管路固定器上，不要污染。

（2）按自动预冲键，显示器上显示请预冲血液侧。

（3）打开血泵设定流量，要调节动脉静脉壶液面。用手振动膜件排气，把气泡排净。

（4）血液侧预冲结束后按完了键。显示请预冲废液侧。关闭血液泵。

（5）将膜件横放，易于排气，膜件和管路充满生理盐水时按完了键，显示请预冲置换液侧。

（6）置换液充满后按完了键，显示请连接治疗液，把置换液管路入口连接到置换液袋后按完了键，自动充填各袋的所需液量，填充结束后进行报知，同时自动停止。显示器上显示预冲完了键，机器有音乐提示音按消音键。

（7）用钳子把静脉侧的穿刺部分夹住，挂到主吊架上，不要污染。

## 八、连接加热袋管路和预冲

（1）把加热袋安装到加热器上，带预冲针的是入口在下方，出口在上方。

（2）把加热袋预冲针连接到生理盐水袋上，出口固定到管路固定器上，不要污染。

（3）打开加热袋管路夹利用落差，充满加热袋和管路。

（4）把置换液出口与加热袋入口连接，加热袋出口与静脉或动脉管路连接。

## 九、引血

（1）连接动脉针。

（2）开血泵。血液引出后，关血泵。

（3）连接静脉针。

（4）开血泵，调节到医嘱的设定流量。

注：每个医院的引血方式不同，以上引血方式仅作为参考。

## 十、治疗

（1）根据医嘱设定废液、置换液、除水量和血流量。

（2）按开始键，建议血流量＞250mL/min。

（3）接通加热器电源和开关，根据医嘱调解加热器温度。

（4）肝素泵的使用步骤如下。

① 让肝素泵的注射器固定杆往前或后拉时，应保持水平方向。

② 让注射器外筒固定块对准外筒固定孔的位置，用手推注射器推杆支架，让推杆嵌入后将注射器向后推到底。

③ 将肝素泵的注射器固定杆在不向前拉的状态下，扳到垂直方向固定注射器，这时如使用50mL注射器时，使圆弧的切迹朝上，注射器为20mL时使无圆弧的切迹面向上。

（5）根据医嘱把配好肝素盐水的注射器安装到肝素泵上，连接肝素管路。

一般普通肝素首剂量0.3～0.5mg/kg，追加剂量5～10mg/h，间歇性静脉注射或持续性静脉输注（常用）；血液滤过结束前30～60min停止追加。应依据患者的凝血状态个体化调整剂量。

## 十一、治疗中

（1）注意不要中断置换液，不要让任何物体接触到夹阀。

（2）随时查看各压力值和各数据，包括全血流速、动脉压、静脉压、跨膜压变化等。

（3）密切观察患者生命体征，每隔30min测血压、心率等。

## 十二、血液回收

（1）按停止键。

（2）关血泵，取出动脉针，刺入生理盐水之后开血泵，调整血液流量至50～100mL/min。

（3）结束后关血泵，取出静脉针，取下所有管路，关电源。

## 十三、观察并记录

观察患者生命体征、病情变化、治疗参数及治疗经过，完成本次人工肝护理和治疗记录。

## 十四、本次 CHF 治疗结束

## 第四节 持续血液透析滤过操作程序

### 一、治疗前评估

（1）术前常规检查血常规、出凝血指标、肝功能、血氨、电解质（钠、钾、氯、钙、磷）、肾功能、深静脉血管超声及与原发病相关的特异性指标等。

（2）综合评估患者适应证和禁忌证，确定患者是否应进行血液透析滤过及选用何种血液透析滤过器。

（3）向家属及（或）患者交代病情，签署深静脉穿刺知情同意书、人工肝支持系统治疗知情同意书。

### 二、物品准备

按医嘱准备血液透析滤过器、血液透析滤过管路、安全导管（补液装置）、穿刺针、无菌治疗巾、生理盐水、一次性冲洗管、消毒物品、止血带、一次性手套、透析液等。常规准备地塞米松、肾上腺素等急救药品和器材。

### 三、建立血管通路

参见第三章第一节非生物型人工肝血管通路的建立。

### 四、接通电源后自检状态三分钟

（1）显示器中显示 ACH-10 或 HOME 字样。

（2）静脉压的条形图仅一个绿灯，从下限至上限全范围移动；所有红灯闪亮。

（3）显示部的其他发光灯都闪亮。

（4）报警灯的红绿灯都闪亮。

### 五、选择治疗模式

（1）在菜单的状态里选择 CHDF 治疗模式。

（2）血液透析滤过时各液体的流量参数如下。

① 血液流量：根据患者病情设定 [2～5mL/(kg·min)]。

② 置换液流量：40mL/(kg·h)。

③ 透析液流量：20～40mL/(kg·h)。

④ 废液流量：置换液＋透析液＋患者的除水量。

## 六、管路安装

### 1. 血液管路

（1）动脉管路安装　把血泵泵管按标记安装到血泵上，把泵管上红色部分安装到血泵带标记的入口。把动脉壶安装到右侧的动脉壶固定器上。把膜件的动脉管路固定到动脉管路固定器上，连接动脉压力传感器和安装液枕。把液枕完全装入血液不足检测器内，旋转调节旋钮，让检测部突起部分充分顶住液枕。

（2）静脉管路安装　把静脉壶安装在左侧静脉壶固定器上。连接静脉压力传感器和气泡检测器。

（3）安装膜件　连接动脉出口和静脉入口。膜件的动脉端在下（有利于预冲时的排气）。

（4）动脉预冲针与生理盐水连接　静脉出口固定到管路固定器上，动脉入口也固定到管路固定器上，不要污染。

（5）把置换液空检测器和透析液空检测器安装在生理盐水管路上。

### 2. 废液管路

（1）计测袋的安装。把废液袋安装在废液袋吊架上。

（2）把 Y 型管安装在夹阀和漏血检测器上。

（3）把废液泵管路安装到废液泵上，按颜色标记。

（4）把废液管路入口与膜件连接，按颜色标记。

（5）把废液管路出口与废液桶连接。

（6）把废液压压力管路与废液压压力口连接。

### 3. 置换液管路

（1）计测袋安装。把置换袋安装在置换液袋吊架上。

（2）把 Y 型管安装在夹阀和管路固定器上。

（3）把置换液泵管路安装到置换液泵上，按颜色标记。

（4）把置换液管路入口固定到管路固定器上，不要污染。

（5）把置换液管路出口与静脉管路连接（预冲时使用）。

### 4. 透析液管路

（1）安装计测袋，把透析袋安装在透析液袋吊架上。

（2）把 Y 型管安装在夹阀和管路固定器上。

（3）把透析液泵管路安装到透析液泵上，按颜色标记。

（4）把透析液管路入口固定到管路固定器上，不要污染。

（5）把透析液管路出口与膜件连接。

### 5. 安装完计测袋后把重量计保护罩安装好

注意：须注意各压力口必须安装传感器保护罩。

废液管路、置换液管路及透析液管路的安装要领如同血泵管路。将泵的转子按箭头方向旋转安装。

## 七、自动预冲

（1）先利用落差冲动脉侧入口充满生理盐水。完成后，用钳子夹住，把它挂到主吊架上或管路固定器上，不要污染。

（2）按自动预冲键，显示器上显示请预冲血液侧。

（3）打开血泵设定流量，要调节动脉静脉壶液面。用手振动膜件排气，把气泡排净。

（4）血液侧预冲结束后按完了键。显示请预冲废液侧。关闭血液泵。

（5）将膜件横放，易于排气，膜件和管路充满生理盐水时按完了键，显示请预冲置换液侧。

（6）置换液充满后按完了键，显示请预冲透析液侧。

（7）透析液充满后按完了键，显示请连接治疗液，把置换液管路入口连接到置换液袋上，透析液管路入口连接到透析液袋后按完了键，自动充填各袋的所需液量，填充结束后进行报知，同时自动停止。显示器上显示预冲完了，机器有音乐提示音按消音键。

（8）用钳子把静脉侧的穿刺部分夹住，挂到主吊架上，不要污染。

## 八、连接加热袋管路和预冲

（1）把加热袋安装到加热器上，带预冲针的是入口在下方，出口在上方。

（2）把加热袋预冲针连接到生理盐水袋上，出口固定到管路固定器上，不要污染。

（3）打开加热袋管路夹利用落差，充满加热袋和管路。

（4）把置换液出口与加热袋入口连接，加热袋出口与静脉或动脉管路连接。

## 九、引血

（1）连接动脉针。

（2）开血泵。血液引出后，关血泵。

（3）连接静脉针。

（4）开血泵，调节到医嘱的设定流量。

注：每个医院的引血方式不同，以上引血方式仅作为参考。

## 十、治疗

（1）根据医嘱设定废液、置换液、透析液、除水量和血流量。

（2）按开始键。血液流量根据患者病情为 $2\sim5mL/(kg \cdot min)$；置换液流量为 $40mL/(kg \cdot h)$；透析液流量为 $20\sim40mL/(kg \cdot h)$。

（3）接通加热器电源和开关，根据医嘱调解加热器温度。

（4）肝素泵的使用步骤如下。

① 让肝素泵的注射器固定杆往前或后拉时，应保持水平方向。

② 让注射器外筒固定块对准外筒固定孔的位置，用手推注射器推杆支架，让推杆嵌入后将注射器向后推到底。

③ 将肝素泵的注射器固定杆在不向前拉的状态下，扳到垂直方向固定注射器，这时如使用 50mL 注射器时，使圆弧的切迹朝上，注射器为 20mL 时使无圆弧的切迹面向上。

（5）根据医嘱把配好肝素盐水的注射器安装到肝素泵上，连接肝素管路。采用前稀释的患者，一般首剂量 $15\sim20mg$，追加剂量 $5\sim10mg/h$，静脉泵入；采用后稀释的患者，一般首剂量 $20\sim30mg$，追加剂量 $8\sim15mg/h$，静脉泵入；治疗结束前 $30\sim60min$ 停止追加。抗凝药物的剂量依据患者的凝血状态个体化调整；治疗时间越长，给予的追加剂量应逐渐减少。

## 十一、治疗中

（1）注意不要中断置换液与透析液，不要让任何物体接触到夹阀。

（2）随时查看各压力值和各数据，包括全血流速、动脉压、静脉压、跨膜压变化等。

（3）密切观察患者生命体征，每隔30min测血压、心率等。

## 十二、血液回收

（1）按停止键。

（2）关血泵，取出动脉针，刺入生理盐水之后按开血泵。

（3）结束后关血泵，取出静脉针，取下所有管路，关电源。

## 十三、观察并记录

观察患者生命体征、病情变化、治疗参数及治疗经过，完成本次人工肝护理和治疗记录。

## 十四、本次 CHDF 治疗结束

## 第五节　血浆置换操作程序

### 一、治疗前评估

（1）术前常规检查血常规、出凝血指标、肝功能、电解质（钠、钾、氯、钙、磷）、肾功能、深静脉血管超声及与原发病相关的特异性指标等。

（2）综合评估患者适应证和禁忌证，确定患者是否应进行血浆置换及选用何种血浆分离器。

（3）向家属及或患者交代病情，签署深静脉穿刺知情同意书、人工肝支持系统治疗知情同意书和输血制品知情同意书。

### 二、物品准备

按医嘱准备血浆分离器、血浆置换管路、穿刺针、无菌治疗巾、生理盐水、一次性冲洗管、消毒物品、止血带、一次性手套、新鲜冷冻血浆等。常规准备地塞米松、肾上腺素等急救药品和器材。

## 三、建立血管通路

参见第三章第一节非生物人工肝血管通路的建立。

## 四、接通电源后自检状态三分钟

（1）显示器中显示 ACH-10 或 HOME 字样。

（2）静脉压的条形图仅一个绿灯，从下限至上限全范围移动；所有红灯闪亮。

（3）显示部的其他发光灯都闪亮。

（4）报警灯的红绿灯都闪亮。

## 五、选择治疗模式

（1）在菜单的状态里选择 CHF 治疗模式（在 CHF 模式下治疗 PE，以下废液泵称为分离泵，置换液泵称为补液泵）。

（2）PE 时各液体的流量参数如下。

① 血液流量：根据患者病情设定 2～5mL/(kg·min) 或 100～150mL/min。

② 分浆流量：20～25mL/min 或为血流量的 20%～30%。

③ 返浆流量：与分浆流量相等（与分浆比为 100%）。

④ 治疗时间一般是 2～3h。

（3）患者的血浆容量可以按照下述公式进行计算和估计。

① 根据患者的性别、血细胞比容和体重可用以下公式计算。

$$血浆容量＝(1-血细胞比容)\times[b+(c\times体重)] \qquad ①$$

式中，血浆容量的单位为 mL，体重的单位为 kg。$b$ 为常数，男性为 1530，女性为 864；$c$ 为常数，男性为 41，女性为 47.2。

② 血浆容量的估计可根据下述公式来计算。

$$血浆容量＝0.065\times体重\times(1-血细胞比容) \qquad ②$$

式中，体重的单位为 kg。公式①较公式②复杂，但计算结果较为精确。

③ 直接根据体重来计算。

$$血浆容量(mL)＝35～40mL/kg \qquad ③$$

一般以 35mL/kg 体重计算，而血细胞比容低于正常值时，则为 40mL/kg。

## 六、管路安装

### 1. 血液管路

（1）动脉管路安装　把血泵泵管按标记安装到血泵上，把泵管上红色部分安装到血泵带标记的入口。把动脉壶安装到右侧的动脉壶固定器上。把膜件的动脉管路固定到动脉管路固定器上，连接动脉压力传感器和安装液枕。把液枕完全装入血液不足检测器内，旋转调节旋钮，让检测部突起部分充分顶住液枕。

（2）静脉管路安装　把静脉壶安装在左侧静脉壶固定器上。连接静脉压力传感器和气泡检测器。

（3）安装膜件　连接动脉出口和静脉入口。膜件的动脉端在下（有利于预冲时排气）。

（4）动脉预冲针与生理盐水连接　静脉出口固定到管路固定器上，动脉入口也固定到管路固定器上，不要污染。

（5）把置换液空检测器安装在生理盐水管路上。

### 2. 分离泵管路

（1）安装计测袋，把分离袋安装在分离袋吊架上。

（2）把 Y 型管安装在夹阀和漏血检测器上。

（3）把分离泵管路安装到分离泵上，按颜色标记。

（4）把分离管路入口与膜件连接，按颜色标记。

（5）把分离管路出口与废液桶连接。

（6）把血浆压压力管路与压力口连接。

### 3. 补液泵管路

（1）安装计测袋，把补液袋安装在补液液袋吊架上。

（2）把 Y 型管安装在夹阀和管路固定器上。

（3）把补液泵管路安装到补液泵上，按颜色标记。

（4）把补液管路入口固定到管路固定器上，不要污染。

（5）把补液管路出口与静脉管路连接（预冲时使用）。

### 4. 安装完计测袋后把重量计保护罩安装好

注意：须注意各压力口必须安装传感器保护罩。

分离管路、补液管路的安装要领如同血泵管路。将泵的转子按箭头方向旋转安装。

## 七、自动预冲

（1）先利用落差冲动脉侧入口充满生理盐水。完成后，用钳子夹住，把它挂到主吊架上或管路固定器上，不要污染。

（2）按自动预冲键，显示器上显示请预冲血液侧。

（3）打开血泵设定流量，要调节动脉静脉壶液面。用手振动膜件排气，把气泡排净。

（4）血液侧预冲结束后按完了键。显示请预冲废液侧。关闭血液泵。

（5）将膜件横放，易于排气，膜件和管路充满生理盐水时按完了键，显示请预冲置换液侧。

（6）分离袋充满后，按完了键，显示请连接治疗液，把补液管路入口连接到补液袋后按完了键，自动充填各袋的所需液量，填充结束后进行报知，同时自动停止。显示器上显示预冲完了，机器有音乐提示音按消音键。

（7）用钳子把静脉侧的穿刺部分夹住，挂到主吊架上，不要污染。

## 八、连接加热袋管路和预冲

（1）把加热袋安装到加热器上，带预冲针的是入口在下方，出口在上方。

（2）把加热袋预冲针连接到生理盐水袋上，出口固定到管路固定器上，不要污染。

（3）打开加热袋管路夹，利用落差，充满加热袋和管路。

（4）把补液出口与加热袋入口连接，加热袋出口与静脉或动脉管路连接。

## 九、引血

（1）连接动脉针。

（2）开血泵。血液引出后，关血泵。

（3）连接静脉针。

（4）开血泵，调节到医嘱的设定流量。

注：每个医院的引血方式不同，以上引血方式仅作为参考。

## 十、治疗

（1）根据医嘱设定分离液、补液和血流量。

（2）按开始键。血浆置换治疗开始时，全血液速度宜慢，观察 2～5min，无反应后再以正常速度运行。通常血浆分离器的血流速度为 100～150mL/min，分浆流量为 20～25mL/min 或为血流量的 20%～30%。

（3）接通加热器电源和开关，根据医嘱调解加热器温度。

（4）肝素泵的使用步骤如下。

① 让肝素泵的注射器固定杆往前或后拉时，应保持水平方向。

② 让注射器外筒固定块对准外筒固定孔的位置，用手推注射器推杆支架，让推杆嵌入后将注射器向后推到底。

③ 将肝素泵的注射器固定杆在不向前拉的状态下，扳到垂直方向固定注射器，这时如使用 50mL 注射器时，使圆弧的切迹朝上，注射器为 20mL 时使无圆弧的切迹面向上。

（5）根据医嘱把配好肝素盐水的注射器安装到肝素泵上，连接肝素管路。一般普通肝素首剂量 0.5～1.0mg/kg，追加剂量 10～20mg/h，间歇性静脉注射或持续性静脉输注（常用）；预期结束前 30min 停止追加。实施前给予肝素 20mg 加入 500mL 生理盐水的肝素生理盐水预冲、保留灌注 20min 后，再给予生理盐水 500mL 冲洗，有助于增强抗凝效果。肝素剂量应依据患者的凝血状态个体化调整。

## 十一、治疗中

（1）注意不要中断补液，不要让任何物体接触到夹阀。

（2）随时查看各压力值和各数据，包括全血流速、血浆流速、动脉压、静脉压、跨膜压变化等。

（3）密切观察患者生命体征，每隔 30min 测血压、心率等。

## 十二、血液回收

（1）按停止键。

（2）关血泵，取出动脉针，刺入生理盐水之后按开血泵。

（3）结束后关血泵，取出静脉针，取下所有管路，关电源。

## 十三、观察并记录

观察患者生命体征、病情变化、治疗参数及治疗经过，完成本次人工肝护理和治疗记录。

## 十四、本次 PE 治疗结束

血浆透析滤过操作程序

### 一、治疗前评估

（1）术前常规检查血常规、出凝血指标、肝功能、血氨、电解质（钠、钾、氯、钙、磷）、肾功能、深静脉血管超声及与原发病相关的特异性指标等。

（2）综合评估患者适应证和禁忌证，确定患者是否可以进行血浆透析滤过及选用何种血浆分离器。

（3）向家属及（或）患者交代病情，签署深静脉穿刺知情同意书、人工肝支持系统治疗知情同意书和输血制品知情同意书。

### 二、物品准备

按医嘱准备血浆成分分离器、血浆置换管路、穿刺针、无菌治疗巾、生理盐水、一次性冲洗管、消毒物品、止血带、一次性手套、新鲜冷冻血浆、透析液等。常规准备地塞米松、肾上腺素等急救药品和器材。

### 三、建立血管通路

参见第三章第一节非生物型人工肝血管通路的建立。

### 四、接通电源后自检状态三分钟

（1）显示器中显示 ACH-10 或 HOME 字样。

（2）静脉压的条形图仅一个绿灯，从下限至上限全范围移动；所有红灯闪亮。

（3）显示部的其他发光灯都闪亮。

（4）报警灯的红绿灯都闪亮。

### 五、选择治疗模式

（1）在菜单的状态里选择 CHDF 治疗模式。

（2）PDF 时各液体的流量参数如下。

① 血液流量：根据患者病情设定（120～150mL/min）。

② 透析液流量：为 2000mL/h。

③ 后稀释补充血浆总量 1200～1800mL，补充血浆流量 300～500mL/h。

④ 治疗时间一般每次 5～6h。

## 六、管路安装

### 1. 血液管路

（1）动脉管路安装　把血泵泵管按标记安装到血泵上，把泵管上红色部分安装到血泵带标记的入口。把动脉壶安装到右侧的动脉壶固定器上。把膜件的动脉管路固定到动脉管路固定器上，连接动脉压力传感器和安装液枕。把液枕完全装入血液不足检测器内，旋转调节旋钮，让检测部突起部分充分顶住液枕。

（2）静脉管路安装　把静脉壶安装在左侧静脉壶固定器上。连接静脉压力传感器和气泡检测器。

（3）安装膜件　连接动脉出口和静脉入口。膜件的动脉端在下（有利预冲时的排气）。

（4）动脉预冲针与生理盐水连接　静脉出口固定到管路固定器上，动脉入口也固定到管路固定器上，不要污染。

（5）把置换液空检测器和透析液空检测器安装在生理盐水管路上。

### 2. 分离泵管路

（1）安装计测袋，把分离袋安装在分离袋吊架上。

（2）把 Y 型管安装在夹阀和漏血检测器上。

（3）把分离泵管路安装到分离泵上，按颜色标记。

（4）把分离管路入口与膜件连接，按颜色标记。

（5）把分离管路出口与废液桶连接。

（6）把血浆压压力管路与压力口连接。

### 3. 废液管路

（1）安装计测袋，把废液袋安装在废液袋吊架上。

（2）把 Y 型管安装在夹阀和漏血检测器上。

（3）把废液泵管路安装到废液泵上，按颜色标记。

（4）把废液管路入口与膜件连接，按颜色标记。

（5）把废液管路出口与废液桶连接。

（6）把废液压压力管路与废液压压力口连接。

### 4. 置换液管路

（1）安装计测袋，把置换袋安装在置换液袋吊架上。

（2）把 Y 型管安装在夹阀和管路固定器上。

（3）把置换液泵管路安装到置换液泵上，按颜色标记。

（4）把置换液管路入口固定到管路固定器上，不要污染。

（5）把置换液管路出口与静脉管路连接（预冲时使用）。

### 5. 透析液管路

（1）安装计测袋，把透析袋安装在透析液袋吊架上。

（2）把 Y 型管安装在夹阀和管路固定器上。

（3）把透析液泵管路安装到透析液泵上，按颜色标记。

（4）把透析液管路入口固定到管路固定器上，不要污染。

（5）把透析液管路出口与膜件连接。

### 6. 安装完计测袋后把重量计保护罩安装好

注意：须注意各压力口必须安装传感器保护罩。

废液管路、置换液管路及透析液管路的安装要领如同血泵管路。将泵的转子按箭头方向旋转安装。

## 七、自动预冲

（1）先利用落差冲动脉侧入口充满生理盐水。完成后，用钳子夹住，把它挂到主吊架上或管路固定器上，不要污染。

（2）按自动预冲键，显示器上显示请预冲血液侧。

（3）打开血泵设定流量，要调节动脉静脉壶液面。用手振动膜件排气，把气泡排净。

（4）血液侧预冲结束后按完了键。显示请预冲废液侧。关闭血液泵。

（5）将膜件横放，使其易于排气，膜件和管路充满生理盐水时按完了键，显示请预冲置换液侧。

（6）置换液充满后按完了键，显示请预冲透析液侧。

（7）透析液充满后按完了键，显示请连接治疗液，把置换液管路入口连接到置换液袋上，透析液管路入口连接到透析液袋后按完了键，自动充填各袋的所需液量，填充结束后进行报知，同时自动停止。显示器上显示预冲完了，机器有音乐提示音按消音键。

（8）用钳子把静脉侧的穿刺部分夹住，挂到主吊架上，不要污染。

## 八、连接加热袋管路和预冲

（1）把加热袋安装到加热器上，带预冲针的是入口在下方，出口在上方。

（2）把加热袋预冲针连接到生理盐水袋上，出口固定到管路固定器上，不要污染。

（3）打开加热袋管路夹，利用落差，充满加热袋和管路。

（4）把置换液出口与加热袋入口连接，加热袋出口与静脉或动脉管路连接。

## 九、引血

（1）连接动脉针。

（2）开血泵。血液引出后，关血泵。

（3）连接静脉针。

（4）开血泵，调节到医嘱的设定流量。

注：每个医院的引血方式不同，以上引血方式仅作为参考。

## 十、治疗

（1）根据医嘱设定废液、置换液、透析液、除水量和血流量。

（2）按开始键。

（3）接通加热器电源和开关，根据医嘱调解加热器温度。

（4）肝素泵的使用步骤如下。

① 让肝素泵的注射器固定杆往前或后拉时，应保持水平方向。

② 让注射器外筒固定块对准外筒固定孔的位置，用手推注射器推杆支架，让

推杆嵌入后将注射器向后推到底。

③ 将肝素泵的注射器固定杆在不向前拉的状态下，扳到垂直方向固定注射器，这时如使用 50mL 注射器时，使圆弧的切迹朝上，注射器为 20mL 时使无圆弧的切迹面向上。

（5）根据医嘱把配好肝素盐水的注射器安装到肝素泵上，连接肝素管路。一般普通肝素首剂量 0.5～1.0mg/kg，追加剂量 10～20mg/h，间歇性静脉注射或持续性静脉输注（常用）；预期结束前 30min 停止追加。实施前给予 4mg/dL 肝素生理盐水预冲、保留灌注 20min 后，再给予生理盐水 500mL 冲洗，有助于增强抗凝效果。肝素剂量应依据患者的凝血状态个体化调整。

## 十一、治疗中

（1）注意不要中断置换液与透析液，不要让任何物体接触到夹阀。

（2）随时查看各压力值和各数据。引血至管路开始治疗，密切观察机器运行，包括全血流速、血浆流速、动脉压、静脉压、跨膜压变化。特别是开始治疗半小时以内的抗凝充分非常重要。

（3）治疗开始时血流量一般从 50～80mL/min 逐渐增加至 80～100mL/min，透析液流量为 400～600mL/h，后稀释置换液流量 280～450mL/h，补充液的流量为 150mL/h。

（4）密切观察各种滤器情况，血浆颜色，注意有无溶血的发生，如有破膜应及时更换相应滤器。

（5）密切观察患者生命体征，每隔 30min 测血压、心率等。

## 十二、血液回收

（1）按停止键。

（2）关血泵，取出动脉针，刺入生理盐水之后开血泵。

（3）结束后关血泵，取出静脉针，取下所有管路，关电源。

## 十三、观察并记录

观察患者生命体征、病情变化、治疗参数及治疗经过，完成本次人工肝护理和治疗记录。

## 十四、本次 PDF 治疗结束

**第七节　双重滤过血浆置换操作程序**

### 一、治疗前评估

（1）术前常规检查血常规、出凝血指标、肝功能、电解质（钠、钾、氯、钙、磷）、肾功能、深静脉血管超声及与原发病相关的特异性指标等。

（2）综合评估患者适应证和禁忌证，确定患者是否可以进行双重滤过血浆置换及选用何种血浆分离器。

（3）向家属及（或）患者交代病情，签署深静脉穿刺知情同意书、人工肝支持系统治疗知情同意书。

### 二、物品准备

按医嘱准备血浆分离器、血浆成分分离器、血浆置换管路并核对其型号；准备生理盐水、抗凝药、配置含有抗凝药的生理盐水；准备体外循环用的必需物品如止血钳、注射器、手套等。常规准备地塞米松、肾上腺素等急救药品和器材。

### 三、建立血管通路

参见第三章第一节非生物型人工肝血管通路的建立，多采用临时血管通路。

### 四、接通电源后自检状态三分钟

（1）显示器中显示 ACH-10 或 HOME 字样。

（2）静脉压的条形图仅一个绿灯，从下限至上限全范围移动；所有红灯闪亮。

（3）显示部的其他发光灯都闪亮。

（4）报警灯的红绿灯都闪亮。

### 五、选择治疗模式

（1）在菜单的状态里选择 CHF 治疗模式。

（2）DFPP 时各液体的流量参数如下。

① 血液流量：根据患者病情设定（80～120mL/min）；

② 分浆流量：为血流量的 20%～30%；

③ 返浆流量：为分浆流量的 10%～20%；

④ 弃浆流量：为分浆流量的 10%～20%；

⑤ 治疗时间一般每次 2～5h，每次处理 4～10L 血浆，弃掉 0.5～1.0L 血浆。

## 六、管路安装

### 1. 血液管路

（1）动脉管路安装，把血泵泵管按标记安装到血泵上，把泵管上红色部分安装到血泵带标记的入口。把动脉壶安装到右侧的动脉壶固定器上。把膜件的动脉管路固定到动脉管路固定器上，连接动脉压力传感器和安装液枕。把液枕完全装入血液不足检测器内，旋转调节旋钮，让检测部突起部分充分顶住液枕。

（2）静脉管路安装，把静脉壶安装在左侧静脉壶固定器上。连接静脉压力传感器和气泡检测器。

（3）安装血浆分离器，连接动脉端和静脉端（按颜色连接）。血浆分离器的动脉端向下（有利于预冲时排气）。

（4）动脉预冲针与生理盐水连接。静脉出口固定到管路固定器上，动脉入口也固定到管路固定器上，不要污染。

（5）把置换液空检测器安装在生理盐水管路上。

### 2. 血浆成分分离器安装在二级膜夹持器上

### 3. 分浆管路（注：以下称废液泵为分离泵）

（1）把管路安装在漏血检测器上。

（2）把分浆管路安装到分离泵上，按颜色标记。

（3）把血浆入口压与二级膜压力检测口连接。

（4）把分浆管路入口与一级膜膜外连接，按颜色标记。

（5）把分浆管路出口与血浆成分分离器入口连接。

### 4. 返浆回路

返浆回路的入口与血浆成分分离器膜件外口连接，出口与加热袋入口连接，把加热袋与加热器连接好（注：先不要与返浆泵连接）。

### 5. 血浆压管路（以下废液压称为分离压）

为分离器与分离压压力检测口连接。

### 6. 弃浆回路

把弃浆回路入口与血浆成分分离器出口连接，弃浆回路出口与废液桶连接。（注：先不要与弃浆泵连接）

### 7. 补液回路

补液回路入口固定在管路固定器上，不要污染。补液回路和 500mL 生理盐水连接，出口与返浆回路连接。

### 8. 安装完计测袋后把重量计保护罩安装好

注意：须注意各压力口必须安装传感器保护罩。

分离泵管路、返浆泵管路的安装要领如同血泵管路。将泵的转子按箭头方向旋转安装（注：弃浆泵泵管路的方向与泵上的箭头相反）。

## 七、自动预冲

（1）先利用落差冲动脉侧入口充满生理盐水。完成后，用钳子夹住，把它挂到主吊架上或管路固定器上，不要污染。

（2）在 CHF 状态下，按自动预冲键，显示器上显示请预冲血液侧。

（3）打开血泵设定流量，要调节动脉静脉壶液面。用手振动膜件排气，把气泡排净。

（4）血液侧预冲结束后按完了键。显示请预冲废液侧。关闭血液泵。

（5）将膜件横放，易于排气，液体走动顺序：一级膜外、分离回路、分离泵、血浆液面壶、血浆成分分离器、弃浆回路、（这时返浆回路和补液回路用止血钳夹住，当弃浆泵充足充满时）补液回路、（这时打开补液回路，夹住弃液回路，当补液回路充足充满时）返浆回路、（这时打开返浆回路、夹住弃液回路和补液回路，当返浆回路充足充满时）加温袋入口管路、加温袋、加温袋出口管路，确定充满生理盐水时按完了键，显示请预冲置换液侧。这时按停止键。

（6）把加热器的出口与静脉回路连接。把弃浆泵和返浆泵安装在泵上（注：弃浆泵的方向和泵上的箭头方向是相反的）。

（7）用钳子把静脉侧的穿刺部分夹住，挂到主吊架上，不要污染。

## 八、引血

（1）连接动脉针。

（2）开血泵。血液引出后。关血泵。

（3）连接静脉针。

（4）开血泵，调节到医嘱的设定流量。

注：每个医院的引血方式不同，以上引血方式仅作为参考。

## 九、治疗

（1）根据医嘱设定分离量、返浆量、补液量和血流量。

（2）按开始键。

（3）接通加热器电源和开关，根据医嘱调解加热器温度。

（4）肝素泵的使用步骤如下。

① 让肝素泵的注射器固定杆往前或后拉时，应保持水平方向。

② 让注射器外筒固定块对准外筒固定孔的位置，用手推注射器推杆支架，让推杆嵌入后将注射器向后推到底。

③ 将肝素泵的注射器固定杆在不向前拉的状态下，扳到垂直方向固定注射器，这时如使用 50mL 注射器时，使圆弧的切迹朝上，注射器为 20mL 时使无圆弧的切迹面向上。

（5）根据医嘱把配好肝素盐水的注射器安装到肝素泵上，连接肝素管路。

## 十、治疗中

（1）随时查看各压力值和各数据，引血至管路开始治疗，密切观察机器运行，包括全血流速、血浆流速、动脉压、静脉压、跨膜压变化。特别是开始治疗半小时以内的抗凝充分非常重要。

（2）治疗开始时血流量一般从 50～80mL/min 逐渐增加，根据患者病情增加至 80～120mL/min；分浆流量为血流量的 20%～30%；返浆流量为分浆流量 10%～20%；弃浆流量为分浆流量 10%～20%；治疗时间一般每次 2～5h，每次处理 4～10L 血浆，弃掉 0.5～1.0L 血浆。

（3）密切观察患者生命体征，每隔 30min 测血压、心率等。

### 十一、血液回收

（1）按停止键。

（2）关血泵，取出动脉针，刺入生理盐水之后开血泵。把血浆压压力口连同保护罩一同取下和大气相通（为了使血浆顺利返回体内）。

（3）结束后关血泵，取出静脉针，取下所有管路，关电源。

### 十二、观察并记录

观察患者生命体征、病情变化、治疗参数及治疗经过，完成本次人工肝护理和治疗记录。

### 十三、本次 DFPP 治疗结束

## 第八节 血液灌流操作程序

### 一、治疗前评估

（1）术前常规检查血常规、出凝血指标、肝功能、电解质（钠、钾、氯、钙、磷）、肾功能、深静脉血管超声及与原发病相关的特异性指标等。

（2）综合评估患者适应证和禁忌证，确定患者是否可以进行血液灌流及选用何种灌流器。

（3）向家属及（或）患者交代病情，签署深静脉穿刺知情同意书、人工肝支持系统治疗知情同意书。

### 二、物品准备

按医嘱准备血液灌流器、专用血液灌流管路并核对其型号；准备生理盐水、葡萄糖溶液、抗凝药、配置含有抗凝药的生理盐水；准备体外循环用的必需物品如止血钳、注射器、手套等。常规准备地塞米松、肾上腺素等急救药品和器材。

### 三、建立血管通路

参见第三章第一节非生物型人工肝血管通路的建立。

## 四、接通电源后自检状态三分钟

(1) 显示器中显示 ACH-10 或 HOME 字样。

(2) 静脉压的条形图仅一个绿灯，从下限至上限全范围移动；所有红灯闪亮。

(3) 显示部的其他发光灯都闪亮。

(4) 报警灯的红绿灯都闪亮。

## 五、选择治疗模式

(1) 在菜单的状态里选择 CHF 治疗模式。

(2) 做 HP 时各液体的流量参数如下。

① 血液流量：根据患者病情一般以 100～200mL/min。

② 血液总量：根据吸附器的有效吸附量设血液总量的升数。

③ 一般认为每次血液灌流时间为 2～3h。

## 六、血液管路安装

(1) 动脉管路安装　把血泵泵管按标记安装到血泵上，把泵管上红色部分安装到血泵带标记的入口。把动脉壶安装到右侧的动脉壶固定器上。把膜件的动脉管路固定到动脉管路固定器上，连接动脉压力传感器和安装液枕。把液枕完全装入血液不足检测器内，旋转调节旋钮，让检测部突起部分充分顶住液枕。

(2) 静脉管路安装　把静脉壶安装在左侧静脉壶固定器上。连接静脉压力传感器和气泡检测器。

(3) 安装膜件　连接动脉出口和静脉入口。膜件的动脉端在下（有利于预冲时排气）。

(4) 动脉预冲针与生理盐水连接　静脉出口固定到管路固定器上，动脉入口也固定到管路固定器上，不要污染。

(5) 把置换液空检测器安装在生理盐水管路上。

注意：须注意各压力口必须安装传感器保护罩。

## 七、自动预冲

(1) 先利用落差冲动脉侧入口充满生理盐水。完成后，用钳子夹住，把它挂到主吊架上或管路固定器上，不要污染。

（2）按自动预冲键，显示器上显示请预冲血液侧。

（3）打开血泵设定流量，速度以 200～300mL/min，要调节动脉静脉壶液面。用手振动膜件排气，把气泡排净。预冲盐水总量 2000～5000mL 为宜。如果在预冲过程中可以看到游离的炭粒冲出，提示已经破膜，必须进行更换。

（4）预冲即将结束前，采用肝素 20mg 加入 500mL 生理盐水的肝素生理盐水充满灌流器与整个体外血路，保留灌注 20min 后，再给予生理盐水 500mL 冲洗，血液侧预冲结束后按停止键。最后将灌流器反转至动脉端向下、静脉端向上的固定方式，准备开始治疗。

（5）用钳子把静脉侧的穿刺部分夹住，挂到主吊架上，不要污染。

## 八、引血

（1）连接动脉针。

（2）开血泵。血液引出后，关血泵。

（3）连接静脉针。

（4）开血泵，调节到医嘱的设定流量。

注：每个医院的引血方式不同，以上引血方式仅作为参考。

## 九、治疗

（1）根据医嘱设定血流量。

（2）按开始键。

（3）肝素泵的使用步骤如下。

① 让肝素泵的注射器固定杆往前或后拉时，应保持水平方向。

② 让注射器外筒固定块对准外筒固定孔的位置，用手推注射器推杆支架，让推杆嵌入后将注射器向后推到底。

③ 将肝素泵的注射器固定杆在不向前拉的状态下，扳到垂直方向固定注射器，这时如使用 50mL 注射器时，使圆弧的切迹朝上，注射器为 20mL 时使无圆弧的切迹面向上。

④ 根据医嘱把配好肝素盐水的注射器安装到肝素泵上，连接肝素管路。一般普通肝素首剂量 0.5～1.0mg/kg，追加剂量 10～20mg/h，间歇性静脉注射或持续性静脉输注（常用）预期结束前 30min 停止追加。实施前给予肝素 20mg 加入 500mL 生理盐水的肝素生理盐水预冲、保留灌注 20min 后，再给予生理盐水

500mL 冲洗，有助于增强抗凝效果。肝素剂量应依据患者的凝血状态个体化调整。

## 十、治疗中

（1）随时查看各压力值和各数据。引血至管路开始治疗，密切观察机器运行，包括全血流速、动脉压、静脉压、跨膜压变化。特别是开始治疗半小时以内的抗凝充分非常重要。

（2）一般以 100～200mL/min 为宜。研究表明，体外循环中血液流速与治疗效果显著相关，速度过快所需治疗时间相对较长，而速度较慢则需要治疗的时间相对较短，但速度过慢易于出现凝血。

（3）密切观察患者生命体征，每隔 30min 测血压、心率等。

## 十一、血液回收

（1）按停止键。

（2）关血泵，取出动脉针，刺入生理盐水之后开血泵。

（3）结束后关血泵，取出静脉针，取下所有管路，关电源。

## 十二、观察并记录

观察患者生命体征、病情变化、治疗参数及治疗经过，完成本次人工肝护理和治疗记录。

## 十三、本次 HP 治疗结束

## 第九节　血浆吸附/血浆胆红素吸附操作程序

### 一、治疗前评估

（1）术前常规检查血常规、出凝血指标、肝功能、电解质（钠、钾、氯、钙、磷）、肾功能、深静脉血管超声及与原发病相关的特异性指标等。

（2）综合评估患者适应证和禁忌证，确定患者是否可以进行血浆吸附及选用何种吸附器。

（3）向家属及（或）患者交代病情，签署深静脉穿刺知情同意书、人工肝支持系统治疗知情同意书。

## 二、物品准备

按医嘱准备血浆分离器、血浆成分吸附器、专用血液吸附管路并核对其型号；准备生理盐水、葡萄糖溶液、抗凝药、配置含有抗凝药的生理盐水；准备体外循环用的必需物品如止血钳、注射器、手套等。常规准备地塞米松、肾上腺素等急救药品和器材。

## 三、建立血管通路

参见第三章第一节非生物型人工肝血管通路的建立。

## 四、接通电源后自检状态三分钟

（1）显示器中显示 ACH-10 或 HOME 字样。
（2）静脉压的条形图仅一个绿灯，从下限至上限全范围移动；所有红灯闪亮。
（3）显示部的其他发光灯都闪亮。
（4）报警灯的红绿灯都闪亮。

## 五、选择治疗模式

（1）在菜单的状态里选择其他治疗模式。
（2）PP/PBA 时各液体的流量参数如下。
① 血液流量：根据患者病情 100～150mL/min。
② 分浆流量：25～50mL/min 或为血流量的 20%～30%。
③ 分浆总量：3～5L，治疗时间一般为 2～3h。

## 六、管路安装

### 1. 血液管路

（1）动脉管路安装　把血泵泵管按标记安装到血泵上，把泵管上红色部分安装到血泵带标记的入口。把动脉壶安装到右侧的动脉壶固定器上。把膜件的动脉管路固定到动脉管路固定器上，连接动脉压力传感器和安装液枕。把液枕完全装入血液不足检测器内，旋转调节旋钮，让检测部突起部分充分顶住液枕。

（2）静脉管路安装　把静脉壶安装在左侧静脉壶固定器上。连接静脉压力传感器和气泡检测器。

（3）安装膜件　连接动脉出口和静脉入口。膜件的动脉端在下（有利于预冲时排气）。

（4）动脉预冲针与生理盐水连接　静脉出口固定到管路固定器上，动脉入口也固定到管路固定器上，不要污染。

（5）把置换液空检测器安装在生理盐水管路上。

## 2. 吸附器安装在二级膜夹持器上

### 3. 分离管路（注：以下称废液泵为分离泵）

（1）把管路安装在漏血检测器上。

（2）把分离管路安装到分离泵上，按颜色标记。

（3）把血浆入口压与二级膜压力检测口连接。

（4）把分离管路入口与膜件连接，按颜色标记。

（5）把分离管路出口与吸附器入口连接。

### 4. 返浆回路

返浆回路的入口与膜件连接，出口与加温袋入口连接，把加温袋与加热器连接好。

### 5. 血浆压管路（以下废液压称为分离压）

为分离压与分离压压力检测口连接。

### 6. 安装完计测袋后把重量计保护罩安装好

注意：须注意各压力口必须安装传感器保护罩。

分离泵管路的安装要领如同血泵管路。将泵的转子按箭头方向旋转安装。

## 七、自动预冲

（1）利用落差冲动脉侧入口充满生理盐水。完成后，用钳子夹住，把它挂到主吊架上或管路固定器上，不要污染。

（2）在 CHF 状态下，按自动预冲键，显示器上显示请预冲血液侧。

（3）打开血泵设定流量，要调节动脉静脉壶液面。用手振动膜件排气，把气泡排净。

（4）血液侧预冲结束后按完了键。显示请预冲废液侧。关闭血液泵。

（5）将膜件横放，易于排气，液体走动顺序：一级膜外、分离回路、分离泵、血浆液面壶、吸附器、返浆回路、加温袋入口管路、加温袋、加温袋出口管路，充满生理盐水时按完了键，显示请预冲置换液侧。这时按停止键。

（6）把加热器的出口和静脉回路连接。

（7）用钳子把静脉侧的穿刺部分夹住，挂到主吊架上，不要污染。

## 八、引血

（1）连接动脉针。

（2）开血泵。血液引出后，关血泵。

（3）连接静脉针。

（4）开血泵，调节到医嘱的设定流量。

注：每个医院的引血方式不同，以上引血方式仅作为参考。

## 九、治疗

（1）根据医嘱设定分离量和血流量。设定血浆吸附治疗参数包括血液泵、血浆泵、废液泵和肝素泵流量、血浆处理目标量、温度，设定各种报警参数。

（2）按开始键。

（3）接通加热器电源和开关，根据医嘱调解加热器温度。

（4）肝素泵的使用步骤如下。

① 让肝素泵的注射器固定杆往前或后拉时，应保持水平方向。

② 让注射器外筒固定块对准外筒固定孔的位置，用手推注射器推杆支架，让推杆嵌入后将注射器向后推到底。

③ 将肝素泵的注射器固定杆在不向前拉的状态下，扳到垂直方向固定注射器，这时如使用 50mL 注射器时，使圆弧的切迹朝上，注射器为 20mL 时使无圆弧的切迹面向上。

（5）根据医嘱把配好肝素盐水的注射器安装到肝素泵上，连接肝素管路。一般普通肝素首剂量 0.5~1.0mg/kg，追加剂量 10~20mg/h，间歇性静脉注射或持续性静脉输注（常用）；预期结束前 30min 停止追加。实施前给予肝素 20mg 加入 500mL 生理盐水的肝素生理盐水预冲、保留灌注 20min 后，再给予生理盐水 500mL 冲洗，有助于增强抗凝效果。肝素剂量应依据患者的凝血状态个体化调整。

## 十、治疗中

(1) 随时查看各压力值和各数据。引血至管路开始治疗，密切观察机器运行，包括全血流速、血浆流速、动脉压、静脉压、跨膜压变化。特别是开始治疗半小时以内的抗凝充分非常重要。

(2) 治疗开始时血流量一般从 50～80mL/min 逐渐增加至 100～150mL/min，分离的血浆以 25～50mL/min 的流速流经吸附器吸附后回输血体内。

(3) 密切观察各种滤器情况，血浆颜色，注意有无溶血的发生，如有破膜应及时更换相应滤器。

(4) 密切观察患者生命体征，每隔 30min 测血压、心率等。

## 十一、血液回收

(1) 达到治疗量后，进入回收程序，按停止键。

(2) 关血泵，取出动脉针，刺入生理盐水之后开血泵。把血浆压压力口连同保护罩一同取下和大气相通（为了使血浆顺利返回体内）。

(3) 结束后关血泵，取出静脉针，取下所有管路，关电源。

## 十二、观察并记录

观察患者生命体征、病情变化、治疗参数及治疗经过，完成本次人工肝护理和治疗记录。

## 十三、本次 PP/PBA 治疗结束

## 第十节　双重血浆分子吸附系统操作程序

## 一、治疗前评估

(1) 术前常规检查血常规、出凝血指标、肝功能、电解质（钠、钾、氯、钙、磷）、肾功能、深静脉血管超声及与原发病相关的特异性指标等。

(2) 综合评估患者适应证和禁忌证，确定患者是否可以进行血浆吸附及选用何

种吸附器。

（3）向家属及（或）患者交代病情，签署深静脉穿刺知情同意书、人工肝支持系统治疗知情同意书。

## 二、物品准备

按医嘱准备血浆分离器、血液灌流器、血浆成分吸附器、专用血液吸附管路并核对其型号；准备生理盐水、葡萄糖溶液、抗凝药、配置含有抗凝药的生理盐水；准备体外循环用的必需物品如止血钳、注射器、手套等。常规准备地塞米松、肾上腺素等急救药品和器材。

## 三、建立血管通路

参见第三章第一节非生物型人工肝血管通路的建立。

## 四、接通电源后自检状态三分钟

（1）显示器中显示 ACH-10 或 HOME 字样。

（2）静脉压的条形图仅一个绿灯，从下限至上限全范围移动；所有红灯闪亮。

（3）显示部的其他发光灯都闪亮。

（4）报警灯的红绿灯都闪亮。

## 五、选择治疗模式

（1）在菜单的状态里选择其他治疗模式。

（2）DPMAS 时各液体的流量参数如下。

① 血液流量：根据患者病情 100～150mL/min。

② 分浆流量：25～50mL/min 或为血流量的 20%～30%。

③ 分浆总量：3～5L，治疗时间一般为 2～3h。

## 六、管路安装

（1）血液管路安装步骤如下。

① 动脉管路安装，把血泵泵管按标记安装到血泵上，把泵管上红色部分安装到血泵带标记的入口。把动脉壶安装到右侧的动脉壶固定器上。把膜件的动脉管路固定到动脉管路固定器上，连接动脉压力传感器和安装液枕。把液枕完全装入血液

不足检测器内，旋转调节旋钮，让检测部突起部分充分顶住液枕。

② 静脉管路安装，把静脉壶安装在左侧静脉壶固定器上。连接静脉压力传感器和气泡检测器。

③ 安装膜件，连接动脉出口和静脉入口。血液灌流器、血浆吸附器膜件的动脉端在下（有利于预冲时的排气）。

④ 动脉预冲针与生理盐水连接。静脉出口固定到管路固定器上，动脉入口也固定到管路固定器上，不要污染。

⑤ 把置换液空检测器安装在生理盐水管路上。

（2）胆红素吸附柱和血液灌流器安装在二级膜夹持器上。

（3）分离管路安装步骤如下（注：以下称废液泵为分离泵）。

① 把管路安装在漏血检测器上。

② 把分离管路安装到分离泵上，按颜色标记。

③ 把血浆入口压与二级膜压力检测口连接。

④ 把分离管路入口与膜件连接，按颜色标记。

⑤ 把分离管路出口与吸附器入口连接。

（4）返浆回路　返浆回路的入口与膜件连接，出口与加温袋入口连接，把加温袋与加热器连接好。

（5）血浆压管路（以下废液压称为分离压）　为分离压与分离压压力检测口连接。

（6）安装完计测袋后把重量计保护罩安装好。

注意：须注意各压力口必须安装传感器保护罩。

分离泵管路的安装要领如同血泵管路。将泵的转子按箭头方向旋转安装。

## 七、自动预冲

（1）利用落差冲动脉侧入口充满生理盐水。完成后，用钳子夹住，把它挂到主吊架上或管路固定器上，不要污染。

（2）在 CHF 状态下，按自动预冲键，显示器上显示请预冲血液侧。

（3）打开血泵设定流量，要调节动脉静脉壶液面。用手振动膜件排气，把气泡排净。

（4）血液侧预冲结束后按完了键。显示请预冲废液侧。关闭血液泵。

（5）将膜件横放，使其易于排气，液体走动顺序：一级膜外、分离回路、分离泵、血浆液面壶、吸附器、灌流器、返浆回路、加温袋入口管路、加温袋、加温袋出口管路，充满生理盐水时按完了键，显示请预冲置换液侧。这时按停止键。

（6）把加热器的出口和静脉回路连接。

（7）用钳子把静脉侧的穿刺部分夹住，挂到主吊架上，不要污染。

## 八、引血

（1）连接动脉针。

（2）开血泵。血液引出后，关血泵。

（3）连接静脉针。

（4）开血泵，调节到医嘱的设定流量。

注：每个医院的引血方式不同，以上引血方式仅作为参考。

## 九、治疗

（1）根据医嘱设定分离量和血流量。

（2）按开始键。

（3）接通加热器电源和开关，根据医嘱调解加热器温度。

（4）肝素泵的使用步骤如下。

① 让肝素泵的注射器固定杆往前或后拉时，应为水平方向。

② 让注射器外筒固定块对准外筒固定孔的位置，用手推注射器推杆支架，让推杆嵌入后将注射器向后推到底。

③ 将肝素泵的注射器固定杆在不向前拉的状态下，扳到垂直方向固定注射器，这时如使用 50mL 注射器时，使圆弧的切迹朝上，注射器为 20mL 时使无圆弧的切迹面向上。

（5）根据医嘱把配好肝素盐水的注射器安装到肝素泵上，连接肝素管路。一般普通肝素首剂量 0.5～1.0mg/kg，追加剂量 10～20mg/h，间歇性静脉注射或持续性静脉输注（常用）；预期结束前 30min 停止追加。实施前给予肝素 20mg 加入 500mL 生理盐水的肝素生理盐水预冲、保留灌注 20min 后，再给予生理盐水 500mL 冲洗，有助于增强抗凝效果。肝素剂量应依据患者的凝血状态个体化调整。

## 十、治疗中

（1）随时查看各压力值和各数据。引血至管路开始治疗，密切观察机器运行，包括全血流速、血浆流速、动脉压、静脉压、跨膜压变化。特别是开始治疗半小时以内的抗凝充分非常重要。

（2）治疗开始时血流量一般从 50～80mL/min 逐渐增加至 100～150mL/min，分离的血浆以 25～50mL/min 的流速流经吸附器吸附后回输血体内。

（3）密切观察各种滤器情况，血浆颜色，注意有无溶血的发生，如有破膜应及时更换相应滤器。

（4）密切观察患者生命体征，每隔 30min 测血压、心率等。

## 十一、血液回收

（1）按停止键。

（2）关血泵，取出动脉针，刺入生理盐水之后打开血泵。把血浆压压力口连同保护罩一同取下和大气相通（为了使血浆顺利返回体内）。

（3）结束后关血泵，取出静脉针，取下所有管路，关电源。

## 十二、观察并记录

观察患者生命体征、病情变化、治疗参数及治疗经过，完成本次人工肝护理和治疗记录。

## 十三、本次 DPMAS 治疗结束

## 第十一节 分子吸附再循环系统操作程序

## 一、治疗前评估

（1）术前常规检查血常规、出凝血指标、肝功能、电解质（钠、钾、氯、钙、磷）、肾功能、深静脉血管超声及与原发病相关的特异性指标等。

（2）综合评估患者适应证和禁忌证，确定患者是否应进行分子吸附再循环系统治疗及选用何种吸附柱、透析器。

（3）向家属及（或）患者交代病情，签署深静脉穿刺知情同意书、人工肝支持系统治疗知情同意书和输血制品知情同意书。

## 二、物品准备

按医嘱准备治疗相应的 MARS FLUX 透析器、IE 250 吸附柱、AC 250 吸附柱、dia FLUX 透析器、MARS 相应管路、穿刺针、无菌治疗巾、生理盐水、一次性冲洗管、消毒物品、止血带、一次性手套、20% 人血白蛋白、透析液等。常规准备地塞米松、肾上腺素等急救药品和器材。

## 三、建立血管通路

参见第三章第一节非生物型人工肝血管通路的建立。

## 四、治疗模式

MARS 具有高精度泵动力系统，治疗时体外循环流速 150mL/min，保证蛋白透析液流速准确达到 50～250mL/min。蛋白透析液需要量为 20% 人血白蛋白 600mL，一般治疗时间为 6～8h，最长治疗时间可以达到 24～48h。

## 五、接通电源后自检状态三分钟，管路连接

使用 MARS 人工肝主机和 CRRT 辅机连接。依次连接 MARS FLUX 透析器、IE 250 吸附柱、AC 250 吸附柱、dia FLUX 透析器及其管路。

## 六、管路预冲方法

分为血液回路预冲、透析液回路预冲和白蛋白回路预冲。

（1）血液回路预冲液选择用生理盐水 500mL 加肝素盐水 500mL（含普通肝素 2500U）或含 50mg 肝素的生理盐水 1000mL。

（2）透析液回路用生理盐水或透析液预冲。

（3）白蛋白回路预冲液为生理盐水 4000mL，预冲时间约为 60min。预冲结束进行白蛋白灌注，选择 20% 白蛋白注射液 600mL，灌注流速为 50mL/min，灌注后进行白蛋白循环 30～60min，以清除白蛋白透析液中的色氨酸等物质，再进入临床治疗。

## 七、治疗

（1）血液循环回路（简称引血） 采用双腔静脉插管留置双腔导管建立，通过

CRRT 机的血泵驱动和监测，血流速度 120～150mL/min；白蛋白循环回路含 20％白蛋白，速度为 150mL/min。透析液采用碳酸氢盐配方，A 液为常规透析液，B 液为 5％碳酸氢钠 375mL，A、B 液分两路输入，速度为 500mL/min。治疗时间为 6h。根据电解质情况调整透析液中电解质补充量。

（2）抗凝药的使用　MARS 治疗时抗凝是保障其顺利进行的基本条件。监测 PT、APTT，肝素用量参考患者的 PT、APTT，一般首剂 5～25mg，然后每小时追加 2～4mg。若有出血倾向，则治疗后加用鱼精蛋白对抗肝素，或不用肝素改用低分子肝素钠，首次剂量给予 0.2～0.4mL 为佳，每 4h 可根据情况追加 1 次。

## 八、治疗中

（1）随时查看各压力值和各数据。引血至管路开始治疗，密切观察机器运行，包括全血流速、动脉压、静脉压、跨膜压变化。特别是开始治疗半小时以内的抗凝充分非常重要。

（2）治疗开始时血流量一般从 50～80mL/min 逐渐增加至 120～150mL/min，白蛋白循环回路含 20％白蛋白，速度为 150mL/min，透析液流量为 500mL/min。

（3）密切观察患者生命体征，每隔 30min 测血压、心率等。

## 九、血液回收

（1）按停止键。

（2）关血泵，取出动脉针，刺入生理盐水之后开血泵。

（3）结束后关血泵，取出静脉针，取下所有管路，关电源。

## 十、观察并记录

观察患者生命体征、病情变化、治疗参数及治疗经过，完成本次人工肝护理和治疗记录。

## 十一、本次 MARS 治疗结束

# 第 八 章

# 非生物型人工肝常见
# 并发症及处理对策

人工肝支持系统是以血液净化、体外循环为基础的一种治疗手段，人工肝治疗的患者多为肝衰竭患者，由于肝衰竭患者合并凝血功能障碍、机体免疫力低下，因而治疗时较易产生一些并发症，病情严重者将危及生命。现总结常见并发症和相应的处理措施如下。

## 一、出血

进行非生物型人工肝治疗的患者多有凝血功能障碍，再加上治疗过程中需要加用抗凝药物，有创性操作亦易导致出血表现，部分患者可能出现置管处、消化道、皮肤黏膜、颅内等部位出血。

### 1. 置管处出血

临床表现为置管处渗血、皮下出血或血肿，严重者可危及生命。原因有置管时损伤血管、留置导管破裂或留置管自行脱落等。一旦发现置管处出血，应及时压迫止血，并加压包扎，严重出血影响循环者需积极扩容、止血治疗，必要时拔除静脉置管。

### 2. 消化道出血

临床表现为呕血、血便、黑便、皮肤苍白。出血严重者可迅速出现烦躁、皮肤湿冷、脉搏细速、血压下降等症状。有出血倾向者术前可用抑酸药治疗，出血倾向明显的患者术中应尽量少用或不用肝素，或采用体外肝素化。一旦发生消化道大出血，应正确估计出血量，及时予以扩容、抑酸、止血等治疗。在人工肝治疗过程中出现消化道出血，应立即停止治疗，尽快回输管路中的血液，并予以相应止血措施。

### 3. 其他部位出血

皮肤黏膜出血临床多表现为鼻衄，皮肤瘀点、瘀斑等。颅内出血是最严重的出血性并发症，可致脑疝而死亡，需请神经科协助紧急处理。

## 二、凝血

接受人工肝治疗的患者若抗凝药物用量不足、滤器预冲不良，可能会出现凝血并发症，表现为血浆分离器、灌流器、血滤器、体外循环管路和静脉留置管内等凝血。

### 1. 血浆分离器、灌流器等凝血

表现为跨膜压（TMP）急剧上升，对血细胞造成机械性破坏，以致非生物型人工肝治疗后血细胞明显下降，尤以血小板减少为甚。如 TMP 超过警戒值，则无法继续进行人工肝治疗。应及时采取等渗生理盐水冲洗血浆分离器、灌流器、血滤器，加大肝素用量，必要时更换血浆分离器、灌流器、血滤器等。

### 2. 静脉留置管凝血

封管液肝素浓度不够或用量不足以及患者凝血功能障碍均可导致留置管凝血，表现为在进行非生物型人工肝治疗时血液引出不畅。故在留置管封管时，肝素用量要适当，必要时重新留置静脉导管。

### 3. 留置管深静脉血栓形成

留置管深静脉血栓形成是非生物型人工肝治疗常见的并发症之一，以股静脉置管多见，表现为患者出现腿围增粗，有时可出现下肢肿胀疼痛。应及时行下肢深静脉 B 超检查，确定有无血栓形成。如 B 超提示有少量附壁血栓形成，患者需要卧床休息和抬高患肢，忌久站及久坐。如患者患腿肿胀进行性加重，并出现胀痛，或 B 超提示置管处血流不畅，建议拔除深静脉留置管。对于有较大血栓脱落导致肺栓塞风险的患者，在拔管前建议血管外科协助处理。

## 三、低血压

可见于非生物型人工肝治疗初期和治疗的中后程。人工肝治疗中若出现血压降低，应判断原因，低血压发生常见的原因有：有效循环容量不足、血制品过敏、水电解质及酸碱失衡、心律失常和血小板活性物质的异常释放等。在人工肝治疗过程中要进行预防和处理。

（1）低蛋白血症患者在非生物型人工肝治疗术前或术中输血浆、白蛋白或其他胶体溶液，维持患者血浆渗透压。

（2）严重贫血者在非生物型人工肝治疗前应输血治疗。

（3）注意低血糖反应，患者在人工肝治疗前不宜空腹、饥饿，宜先进食水和食物。

（4）有药物或血浆过敏史者应预先给予抗过敏治疗。

（5）纠正酸碱失衡、水电解质紊乱。

（6）治疗心律失常。

（7）接受非生物型人工肝治疗患者术中需密切观察血压、心率变化。一旦发现血压较低或临床症状明显（面色苍白、出汗），如非心源性原因所致则立刻输入等渗氯化钠溶液以补充血容量，但补液量不宜过多，酌情控制，经补液治疗后血压仍不上升者，应立刻使用升压药物。如有心律失常，应及时处理。

## 四、继发感染

继发感染是人工肝治疗患者最常见的合并症之一，由于肝衰竭患者大多存在免疫功能低下，加上院内感染致病菌多为耐药菌，故一旦发生感染，后果严重，往往是致死的原因之一。常见感染包括以下几方面。

### 1. 血管插管感染

人工肝治疗时需建立临时性血管通路，且静脉插管往往需在体内留置一周以上的时间，因而这些部位的感染，常是临床很突出的问题。局部皮肤感染、蜂窝组织炎及败血症等。局部感染多表现为留置管附近皮肤红、肿、痛，部分可见到小脓性疖；在菌血症或败血症时，患者可表现为寒战、发热，并有明显的中毒症状。

### 2. 血源性感染

人工肝治疗时，尤其在血浆置换时，需补充大量的异体血浆、白蛋白，如对血源检测消毒不细致，临床上易发生血源性感染。目前因各地血站对血源加强了检测，因而发生率已逐渐降低，但仍有治疗后发生丙型肝炎、疟疾及艾滋病的可能。

针对人工肝治疗后继发的静脉留置管处或血源性感染，应作血培养和局部分泌物培养，并及时拔除留置管。在获得培养结果报告前可选用覆盖革兰阳性球菌的药物或根据所在医疗机构的细菌流行情况给予经验性抗菌治疗。

## 五、过敏反应

### 1. 血浆过敏

临床表现为皮肤反应（荨麻疹）、胃肠道症状（恶心、呕吐、腹痛）、呼吸系统症状（呼吸困难、支气管痉挛）、心血管系统症状（心动过速、低血压）等。可给予抗过敏药物对症处理，较严重者应停止输注血浆。对于皮肤瘙痒、荨麻疹为主要表现的过敏反应，常给异丙嗪和葡萄糖酸钙；对出现低血压、休克和支气管痉挛等症状的患者，应立即采取积极有效的治疗措施。迅速扩容恢复血容量，纠正缺氧，静脉滴注糖皮质激素和肾上腺素。对于较顽固的支气管痉挛，应给予氨茶碱，必要时予以开放气道机械通气。严重低血压时，可给予多巴胺、肾上腺素或去甲肾上腺素。心跳和（或）呼吸骤停的患者，必须立刻进行心肺复苏术。需要注意的是，临床发现肝衰竭患者使用糖皮质激素更易出现顽固性呃逆。

### 2. 其他过敏反应

肝素、鱼精蛋白、血浆代用品等也可出现过敏反应，处理措施同血浆过敏反应的处理。

## 六、失衡综合征

失衡综合征是指在非生物型人工肝治疗过程中或治疗结束后不久出现的以神经系统为主要症状的症候群，常持续数小时至24h后症状逐渐消失。轻度失衡时，患者仅有头痛、焦虑不安或恶心、呕吐，严重时可有意识障碍、癫痫样发作、昏迷甚至死亡，有时需要与肝性脑病、高血压脑病、低血糖等进行鉴别诊断。失衡综合征发生率一般为 $3.4\% \sim 20\%$。此类并发症多见于肾衰竭患者，但在肝衰竭患者中有一部分合并急性肾衰竭，这类患者在进行透析治疗时也可能出现失衡综合征。轻度失衡者不需终止透析，适当对症处理及改进透析方式可使症状改善。有明显失衡症状时应停止透析并及时抢救。

（1）静脉注射 $50\%$ 高渗葡萄糖 $40 \sim 60\text{mL}$ 或 $3\%$ 盐水 $40\text{mL}$。

（2）症状明显者给予 $20\%$ 甘露醇 $250\text{mL}$ 脱水，并给予其他减轻脑水肿的措施。

（3）发生抽搐时静脉注射地西泮 $10 \sim 20\text{mg}$，其止痉效果可维持 $30 \sim 60\text{min}$，

对呼吸抑制作用及毒性较短效巴比妥弱。

（4）血压过高或有心律紊乱者应给予降压及纠正心律紊乱治疗。

## 七、高枸橼酸盐血症

由于血浆中含有抗凝药枸橼酸盐，血浆置换时患者可出现高枸橼酸盐血症，表现为低血钙、抽搐、手脚麻木等。血浆置换时尽早补充钙剂可减少抽搐、手脚麻木症状的发生，另外，将血浆置换与血液滤过、血液透析滤过等方法联合应用，可纠正高枸橼酸盐血症。

# 第 九 章

# 非生物型人工肝的
# 个体化治疗策略

人工肝是肝衰竭治疗的重要方法之一。目前临床上应用的非生物型人工肝方法
有多种，每一种的原理不尽相同，适应证也有很大差异，同时患者的病情也千差万
别。血浆置换是临床最常应用的人工肝治疗模式，可清除肝衰竭毒素和某些致病因
子（如病毒、蛋白结合性药物或毒物等），补充肝衰竭所缺乏的凝血因子等必需物
质，针对性地纠正肝衰竭导致的代谢紊乱；特异性胆红素吸附主要是所应用的灌注
器对胆红素有特异性的吸附作用，对胆汁酸有少量的吸附作用；DPMAS不仅能够
吸附胆红素，还能够清除炎症介质，不耗费血浆，联合血浆置换治疗可运用于合并
肝性脑病患者；血浆透析滤过、血液透析和血液滤过适用于各种肝衰竭伴急性肾损
伤，包括肝肾综合征、肝性脑病、水电解质紊乱及酸碱平衡失调等，各种非生物型
人工肝技术的原理及优劣见表9-1。

肝衰竭患者在疾病的不同阶段、器官衰竭类型和数量不同，临床病情迥异，结
合生化指标及临床实际情况选择合适的人工肝模式，将不同原理、不同方式的人工
肝血液净化模式组合起来，形成个体化、可互补的组合型人工肝治疗模式是当前发
展的方向。在开始应用人工肝治疗时，须从肝衰竭病因、分类及分期，肝衰竭代谢
特点，重要脏器衰竭的特征，血浆的可及性，以及患者的经济条件等方面综合考
虑，权衡利弊，选择合适的治疗模式。将对肝衰竭患者的临床状态、疾病病程和最
终转归产生积极影响。

人工肝治疗技术以血液净化为基础，但又有针对治疗肝脏损伤疾病的自身特
点。对于合并不同并发症的肝衰竭患者，应根据人工肝的不同原理选择恰当的人工

肝治疗方法，同时结合肝衰竭的病理生理学特点、不同个体代谢紊乱、脏器衰竭的特征和血浆的可及性等，采用个体化的人工肝治疗模式。

表 9-1　各种非生物型人工肝技术的原理及优劣

| NBAL 技术 | 原理 | 优势 | 不足 |
|---|---|---|---|
| PE | 血浆交换，清除中小分子物质及免疫复合物等大分子 | 清除毒素同时补充凝血因子 | 需要大量血浆/增加感染性疾病传播概率 |
| PDF | 选择性血浆置换＋血浆滤过＋透析 | 可同时完成血浆置换、透析和滤过，节省血浆约 20% | 仍然需要使用大量血浆、治疗时间长 |
| DPMAS | 血浆分离＋血浆灌流＋胆红素吸附 | 不需要血浆；高效清除毒素 | 对白蛋白、凝血因子等有一定消耗，费用相对高 |
| PBA | 血浆分离＋胆红素吸附 | 不需要补充血浆或置换液 | 对白蛋白、凝血因子等有一定消耗 |
| DFPP | 基于分子量二级膜选择性地去除病物质 | 选择性清除；不需要外源性血浆 | 操作相对复杂 |
| MARS | 白蛋白透析＋血液透析＋吸附 | 有效清除蛋白结合毒素和水溶性毒素；不需要外源性血浆 | 白蛋白来源短缺、治疗价格昂贵、治疗时间长、出血风险大 |
| Prometheus | FPSA＋高通量透析 | 能有效清除蛋白结合毒素和水溶性毒素 | 不能补充凝血因子、费用贵 |
| 组合 NBAL | 集成 PE、PP、HF、HD 等血液净化手段 | 优势相互补充，可高效清除毒素，维持水电解质平衡 | 操作相对复杂 |

## 一、根据肝衰竭病因、分类及分期采用个体化人工肝治疗模式

### 1. 根据肝衰竭的不同病因采用个体化人工肝治疗模式

临床上应根据肝衰竭病情严重程度以及不同病因采取相应的人工肝治疗模式。建议药物或毒物中毒后导致的多脏器功能衰竭 4～6h 内行血液净化治疗，12h 后再进行治疗效果较差；对于药物或毒物剂量较大、中毒症状明显的重症患者，经洗胃和内科常规处理后，应立即进行 CRRT 或 HP 治疗。有机磷中毒有明确血液净化指征者，早期 CVVH 联合 HP 效果更佳。毒蕈中毒没有特效解毒药，症状较轻者无须血液净化治疗；症状较重、血液毒素水平较高者及早行血液净化治疗，推荐 CRRT 或 HP 联合 CRRT 的序贯治疗为首选血液净化手段。多种血液净化方式对蜂毒中毒有良好的治疗作用，包括 HD、PDF、HP 以及 HP 联合 HD 的序贯治疗，合并 MODS 者推荐 CVVH。热射病（HS），即重症中暑，是由于暴露在高温高湿环境中导致机体核心温度迅速升高，超过 40℃，伴有皮肤灼热、意识障碍（如谵妄、惊厥、昏迷）等多器官系统损伤的严重临床综合征，对热射病患者的受损器官进行对症支持治疗，CRRT 是一种不可或缺的手段。热射病导致的肝衰竭大多合

并多脏器功能损伤，推荐血浆置换联合 CRRT 的人工肝治疗模式。

## 2. 根据肝衰竭的分类采用个体化人工肝治疗模式

肝衰竭基于病史、起病特点及病情进展速度，可分为四类：急性肝衰竭（ALF）、亚急性肝衰竭（SALF）、慢加急性（亚急性）肝衰竭（ACLF 或 SACLF）和慢性肝衰竭（CLF）。人工肝治疗要求肝衰竭患者的肝脏有一定再生功能，CLF 患者肝脏再生功能极差，因此，人工肝临床试验均是以 ALF、SALF 或 ACLF 为对象进行的。ALF 以前无肝病史患者，基于肝脏强大的再生潜力，如能痊愈，肝功能可恢复至肝衰竭前的状态，在人工肝治疗中该组患者可能获益最大。

ALF 一经诊断，应立即开始治疗，而且需要高强度、小间隔的连续治疗，如 PE 联合 HF 或 PDF。ACLF 比 ALF 更常见，通常人工肝治疗 ACLF 的目的是在急性失代偿期支持肝功能，直到肝功能恢复至基线和/或进行肝移植。CLF 发生在肝硬化代偿期，因触发事件导致肝功能急性恶化，以并发器官衰竭和高病死率为特征。CLF 患者肝脏再生功能差，人工肝治疗效果不佳，且易并发肝性脑病、肝肾综合征、电解质紊乱等并发症，应权衡利弊，慎重进行人工肝治疗，应积极寻求肝移植。此时选择人工肝治疗一方面可以有效地短期支持患者肝功能，使得患者可以等待供体肝脏；另一方面可以有效地改善患者的一般状况，使得肝移植的安全性得到提高。

## 3. 根据肝衰竭的分期采用个体化人工肝治疗模式

根据肝衰竭临床表现的严重程度，亚急性肝衰竭和慢加急性（亚急性）肝衰竭可分为早期、中期和晚期。在未达到标准时的前期要提高警惕，须密切关注病情发展。以各种原因引起的早、中期肝衰竭，凝血酶原活动度（PTA）介于 20%～40% 的患者，早中期无严重并发症，可选择单纯血浆置换或 PE 联合 PBA、DPMAS、CRRT 等；晚期肝衰竭患者病情重、并发症多，应权衡利弊，慎重进行治疗，伴有脑水肿或肾衰竭时，可选用 PE 联合 DPMAS、PE 联合 HF 或 PDF；伴有水电解质紊乱时，可选用 PDF、PE 联合 HF 或 HD；对严重感染所致肝衰竭，感染控制后可应用 PDF、PE 联合 CRRT 等治疗，晚期肝衰竭患者接受人工肝治疗同时需积极寻求肝移植机会。

## 4. 根据肝衰竭的病理生理代谢特点采用个体化人工肝治疗模式

肝衰竭是多种因素引起的严重肝脏损害，导致其合成、代谢、解读和生物转化等功能发生严重障碍或失代偿。出现以黄疸、凝血功能障碍、肝肾综合征、肝性脑病、腹水等病理生理功能紊乱为主要表现的一组临床症候群。

（1）高胆红素血症　肝衰竭时，胆红素、胆汁酸等蛋白结合代谢产物在体内蓄积。有研究显示人工肝治疗后胆红素反跳现象与预后呈负相关，即反跳率越高，预后越差。对于不伴有凝血功能障碍和肝性脑病的单纯高胆红素血症，阴离子树脂可特异性吸附胆红素，以吸附为主的 NBAL 如 PBA、DPMAS 是比较好的选择，其应用不受血浆的限制。对凝血功能低下者应联合或改用 PE 治疗。有研究显示与PBA、DPMAS 相比，PE 能更有效地清除胆红素，故对于基线胆红素水平较高的患者，增加血浆置换量或 PE 联合 DPMAS、PBA 治疗。

（2）凝血功能障碍　肝衰竭患者往往合并凝血功能障碍，出现出血或有出血倾向。目前 NBAL 治疗的适应证以各种原因引起的肝衰竭前、早、中期患者，PTA介于 20%～40% 的患者为宜。PE 在清除胆红素等蛋白结合毒素的同时，能够补充大量凝血因子，是合并凝血功能障碍时较好的选择。由于吸附类型的 NBAL 不补充新鲜血浆，而吸附柱可以非特异性吸附或消耗少量凝血因子、纤维蛋白原等，不能有效改善肝衰竭患者的凝血功能，增加出血的风险，所以对于凝血功能严重障碍的患者，不宜单独使用如血液灌流、血浆吸附、DPMAS、MARS、普罗米修斯系统等以吸附为主的 NBAL。联合 PE 不可或缺，当国际标准化比值（INR）＞2.3、PLT＜$60×10^9$/L 时，应采用间断模式，治疗之间应有间歇日。对于肝衰竭合并严重凝血功能障碍者，可先行 PBA 或 DPMAS，后行 PE 补充凝血因子、血浆蛋白等。

（3）电解质紊乱　肝衰竭合并电解质紊乱可选择透析、滤过为主的人工肝治疗模式，如 PE 联合 HD、PE 联合 CRRT、PDF、MARS、普罗米修斯系统等治疗方式均可有效纠正机体电解质紊乱，维持内环境稳定。其中，CRRT 模式中 SCUF和 CVVH 用于清除过多液体为主的治疗；CVVHD 用于高分解代谢需要清除大量小分子溶质的患者；CVVH 适用于 ARF 伴高分解代谢者；CVVHDF 有利于清除炎症介质，适用于脓毒症患者；CPFA 主要用于去除内毒素及炎症介质。

（4）肝性脑病　肝衰竭时，由于肝脏解毒功能受损，使氨、芳香族氨基酸、游离脂肪酸等代谢产物蓄积进入体循环而引起中枢神经系统功能失调，即肝性脑病。血液透析可以清除氨等小分子毒素，过去曾使用血液透析治疗肝性脑病，虽可降低血氨水平，但也有造成肝性脑病加重的可能。近期有血液透析相关肝性脑病的个案报道显示，血液透析清除血氨的速度远不如短暂的全身偏碱状态及血流动力学改变诱发肝性脑病的速度，提示对于肝性脑病患者，间断给予对血流动力学影响更小的连续性肾脏替代治疗效果可能更好。而 PE 需要大量的新鲜冷冻血浆，但新鲜冷冻血浆应用枸橼酸钠抗凝，大量置换时可能会带来如碱中毒、血氨升高等不良反应，因此不主张单独应用 PE 治疗肝性脑病，或者在治疗后应及时给予纠正碱中毒、降血氨等治疗。树脂吸附器或活性炭可有效吸附假性神经递质、芳香族氨基酸等引起肝昏迷的物质，目前已成为肝性脑病治疗的常用方式。应用 DPMAS 治疗后，肝衰竭患者血氨水平明显降低。

**5. 根据重要脏器功能特征采用个体化人工肝治疗模式**

肝衰竭可引起除肝功能失代偿外其他重要脏器障碍，如脑水肿、肾功能不全、血流动力学不稳定等。ALF 可伴有迅速进展的多器官功能衰竭（MOF），其中以脑水肿、颅内高压为主。ACLF 较高的短期病死率与脏器衰竭的数目相关，故人工肝除了需要替代复杂的肝脏代谢功能之外，尚需逆转导致患者死亡的多脏器功能障碍。

（1）脑水肿 ALF 引起的脑水肿与肝性脑病的严重程度有关，Ⅰ～Ⅱ度肝性脑病很少发生脑水肿；Ⅲ～Ⅳ度肝性脑病发生脑水肿的风险明显增加。在治疗失败的患者中，脑水肿是一个重要的参与因素，吸附类 NBAL 无脱水作用，但早期进行 HP 可减少脑水肿的发生率。HD 虽能脱水，但可引起颅内压剧烈变化，尤其是在治疗的 1h 内，对血流动力学影响较大，可能会导致脑水肿加重。PE 和 HD 一样，易引起低血浆胶体渗透压，加剧间质水肿，从而引起脑水肿、肺水肿等严重并发症。因此，治疗有脑水肿风险的患者时，建议联合脱水速度平缓、对血流动力学影响更小的 CRRT 治疗。在 CRRT 治疗中，肝性脑病的程度越严重，治疗的剂量越应增加。

（2）急性肾损伤或肝肾综合征 肝衰竭伴急性肾损伤或肝肾综合征时，往往需要在肝脏支持的同时兼顾肾脏支持。对于拟择期行肝移植手术的患者，血液透析对肝肾综合征的控制性治疗有积极意义。研究显示，与 PE 相比，PE 联合 HDF 治疗能够有效改善肝衰竭合并 HRS 患者的肝肾功能及维持电解质平衡，近期治疗有效率更高。另一项研究显示高流量 PDF 能够显著降低胆红素水平及减少水溶性毒素如尿素氮、血清肌酐和血氨，其中 EC-2A 型血浆分离器由于蛋白筛选系数较低，蛋白丢失较少、节省血浆用量、延长治疗时间等优点可明显提高尿素氮、血清肌酐的清除，因此建议伴有肝肾综合征、脑水肿的患者选用。不过美国肝病学会推荐肝肾综合征需要透析治疗时使用连续的而不是间歇的方式。有研究显示 PE 联合 CRRT 治疗晚期肝衰竭合并肝肾综合征患者疗效显著，可有效清除患者血液中毒素分子，提高患者生存率。MARS 和普罗米修斯系统同时具备人工肾功能，能够同时有效清除白蛋白结合毒性物质和水溶性毒性物质，纠正水电解质紊乱和酸碱平衡失调。因此，PE 联合 CRRT、PDF、MARS、普罗米修斯系统等治疗方式均能兼顾到肝脏与肾脏，具体选用哪种还应根据病情严重程度、患者经济条件等而定。

（3）多脏器功能障碍　ALF 和 ACLF 均存在"脓毒症样免疫麻痹"，在全身炎症反应进展为 MODS 和免疫功能麻痹等方面具有与脓毒症类似的特征。在 FHF 或 ACLF 中，CRRT 对血流动力学不稳定或有颅内压增高的患者可能有利。MARS、普罗米修斯系统以及 PE＋CRRT 等体外肝脏支持系统均有稳定血流动力学、降低颅内压和清除内毒素等多脏器支持作用。

综合考虑人工肝方法和患者病情两个方面的因素，根据患者的病情特点和主观愿望，明确治疗目的，并结合每一种人工肝治疗模式的原理和特点，为特定的患者选择最合适的治疗方法，以取得最好的疗效，并避免严重并发症的发生。肝衰竭的人工肝治疗首先要达到个体化治疗的初始目标，主要着眼于纠正肝衰竭导致的病理生理紊乱、逆转可能引起患者死亡的重要器官功能障碍。因此，当为患者制定人工肝治疗方案时，临床上应根据不同病因、不同类型、不同分期的肝衰竭患者具体情况，合理选择不同人工肝治疗方法，同时亦要基于患者肝衰竭代谢特点和重要脏器衰竭的特征，选择个体化单独或组合型人工肝治疗模式。例如，合并肝性脑病时，可选用血浆置换联合 CRRT、血浆置换联合血液灌流或 DPMAS；有脑水肿风险的肝衰竭患者应联合使用 CRRT 脱水；合并肾衰竭时，选用血浆滤过透析或血浆置换联合 CRRT；伴有高胆红素血症时，选用血浆胆红素吸附或血浆置换联合血浆胆红素吸附；伴有水电解质紊乱时，选用血浆滤过透析、血浆置换联合血液滤过或血液透析；对严重感染所致肝衰竭感染控制后可应用 MARS、PDF 或血浆置换联合 CRRT 治疗，针对肝衰竭不同病情的个体化人工肝治疗策略见表 9-2。

表 9-2　针对肝衰竭不同病情的个体化人工肝治疗策略

| 肝衰竭代谢特点或器官损伤 | NBAL 个体化方案 |
| --- | --- |
| 肝性脑病 | PE＋DPMAS、PDF、PE＋CRRT、MARS |
| 高胆红素血症 | 以吸附为主的 NBAL(PBA、DPMAS、DPMAS＋PE) |
| 凝血功能障碍 | PE、以 PE 为主组合型 NBAL、PDF |
| 电解质紊乱 | PE＋CRRT、PDF、HF、MARS、普罗米修斯系统 |
| 急性肾损伤或 HRS | PE＋CRRT、PDF、HF、HD、HDF、MARS |
| 脑水肿 | CRRT、CRRT＋PE |
| 严重感染或 MODS | PE＋CRRT、PDF、MARS、普罗米修斯系统 |

## 二、血浆紧缺形式下个体化非生物人工肝治疗策略的选择

血浆置换因其所需设备简单、操作方便、疗效确切、费用较低等优势，目前仍是临床最常应用的人工肝治疗模式。血浆置换治疗过程中需要丢弃大量患者血浆，补充等量新鲜血浆，但由于我国血浆供给日趋紧张，在一定程度上限制了血浆置换治疗的开展，致使许多肝衰竭患者得不到及时有效的人工肝治疗，耽误了宝贵的救治时机。

随着血浆资源短缺问题日益严重，开展新的人工肝治疗模式意义重大，可尝试的模式有以下几种。

（1）在 PE 治疗初始采用血浆代用品，可节约血浆，提高疗效。目前临床常用的血浆替代品包括人血白蛋白、羟乙基淀粉、右旋糖酐及晶体液等。

（2）发展人工肝治疗新技术，采用吸附、透析、滤过等不使用血浆的方法，如特异性胆红素吸附、DPMAS、MARS 等。

（3）选择性血浆置换，采用合适的选择性血浆成分分离器，选择性清除血液中白蛋白及其结合毒素，减少免疫球蛋白、凝血因子等物质丢失，在不影响胆红素等白蛋白结合毒素清除率的情况下，每次治疗可节省大约 20％的新鲜冷冻血浆用量。

（4）不同人工肝组合应用，减少血浆的用量，如 PDF、低容量 PE 联合 PBA、低容量 PE 联合 DPMAS 等。

（5）基于肝衰竭患者在疾病的不同阶段器官衰竭类型和数量不同，结合生化指标及临床实际情况选择合适的人工肝模式，形成个体化、可互补的组合型人工肝治疗模式等。这些新的人工肝治疗模式，为解决血浆资源紧缺问题提供了切实可行的方法。

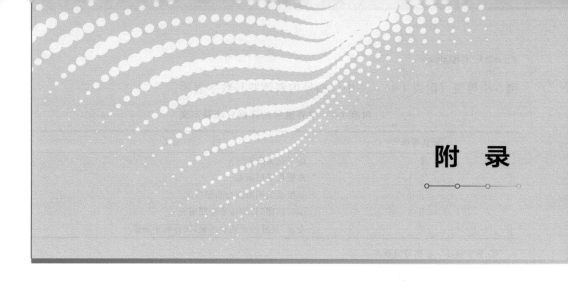

## 附录1　肝衰竭诊治指南（2018年版）

　　肝衰竭是临床常见的严重肝病症候群，病死率极高。2005 年，美国肝病研究学会（AASLD）发布了《急性肝衰竭处理》的建议书。2006 年 10 月，中华医学会感染病学分会肝衰竭与人工肝学组和中华医学会肝病学分会重型肝病与人工肝学组制订了我国第一部《肝衰竭诊疗指南》，从定义、诱因、分类、诊断和治疗等方面对肝衰竭进行了系统而精要的阐述，既与国际接轨，又独具中国特色。诊断分型突出了实用性，指导和规范了我国肝衰竭的临床诊疗，并于 2012 年进行了修订，制订了《肝衰竭诊治指南（2012 年版）》。2017 年，欧洲肝病学会（EASL）发布了《急性（暴发性）肝衰竭治疗实践指南》；美国胃肠病学协会（AGA）发布了《急性肝衰竭的诊断和管理》。根据国内外最新研究成果，中华医学会感染病学分会肝衰竭与人工肝学组和中华医学会肝病学分会重型肝病与人工肝学组再次对我国的《肝衰竭诊治指南（2012 年版）》进行更新。

　　《肝衰竭诊治指南（2018 年版）》（简称《指南》）旨在使医生对肝衰竭的诊疗有进一步了解，并做出较为合理的决策，并非强制性标准。鉴于肝衰竭是由多种病因引起的复杂病理生理过程，本指南不可能包括或解决肝衰竭诊治中的所有问题。因此，在针对具体病情，临床医生应参照本《指南》，并充分了解肝衰竭的最佳临床证据和现有的医疗资源，在全面考虑患者具体病情及其意愿的基础上，制订出合理的诊治方案。

　　本《指南》的制订遵守了循证医学原则，推荐意见所依据的证据共分为 3 个级别 5 个等级（附表 1-1），文中以括号内斜体罗马数字表示。

附表 1-1　推荐意见的证据分级及定义

| 证据等级① | 定义 |
|---|---|
| Ⅰ | 随机对照研究 |
| Ⅱ-1 | 非随机对照研究 |
| Ⅱ-2 | 分组或病例对照分析研究 |
| Ⅱ-3 | 多时间序列，明显非对照研究 |
| Ⅲ | 专家、权威的意见和经验，流行病学描述 |

① 数字越小，证据等级越高。

## 1. 肝衰竭的定义和病因

### 1.1　定义

肝衰竭是多种因素引起的严重肝脏损害，导致肝脏合成、解毒、代谢和生物转化功能严重障碍或失代偿，出现以黄疸、凝血功能障碍、肝肾综合征、肝性脑病、腹水等为主要表现的一组临床症候群。

### 1.2　病因

在我国引起肝衰竭的主要病因是肝炎病毒（尤其是乙型肝炎病毒），其次是药物及肝毒性物质（如酒精、化学制剂等）。儿童肝衰竭还可见于遗传代谢性疾病。肝衰竭的常见病因见附表 1-2。

附表 1-2　肝衰竭的常见病因

| 病因 | 常见分类 |
|---|---|
| 肝炎病毒 | 甲型、乙型、丙型、丁型、戊型肝炎病毒 |
| 其他病毒 | 巨细胞病毒、EB 病毒、肠道病毒、疱疹病毒、黄热病毒等 |
| 药物 | 对乙酰氨基酚、抗结核药物、抗肿瘤药物、部分中草药、抗风湿病药物、抗代谢药物等 |
| 肝毒性物质 | 酒精、毒蕈、有毒的化学物质等 |
| 细菌及寄生虫等 | 严重或持续感染（如脓毒症、血吸虫病等） |
| 肝脏其他疾病 | 肝脏肿瘤、肝脏手术、妊娠急性脂肪肝、自身免疫性肝病、肝移植术后等 |
| 胆道疾病 | 先天性胆道闭锁、胆汁淤积性肝病等 |
| 代谢异常 | 肝豆状核变性、遗传性糖代谢障碍等 |
| 循环衰竭 | 缺血缺氧、休克、充血性心力衰竭等 |
| 其他 | 创伤、热射病等 |

## 2. 肝衰竭的分类和诊断

### 2.1　分类

基于病史、起病特点及病情进展速度，肝衰竭可分为四类：急性肝衰竭（ALF）、亚急性肝衰竭（SALF）、慢加急性（亚急性）肝衰竭（ACLF 或 SACLF）

和慢性肝衰竭（CLF），见附表 1-3。

附表 1-3　肝衰竭的分类及定义

| 分类 | 定义 |
|------|------|
| 急性肝衰竭 | 急性起病，无基础肝病史，2 周内出现以 Ⅱ 度以上肝性脑病为特征的肝衰竭 |
| 亚急性肝衰竭 | 起病较急，无基础肝病史，2～26 周出现肝衰竭的临床表现 |
| 慢加急性(亚急性)肝衰竭 | 在慢性肝病基础上，短期内出现急性肝功能失代偿和肝衰竭的临床表现 |
| 慢性肝衰竭 | 在肝硬化基础上，缓慢出现肝功能进行性减退导致的以反复腹水和/或肝性脑病等为主要表现的慢性肝功能失代偿 |

### 2.2　组织病理学表现

组织病理学检查在肝衰竭诊断、分类及预后判定上具有重要价值，但由于肝衰竭患者的凝血功能严重降低，实施肝穿刺具有较高的风险，在临床工作中应特别注意。肝衰竭发生时（慢性肝衰竭除外），肝脏组织学可观察到广泛的肝细胞坏死，坏死的部位和范围因病因和病程的不同而不同。按照坏死的范围程度，可分为大块坏死（坏死范围超过肝实质的 2/3）、亚大块坏死（占肝实质的 1/2～2/3）、融合性坏死（相邻成片的肝细胞坏死）及桥接坏死（较广泛的融合性坏死并破坏肝实质结构）。在不同病程肝衰竭肝组织中，可观察到一次性或多次性的新旧不一的肝细胞坏死病变。

#### 2.2.1　急性肝衰竭

肝细胞呈一次性坏死，可呈大块或亚大块坏死，或桥接坏死，伴存活肝细胞严重变性，肝窦网状支架塌陷或部分塌陷。

#### 2.2.2　亚急性肝衰竭

肝组织呈新旧不等的亚大块坏死或桥接坏死；较陈旧的坏死区网状纤维塌陷，或有胶原纤维沉积；残留肝细胞有程度不等的再生，并可见细、小胆管增生和胆汁淤积。

#### 2.2.3　慢加急性（亚急性）肝衰竭

在慢性肝病病理损害的基础上，发生新的程度不等的肝细胞坏死性病变。

#### 2.2.4　慢性肝衰竭

弥漫性肝脏纤维化以及异常增生结节形成，可伴有分布不均的肝细胞坏死。

### 2.3　临床诊断

肝衰竭的临床诊断需要依据病史、临床表现和辅助检查等综合分析而确定。

### 2.3.1　急性肝衰竭

急性起病，2 周内出现 Ⅱ 度及以上肝性脑病（按 Ⅳ 级分类法划分）并有以下表现者：①极度乏力，并伴有明显厌食、腹胀、恶心、呕吐等严重消化道症状；②短期内黄疸进行性加深，血清总胆红素（TBil）≥10×正常值上限（ULN）或每日上升≥17.1μmol/L；③有出血倾向，凝血酶原活动度（PTA）≤40%，或国际标准化比值（INR）≥1.5，且排除其他原因；④肝脏进行性缩小。

### 2.3.2　亚急性肝衰竭

起病较急，2~26 周出现以下表现者：①极度乏力，有明显的消化道症状；②黄疸迅速加深，血清 TBil≥10×ULN 或每日上升≥17.1μmol/L；③伴或不伴肝性脑病；④有出血表现，PTA≤40%（或 INR≥1.5）并排除其他原因者。

### 2.3.3　慢加急性（亚急性）肝衰竭

在慢性肝病基础上，由各种诱因引起的以急性黄疸加深、凝血功能障碍为肝衰竭表现的综合征，可出现包括肝性脑病、腹水、电解质紊乱、感染、肝肾综合征、肝肺综合征等并发症，以及肝外器官功能衰竭。患者黄疸迅速加深，血清 TBil≥10×ULN 或每日上升≥17.1μmol/L；有出血表现，PTA≤40%（或 INR≥1.5）。根据不同慢性肝病分为 3 型：①A 型，在慢性非肝硬化肝病基础上发生的慢加急性肝衰竭；②B 型，在代偿期肝硬化基础上发生的慢加急性肝衰竭，通常在 4 周内发生；③C 型，在失代偿期肝硬化基础上发生的慢加急性肝衰竭。

### 2.3.4　慢性肝衰竭

在肝硬化基础上，缓慢出现肝功能进行性减退和失代偿，表现为以下几方面：①血清 TBil 升高，常<10×ULN；②白蛋白（Alb）明显降低；③血小板明显下降，PTA≤40%（或 INR≥1.5），并排除其他原因者；④有顽固性腹水或门静脉高压等表现；⑤肝性脑病。

### 2.4　分期

根据临床表现的严重程度，亚急性肝衰竭和慢加急性（亚急性）肝衰竭可分为早期、中期和晚期。在未达到标准时的前期要提高警惕，须密切关注病情发展。

### 2.4.1　前期

（1）极度乏力，并有明显厌食、呕吐和腹胀等严重消化道症状。

（2）丙氨酸转氨酶（ALT）和（或）天冬氨酸转氨酶（AST）大幅升高，黄疸进行性加深（85.5μmol/L≤血清 TBil<171μmol/L）或每日上升≥17.1μmol/L。

（3）有出血倾向，40%<PTA≤50%（或 INR<1.5）。

### 2.4.2　早期

（1）极度乏力，并有明显厌食、呕吐和腹胀等严重消化道症状。

（2）ALT 和（或）AST 继续大幅升高，黄疸进行性加深（血清 TBil≥171μmol/L 或每日上升≥17.1μmol/L）。

（3）有出血倾向，30%＜PTA≤40%（或 1.5≤INR＜1.9）。

（4）无并发症及其他肝外器官衰竭。

### 2.4.3　中期

在肝衰竭早期表现基础上，病情进一步发展，ALT 和/或 AST 快速下降，血清 TBil 持续上升，出血表现明显（出血点或瘀斑），20%＜PTA≤30%（或 1.9≤INR＜2.6），伴有 1 项并发症和（或）1 个肝外器官功能衰竭。

### 2.4.4　晚期

在肝衰竭中期表现基础上，病情进一步加重，有严重出血倾向（注射部位瘀斑等），PTA≤20%（或 INR≥2.6），并出现 2 个以上并发症和（或）2 个以上肝外器官功能衰竭。

肝衰竭是连续演变的过程，各临床分期的时间可长短不一，且临床分期实际上是连贯发展的，依诱因和个体体质不同，与疾病发生机制密切相关，如及时有效治疗，疾病可进入相对稳定的平台期，或者缓解，症状逐渐好转，生命体征逐渐稳定，各项生化指标得以改善。

### 2.5　肝衰竭诊断格式

肝衰竭不是一个独立的临床诊断，而是一种功能判断。在临床实际应用中，完整的诊断应包括病因、临床类型及分期，建议按照以下格式书写。

肝衰竭（分类、分型、分期）

疾病病因诊断（病毒、药物、酒精、免疫、血吸虫等）

例如：

（1）慢加急性肝衰竭 A 型　早期　乙型病毒性肝炎

（2）亚急性肝衰竭　中期　药物性肝炎

（3）慢性肝衰竭　血吸虫性肝硬化

（4）急性肝衰竭　病因待查

### 2.6　疗效判断

### 2.6.1　疗效指标

主要疗效指标是生存率（4 周、12 周、24 周和 48 周生存率）。次要疗效指标包括：①症状和体征，乏力、纳差、腹胀、尿少、出血、肝性脑病、感染及腹水等临床症状和体征的变化；②实验室指标，血液生化学检查示血清 TBil、PTA（INR）和 Alb 等改变。

### 2.6.2　疗效判断标准

#### 2.6.2.1　临床治愈率

急性、亚急性肝衰竭以临床治愈率作为判断标准：①乏力、纳差、腹胀、尿少、出血倾向和肝性脑病等临床症状消失；②黄疸消退（血清 TBil≤2×ULN），肝脏大小恢复正常；③肝功能指标基本恢复；④PTA（INR）恢复正常。

#### 2.6.2.2　临床好转率

慢加急性（亚急性）、慢性肝衰竭以临床好转率作为判断标准：①乏力、纳差、腹胀、出血等临床症状明显好转，肝性脑病消失；②黄疸、腹水等体征明显好转；③肝功能指标明显好转（血清 TBil<5×ULN，PTA>40%或者 INR<1.5）。

#### 2.6.2.3　临床恶化

慢加急性（亚急性）、慢性肝衰竭临床恶化标准：①乏力、纳差、腹胀、出血等临床症状及体征加重；②肝功能指标加重；③新发并发症和（或）肝外脏器功能衰竭，或原有并发症加重。

### 2.7　预后评估

肝衰竭预后评估应贯穿诊疗全程，尤其强调早期预后评估的重要性。多因素预后评价模型，如终末期肝病模型（Model for end-stage liver disease，MELD）、MELD 联合血清 Na（MELD-Na）、iMELD、皇家医学院医院（King's college hospital，KCH）标准、序贯器官衰竭评估（Sequential organ failure assessment，SOFA）、慢性肝功能衰竭联盟-器官功能衰竭评分（CLIF-C OFs）、CLIF-C ACLF等，以及单因素指标如年龄、肝性脑病的发生、血清 TBil、凝血酶原（PT）或INR、血肌酐、前白蛋白、胆碱酯酶、甲胎蛋白（AFP）、乳酸、血糖、血清钠、血小板等对肝衰竭预后评估有一定价值，临床可参考应用。吲哚菁绿（ICG）清除试验可动态观察受试者有效肝功能或肝储备功能，对肝衰竭及肝移植前后预后评估有重要价值。

## 3. 肝衰竭的治疗

目前肝衰竭的内科综合治疗尚缺乏特效药物和手段。原则上强调早期诊断、早期治疗，采取相应的病因治疗和综合治疗措施，并积极防治并发症。肝衰竭诊断明确后，应动态评估病情、加强监护和治疗。

### 3.1 内科综合治疗

#### 3.1.1 一般支持治疗

（1）卧床休息，减少体力消耗，减轻肝脏负担（Ⅲ），病情稳定后加强适当运动。

（2）加强病情监护（Ⅲ），评估神经状态，监测血压、心率、呼吸频率、血氧饱和度，记录体重、腹围变化、24h尿量、排便次数及性状等；建议完善病因及病情评估相关实验室检查，包括 PT/INR、纤维蛋白原、乳酸脱氢酶、肝功能、血脂、电解质、血肌酐、尿素氮、血氨、动脉血气和乳酸、内毒素、嗜肝病毒标志物、铜蓝蛋白、自身免疫性肝病相关抗体检测、球蛋白酶、脂肪酶、淀粉酶、血培养、痰或呼吸道分泌物培养，尿培养；进行腹部超声波（肝、胆、脾、胰、肾、腹水）、胸片、心电图等物理诊断检查，定期监测评估。有条件单位可完成血栓弹力图、凝血因子 V、凝血因子Ⅷ、人类白细胞抗原（HLA）分型等。

（3）推荐肠内营养，包括高碳水化合物、低脂、适量蛋白饮食。肝性脑病患者详见"肝性脑病"部分。进食不足者，每日静脉补给热量、液体、维生素及微量元素（Ⅲ），推荐夜间加餐补充能量。

（4）积极纠正低蛋白血症，补充白蛋白或新鲜血浆，并酌情补充凝血因子（Ⅲ）。

（5）进行血气监测，注意纠正水电解质及酸碱平衡紊乱，特别要注意纠正低钠血症、低氯血症、低镁血症、低钾血症（Ⅲ）。

（6）注意消毒隔离，加强口腔护理、加强肺部及肠道管理，预防医院内感染发生（Ⅲ）。

#### 3.1.2 对症治疗

##### 3.1.2.1 护肝药物治疗的应用

推荐应用抗炎护肝药物、肝细胞膜保护剂、解毒保肝药物以及利胆药物。不同护肝药物分别通过抑制炎症反应，解毒，免疫调节，清除活性氧，调节能量代谢，改善肝细胞膜稳定性、完整性及流动性等途径，达到减轻肝脏组织损害，促进肝细胞修复和再生，减轻肝内胆汁淤积，改善肝功能（Ⅲ）。

##### 3.1.2.2 微生态调节治疗

肝衰竭患者存在肠道微生态失衡，益生菌减少，肠道有害菌增加，而应用肠道微生态制剂可改善肝衰竭患者预后。建议应用肠道微生态调节剂、乳果糖或拉克替醇，以减少肠道细菌易位或内毒素血症（Ⅲ）。有报道粪便菌群移植（Faecal microbiota transplantation，FMT）作为一种治疗肝衰竭尤其是肝性脑病的新思路，可能优于单用益生菌，可加强研究。

### 3.1.2.3 免疫调节剂的应用

肾上腺皮质激素在肝衰竭治疗中的应用尚存在不同意见。非病毒感染性肝衰竭，如自身免疫性肝炎及急性酒精中毒（重症酒精性肝炎）等，可考虑肾上腺皮质激素治疗（甲强龙，$1.0\sim1.5\mathrm{mg} \cdot \mathrm{kg}^{-1} \cdot \mathrm{d}^{-1}$）（Ⅲ），治疗中需密切监测，及时评估疗效与并发症。其他原因所致的肝衰竭前期或早期，若病情发展迅速且无严重感染、出血等并发症者，可酌情短期使用（Ⅲ）。

胸腺肽 α1 单独或联合乌司他丁治疗肝病合并感染患者，可能有助于降低 28 天病死率（Ⅱ）。胸腺肽 α1 用于慢性肝衰竭、肝硬化合并自发性腹膜炎、肝硬化患者，有助于降低病死率和继发感染发生率。对肝衰竭合并感染患者建议早期进行专家会诊（Ⅲ）。

### 3.1.3 病因治疗

肝衰竭病因对指导治疗及判断预后具有重要价值，对其尚不明确者应积极寻找病因以期达到正确处理的目的。

### 3.1.3.1 去除诱因

如重复感染、各种应激状态、饮酒、劳累、药物影响、出血等。

### 3.1.3.2 针对不同病因治疗

（1）肝炎病毒感染 对 HBV DNA 阳性的肝衰竭患者，不论其检测出的 HBV DNA 载量高低，建议立即使用核苷（酸）类药物进行抗病毒治疗。在肝衰竭前、早、中期开始抗病毒治疗，疗效相对较好；对慢加急性肝衰竭的有关研究指出，早期快速降低 HBV DNA 载量是治疗的关键，若 HBV DNA 载量在 2 周内能下降 2 次方，患者存活率可提高。抗病毒药物应选择快速强效的核苷（酸）类药物。建议优先使用核苷类似物，如恩替卡韦、替诺福韦（Ⅱ）。HCV RNA 阳性的肝衰竭患者，可根据肝衰竭发展情况选择抗病毒时机及药物治疗。若 MELD 评分＜18～20分，可在移植术前尽快开始抗病毒治疗，部分患者经治疗后可从移植列表中退出；若 MELD 评分≥18～20 分，可先行移植术，术后再行抗病毒治疗。如果等待移植时间超过 6 个月，可在移植术前行抗病毒治疗。所有移植术后 HCV 再感染患者应在移植术后早期开始治疗，理想的情况是患者稳定后（通常为移植术后前 3 个月）尽早开始，因为移植术后进展期肝病患者 12 周持续病毒学应答（SVR）会降低。抗病毒治疗首选无干扰素的直接抗病毒药物（Direct-acting antiviral agents，DAAs）治疗方案，并根据 HCV 基因型、患者耐受情况等进行个体化治疗。蛋白酶抑制剂是失代偿期肝硬化患者的禁忌证（Ⅱ-1）。在治疗过程中应定期监测血液学指标和 HCV RNA，以及不良反应等（Ⅱ-1）。甲型、戊型病毒性肝炎引起的急性肝衰竭，目前尚未证明病毒特异性治疗有效（Ⅲ）。

（2）其他病毒感染　确诊或疑似疱疹病毒或水痘-带状疱疹病毒感染导致急性肝衰竭的患者，应使用阿昔洛韦（5~10mg/kg，1 次/8h，静脉滴注）治疗，且危重者可考虑进行肝移植（Ⅲ）。

（3）药物性肝损伤　因药物肝毒性所致急性肝衰竭，应停用所有可疑的药物（Ⅲ）。追溯过去 6 个月服用的处方药、某些中草药、非处方药、膳食补充剂的详细信息（包括服用数量和最后一次服用的时间）（Ⅲ）。尽可能确定非处方药的成分（Ⅲ）。已有研究证明，N-乙酰半胱氨酸（NAC）对药物性肝损伤所致急性肝衰竭有效（Ⅰ）。其中，确诊或疑似对乙酰氨基酚（APAP）过量引起的急性肝衰竭患者，如摄入 APAP 在 4h 内，在给予 NAC 之前应先口服活性肽（Ⅰ）。摄入大量 APAP 患者，血清药物浓度或转氨酶升高提示即将或已经发生了肝损伤，应立即给予 NAC（Ⅱ-1）。怀疑 APAP 中毒的急性肝衰竭患者也可应用 NAC（Ⅲ），必要时进行人工肝治疗。在非 APAP 引起的急性肝衰竭患者中，NAC 能改善有轻度肝性脑病临床症状的急性肝衰竭成人患者的预后。确诊或疑似毒蕈中毒的急性肝衰竭患者，考虑应用青霉素 G 和水飞蓟素（Ⅲ）。

（4）急性妊娠期脂肪肝/HELLP 综合征导致的肝衰竭　建议立即终止妊娠，如果终止妊娠后病情仍继续进展，需考虑人工肝和肝移植治疗（Ⅲ）。

（5）肝豆状核变性　采用血浆置换、白蛋白透析、血液滤过，以及各种血液净化方法组合的人工肝支持治疗，可以在较短时间内改善病情。

### 3.1.4　并发症的内科综合治疗

#### 3.1.4.1　脑水肿

（1）有颅内压增高者，给予甘露醇 0.5~1.0g/kg 或者高渗盐水治疗（Ⅱ-2）。

（2）襻利尿剂，一般选用呋塞米，可与渗透性脱水剂交替使用（Ⅲ）。

（3）应用人血白蛋白，特别是肝硬化白蛋白偏低的患者，提高胶体渗透压，可能有助于降低颅内压，减轻脑水肿症状（Ⅲ）。

（4）人工肝支持治疗（Ⅲ）。

（5）肾上腺皮质激素不推荐用于控制颅内高压（Ⅰ）。

（6）对于存在难以控制的颅内高压急性肝衰竭患者可考虑应用轻度低温疗法和吲哚美辛，后者只能用于大脑高血流灌注的情况下（Ⅲ）。

#### 3.1.4.2　肝性脑病

(1) 去除诱因，如严重感染、出血及电解质紊乱等（Ⅲ）。

(2) 调整蛋白质摄入及营养支持，一般情况下蛋白质摄入量维持在 $1.2\sim1.5\mathrm{g}\cdot$ $\mathrm{kg}^{-1}\cdot\mathrm{d}^{-1}$，Ⅲ度以上肝性脑病患者蛋白质摄入量为 $0.5\sim1.2\mathrm{g}\cdot\mathrm{kg}^{-1}\cdot\mathrm{d}^{-1}$，营养支持能量摄入在危重期推荐 $25\sim35\mathrm{kCal}\cdot\mathrm{kg}^{-1}\cdot\mathrm{d}^{-1}$，病情稳定后推荐 $35\sim40\mathrm{kCal}\cdot\mathrm{kg}^{-1}\cdot\mathrm{d}^{-1}$。一旦病情改善，可给予标准饮食。告知患者在白天少食多餐，夜间也加餐复合碳水化合物，仅严重蛋白质不耐受患者需要补充支链氨基酸（BCAA）（Ⅲ）。

(3) 应用乳果糖或拉克替醇，口服或高位灌肠，可酸化肠道，促进氨的排出，调节微生态，减少肠源性毒素吸收（Ⅲ）。

(4) 视患者电解质和酸碱平衡情况酌情选择精氨酸、门冬氨酸-鸟氨酸等降氨药物（Ⅲ）。

(5) 酌情使用 BCAA 或 BCAA 与精氨酸混合制剂以纠正氨基酸失衡（Ⅲ）。

(6) Ⅲ度以上的肝性脑病患者建议气管插管（Ⅲ）。

(7) 抽搐患者可酌情使用半衰期短的苯妥英钠或苯二氮䓬类镇静药物，不推荐预防用药（Ⅲ）。

(8) 人工肝支持治疗（Ⅲ）。

(9) 对于早期肝性脑病要转移至安静的环境中，并密切评估其病情变化，防止病情进展恶化（Ⅲ）。

(10) 常规评估患者的颅内压（Ⅲ），轻度降温治疗，吲哚美辛可以考虑应用于难控制的颅内高压患者（Ⅱ-2）。

#### 3.1.4.3　感染

(1) 推荐进行血液和体液的常规病原学检测（Ⅲ）。

(2) 除肝移植前围手术期患者外，不推荐预防性使用常规抗感染药物（Ⅱ-2）。

(3) 一旦出现感染征象，应首先根据经验选择抗感染药物，并及时根据病原学检测及药敏试验结果调整用药（Ⅱ-3）。

(4) 应用广谱抗感染药物，联合应用多个抗感染药物，以及应用糖皮质激素类药物等治疗时，应注意防治继发真菌感染（Ⅱ-3）。

#### 3.1.4.4　低钠血症及顽固性腹水

低钠血症是常见并发症。低钠血症、顽固性腹水与急性肾损伤（AKI）等并发症相互关联。水钠潴留所致稀释性低钠血症是其常见原因，托伐普坦作为精氨酸加压素 V2 受体阻滞剂，可通过选择性阻断集合管主细胞 V2 受体，促进自由水的排泄，已成为治疗低钠血症及顽固性腹水的新措施。对顽固性腹水患者的治疗措施如下。①推荐螺内酯联合呋塞米起始联用，应答差者，可应用托伐普坦；②特利加压素 1～2mg/次，1 次/12h；③腹腔穿刺放腹水；④输注白蛋白。

### 3.1.4.5　AKI 及肝肾综合征

防止 AKI 的发生，纠正低血容量，积极控制感染，避免肾毒性药物，需用静脉造影剂的检查者需权衡利弊后选择。AKI 早期治疗：①减少或停用利尿治疗，停用可能致肾损伤药物，如血管扩张药或非甾体消炎药；②扩充血容量可使用晶体或白蛋白或血浆；③怀疑细菌感染时应早期控制感染。后期治疗停用利尿药或按照 $1g \cdot kg^{-1} \cdot d^{-1}$ 剂量连续 2 天静脉，使用白蛋白扩充血容量，无效者需考虑是否有肝肾综合征，可使用血管收缩药（特利加压素或去甲肾上腺素），不符合者按照其他 AKI 类型处理（如肾性 AKI 或肾后性 AKI）。

肝肾综合征治疗：①可用特利加压素（1mg/4～6h）联合白蛋白（20～40g/d），治疗 3 天血肌酐下降＜25%，特利加压素可逐步增加至 2mg/4h。若有效，疗程 7～14 天；若无效，停用特利加压素；②去甲肾上腺素（0.5～3.0mg/h）联合白蛋白（10～20g/L）对 1 型或 2 型肝肾综合征有与特利加压素类似结果。

### 3.1.4.6　出血

（1）常规推荐预防性使用 $H_2$ 受体阻滞药或质子泵抑制药（Ⅰ）。

（2）对门静脉高压性出血患者，为其降低门静脉压力，首选生长抑制激素类似物或特利加压素，也可使用垂体后叶素（或联合应用硝酸酯类药物）（Ⅲ）；食管胃底静脉曲张所致出血者可用三腔管压迫止血或行内镜下套扎、硬化剂注射或组织黏合剂治疗止血，可行介入治疗，如经颈静脉肝内门体支架分流术（TIPS）（Ⅲ）。

（3）对弥漫性血管内凝血患者，可给予新鲜血浆、凝血酶原复合物和纤维蛋白原等补充凝血因子，血小板显著减少者可输注血小板（Ⅲ），可酌情给予小剂量低分子肝素或普通肝素，对有纤溶亢进症状者可应用氨甲环酸或氨甲苯酸等抗纤溶药物（Ⅲ）。

（4）在明确维生素 K1 缺乏后可短期使用维生素 K1（5～10mg）（Ⅲ）。

### 3.1.4.7　肝肺综合征

氧分压（$PaO_2$）＜80mmHg（1mmHg＝0.133kPa）时给予氧疗，通过鼻导管或面罩给予低流量吸氧（2～4L/min），对于氧气量需要增加的患者，可以加压面罩给氧或者气管插管（Ⅲ）。

### 3.2 非生物型人工肝支持治疗

#### 3.2.1 概述

人工肝是治疗肝衰竭的有效方法之一，其治疗机制是基于肝细胞的强大再生能力，通过一个体外的机械、理化和生物装置，清除各种有害物质，补充必需物质，改善内环境，暂时替代衰竭肝脏的部分功能，为肝细胞再生及肝功能恢复创造条件或等待机会进行肝移植。

人工肝支持系统分为非生物型、生物型和混合型三种。非生物型人工肝已在临床广泛应用并被证实有一定疗效（Ⅱ-2）。根据病情不同进行不同组合治疗的李氏非生物型人工肝系统包括血浆置换（plasma exchange，PE）/选择性血浆置换（fractional plasma exchange，FPE）、血浆（血液）灌流（plasma-or-hemoperfusion，PP/HP)/特异性胆红素吸附、血液滤过（Hemofiltration，HF）、血液透析（Hemodialysis，HD）等经典方法。组合式人工肝常用模式包括血浆透析滤过（Plasma diafiltration，PDF）、血浆置换联合血液滤过（plasma exchange with hemofiltration，PERT）、配对血浆置换吸附滤过（coupled plasma exchange filtration adsorption，CPEFA）、双重血浆分子吸附系统（double plasma molecules adsorption system，DPMAS）、其他还有分子吸附再循环系统（molecular absorbent recycling system，MARS）、连续白蛋白净化治疗（continuous albumin purification system，CAPS）、成分血浆分离吸附（fractional plasma separation and absorption，FPSA）等。推荐人工肝治疗肝衰竭方案采用联合治疗方法为宜，选择个体化治疗，注意操作的规范化。

#### 3.2.2 适应证（Ⅲ）

（1）各种原因引起的肝衰竭前、早、中期，PTA 介于 $20\%\sim40\%$ 的患者为宜；晚期肝衰竭患者也可进行治疗，但并发症多见，治疗风险大，临床医生应权衡利弊，慎重进行治疗，同时积极寻求肝移植机会。

（2）终末期肝病肝移植术前等待肝源、肝移植术后出现排异反应、移植肝无功能期的患者。

（3）严重胆汁淤积性肝病，经内科综合治疗效果欠佳者；各种原因引起的严重高胆红素血症者。

#### 3.2.3 相对禁忌证（Ⅲ）

（1）严重活动性出血或弥散性血管内凝血者。

（2）对治疗过程中所用血制品或药品如血浆、肝素和鱼精蛋白等高度过敏者。

（3）循环功能衰竭者。

（4）心脑梗死非稳定期者。

（5）妊娠晚期。

### 3.2.4 并发症（Ⅲ）

人工肝治疗的并发症有出血、凝血、低血压、继发感染、过敏反应、失衡综合征、高枸橼酸盐血症等。需要在人工肝治疗前充分评估并预防并发症的发生，在人工肝治疗中和治疗后严密观察并发症。随着人工肝技术的发展，并发症发生率逐渐下降，一旦出现，可根据具体情况给予相应处理。

## 3.3 肝移植

肝移植是治疗各种原因所致的中晚期肝衰竭的最有效方法之一，适用于经积极内科综合治疗和（或）人工肝治疗疗效欠佳，不能通过上述方法好转或恢复者。

### 3.3.1 适应证

（1）对于急性/亚急性肝衰竭、慢性肝衰竭患者，MELD 评分是评估肝移植的主要参考指标，MELD 评分在 15～40 分是肝移植的最佳适应证。

（2）对于慢加急性肝衰竭，经过积极的内科综合治疗及人工肝治疗后分级为 2～3 级的患者，如 CLIF-C 评分<64 分，建议 28 天内尽早行肝移植。

（3）对于合并肝癌患者，应符合肿瘤无大血管侵犯；肿瘤累计直径≤8cm 或肿瘤累计直径>8cm、术前甲胎蛋白（AFP）≤400ng/mL 且组织学分级为高/中分化。

### 3.3.2 禁忌证

（1）4 个及以上器官功能衰竭（肝、肾、肺、循环、脑）。

（2）脑水肿并发脑疝。

（3）循环功能衰竭，需要 2 种及以上血管活性物质维持，且对血管活性物质剂量增加无明显反应。

（4）肺动脉高压，平均肺动脉压力（mPAP）>50mmHg。

（5）严重的呼吸功能衰竭，需要最大限度的通气支持［吸入氧浓度（$FiO_2$）≥0.8，高呼气末正压通气（PEEP）］或者需要体外膜肺氧合（ECMO）支持。

（6）持续严重的感染、细菌或真菌引起的败血症、感染性休克、严重的细菌或真菌性腹膜炎、组织侵袭性真菌感染、活动性肺结核。

（7）持续的重症胰腺炎或坏死性胰腺炎。

（8）营养不良及肌肉萎缩引起的严重的虚弱状态需谨慎评估肝移植。

## 附录2　非生物型人工肝治疗肝衰竭指南（2016年版）

　　肝衰竭（Liver failure）是由多种因素引起的肝脏合成、解毒、排泄和生物转化等功能发生严重障碍或失代偿，出现以凝血功能低下、黄疸、肝性脑病等为主要表现的一种临床症候群，病死率极高。人工肝支持系统（Artificial liver support system，ALSS），简称人工肝，是暂时替代肝脏部分功能的体外支持系统，其治疗机制是基于肝细胞的强大再生能力，通过体外的机械、理化和生物装置，清除各种有害物质，补充必需物质，改善内环境，为肝细胞再生及肝功能恢复创造条件，或作为肝移植前的桥接。人工肝分为非生物型、生物型和混合型三种。目前非生物型人工肝在临床广泛使用并被证明是行之有效的体外肝脏支持方法。

　　中华医学会感染病学分会肝衰竭与人工肝学组在2009年制订了《非生物型人工肝支持系统治疗肝衰竭指南（2009年版）》，对我国开展非生物型人工肝治疗肝衰竭发挥了重要的作用。近年来，非生物型人工肝又取得明显进展，为进一步规范其治疗并与国际接轨，我们参照国内外最新研究成果，在2009年版指南的基础上，修订了《非生物型人工肝治疗肝衰竭指南（2016年版）》（以下简称《指南》），供临床医护人员参考。

**1. 非生物型人工肝治疗的适应证、禁忌证及疗效判断标准**

1.1　非生物型人工肝治疗的适应证

　　（1）以各种原因引起的肝衰竭早、中期，凝血酶原活动度（PTA）介于20%～40%的患者为宜；晚期肝衰竭患者病情重、并发症多，医生应权衡利弊，慎重进行治疗，同时积极寻求肝移植机会。

　　（2）终末期肝病、肝移植术前等待肝源、肝移植术后排异反应及移植肝无功能期的患者。

　　（3）严重胆汁淤积性肝病经内科综合治疗效果欠佳者、各种原因引起的严重高胆红素血症。

1.2　非生物型人工肝治疗的相对禁忌证

　　（1）活动性出血或弥漫性血管内凝血者。

　　（2）对治疗过程中所用血制品或药品如血浆、肝素和鱼精蛋白等严重过敏者。

（3）血流动力学不稳定者。

（4）心脑血管意外所致梗死非稳定期者。

（5）血管外溶血者。

（6）严重脓毒症者。

### 1.3 人工肝治疗的疗效判断

临床上一般用近期疗效和远期疗效来进行判断。

#### 1.3.1 近期疗效

##### 1.3.1.1 治疗后有效率

（1）肝性脑病级别降低。

（2）消化道症状的改善。

（3）血清胆红素降低。

（4）PTA 或国际标准化比值（INR）改善。

（5）终末期肝病模型（MELD）评分下降。

（6）其他实验室指标，如血氨、内毒素下降等。

##### 1.3.1.2 治疗后 4 周好转率

（1）肝性脑病症状减轻。

（2）消化道症状显著改善。

（3）PTA 稳定在 30％以上。

（4）血清胆红素降低。

#### 1.3.2 远期疗效

远期疗效用生存率来评价，包括治疗后 12 周、24 周及 48 周生存率。

### 2. 非生物型人工肝治疗的操作方法、原理

根据病情不同进行不同组合治疗的李氏非生物型人工肝（Li-NBAL）系统包括血浆置换（plasma exchange，PE)/选择性血浆置换（fractional PE，FPE）、血浆（血液）灌流（plasma-or hemo-perfusion，PP/HP)/特异性胆红素吸附、血液滤过（hemofiltration，HF）、血液透析（hemodialysis，HD）等经典方法，并在此基础上进一步形成了临床方案系统化、技术操作标准化、治疗模块集成化的新型李氏人工肝系统。其他方法还包括分子吸附再循环系统（molecular absorbent recycling system，MARS）、连续白蛋白净化治疗（continue albumin purification system，CAPS）、成分血浆分离吸附（fractional plasma separation and absorption，FPSA）等。

## 2.1　李氏非生物型人工肝

### 2.1.1　血浆置换/选择性血浆置换（PE/FPE）

PE 是临床最常应用的人工肝治疗模式。PE 分为离心式（centrifugal）和膜性（membrae）两类，人工肝多采用后者。膜性 PE 是利用大孔径（$\phi=0.30\mu m$）中空纤维膜分离技术，将血液中含有毒素的血浆成分（主要为蛋白结合毒素）滤出膜外丢弃，同时将等量的新鲜血浆或新鲜冷冻血浆（FFP）与膜内扣留的血液有形成分一起回输体内。可清除肝衰竭毒素和某些致病因子（如病毒、蛋白结合性药物或毒物等），补充肝衰竭所缺乏的凝血因子等必需物质，针对性地纠正肝衰竭导致的代谢紊乱。PE 的不足之处为不能有效清除中小分子的水溶性溶质。

FPE 是利用蛋白筛选系数为 0.87 的血浆成分分离器，在清除白蛋白结合毒素的同时，可保留相对分子量更大的凝血因子、肝细胞生长因子，减少白蛋白的丢失。在不影响胆红素等白蛋白结合毒素清除率的情况下，每次治疗可节省大约 20% 的血浆用量。

### 2.1.2　血浆（血液）灌流（PP/HP）/特异性胆红素吸附

HP 或 PP 是血液或血浆流经填充吸附剂的灌流器（吸附柱），利用活性炭、树脂等吸附介质的吸附性能清除肝衰竭相关的毒素或病理产物的一种治疗模式，HP 或 PP 对水电解质及酸碱平衡无调节作用。特异性胆红素吸附的本质也是 PP，主要是所应用的灌注器对胆红素有特异性的吸附作用，对胆汁酸有少量的吸附作用，而对其他代谢毒素则没有吸附作用或吸附作用很小。

（1）HP　可清除芳香族氨基酸、短链脂肪酸、$\gamma$-氨基丁酸、$Na^+$-$K^+$-ATP 酶抑制物等致肝昏迷物质。20 世纪 70 至 80 年代曾采用 HP 包膜活性炭吸附治疗暴发性肝衰竭（fulminant hepatic failure，FHF）肝昏迷，对 4 期及以下肝性脑病有一定疗效；但吸附可激活血小板，引起低血压、血小板减少等不良反应，即使应用前列环素（PGI2）抗凝也不能完全避免。目前已不推荐 HP 在肝衰竭治疗中进行使用。

（2）PP　利用血浆分离技术滤出血浆，再经灌流器进行吸附。由于血液有形成分不与吸附介质接触，从而避免了 HP 对血细胞的不良反应，但血浆中的白蛋白和凝血因子仍有部分丢失。目前常用的有中性树脂血浆吸附和阴离子树脂血浆吸附。

① 中性树脂吸附：中性树脂可吸附相对分子量为 $500\sim30000Da$ 的物质，除吸附致肝性脑病物质外，对内毒素、细胞因子等炎症介质有较强的吸附作用，亦能吸

附部分胆红素。

②阴离子树脂胆红素吸附：使用对胆红素有特异性吸附作用的灌流器，以吸附胆红素和少量的胆汁酸，而对其他代谢毒素则无作用或吸附作用很小。仅限在PP治疗中使用。

③双重血浆分子吸附系统（double plasma molecular absorption system，DPMAS）：在血浆胆红素吸附治疗的基础上增加了一个可以吸附中大分子毒素的广谱吸附剂，因此DPMAS不仅能够吸附胆红素，还能够清除炎症介质，不耗费血浆，同时又弥补了特异性吸附胆红素的不足，但要注意有白蛋白丢失及PT延长的不良反应。

### 2.1.3 血液滤过（HF）

应用孔径较大的膜，依靠膜两侧液体的压力差作为跨膜压，以对流的方式使血液中的毒素随着水分清除出去，更接近于人体肾脏肾小球滤过的功能。主要清除中分子及部分大分子物质，包括内毒素、细胞因子、炎症介质及某些致昏迷物质。纠正肝衰竭中常见的水电解质紊乱和酸碱平衡失调。适用于各种肝衰竭伴急性肾损伤，包括肝肾综合征、肝性脑病、水电解质紊乱及酸碱平衡失调等。

### 2.1.4 血液透析（HD）

利用小孔径（$\phi < 0.01\mu m$）中空纤维膜，小分子溶质可依照膜两侧的浓度梯度弥散，可析出血液中相对分子量在15000Da以下的水溶性溶质，纠正水电解质紊乱和酸碱平衡失调。20世纪50至70年代曾用HD治疗肝昏迷，虽可降低血氨水平、促进部分患者清醒，但不能提高肝衰竭患者的最终生存率。间歇血液透析（IHD）是经典的肾脏替代疗法，但用于肝肾综合征患者常因出血、低血压、渗透失衡综合征等严重不良反应导致患者在透析期间死亡。故肝肾综合征患者需要透析支持时，推荐使用连续的而不是间歇的方式。目前，该法在肝衰竭患者中不单独使用，适用于各种肝衰竭伴急性肾损伤包括肝肾综合征、肝性脑病、水电解质紊乱及酸碱平衡失调等。

### 2.1.5 血浆透析滤过（plasma diafiltration，PDF）

PDF是将血浆置换、透析、滤过技术整合的一种治疗方法，可清除向血管内移动较慢的物质，以及中小分子溶质，包括胆红素、肌酐等，维持水电解质的平衡及血流动力学的稳定，并可设定脱水量，控制体内水量。由于滤器的孔径较血滤器大，在透析滤过中会有血浆丢失，丢失的血浆需用新鲜冷冻血浆补充，是目前常用的方法之一。

### 2.1.6 血浆置换联合血液滤过 (plasma exchange with hemofiltration, PERT)

血浆置换主要清除与白蛋白结合的大分子物质以及血浆内的毒素，同时补充白蛋白、凝血因子等生物活性物质，但对水电解质平衡以及酸碱平衡等内环境紊乱的调节作用较小，对中分子物质的清除能力也不如血液滤过。PERT 共有 3 种方法：并联治疗（两台机器分别做）、串接治疗（一台机器＋双管单泵）、序贯治疗（一台机器先 PE，后 HDF）。PERT 既能起到清除大分子物质的作用，又可以清除中分子物质及调节水电解质和酸碱平衡，可用于肝衰竭，急性肾损伤包括肝肾综合征、肝性脑病。

### 2.1.7 配对血浆置换吸附滤过 (coupled plasma exchange filtration absorption, CPEFA)

有机偶联血浆分离、选择性血浆置换、吸附、滤过四个功能单元，提高循环效能和疗效。先行低容量血浆置换，继之血浆胆红素吸附并联血浆滤过，可补充一定的凝血因子，纠正凝血功能紊乱，通过对置换过程中的废弃血浆进行血浆吸附、血液滤过多次循环，使得血浆的净化效率大大提高，可清除中小分子毒物，也可清除循环中过多的炎性介质以恢复机体正常的免疫功能，同时纠正水电解质、酸碱失衡。用于肝衰竭、急性肾损伤包括肝肾综合征、伴有全身炎性反应综合征（SIRS）及水电解质酸碱失衡等危重疾病。

## 2.2 其他非生物型人工肝

### 2.2.1 分子吸附再循环系统 (MARS)

目前主要在欧美国家使用，国内也有少量开展。血液被泵出体外以后通过一个白蛋白包被的高通量滤过器，富含蛋白的透析液在滤过器中与血液逆流，血液中的有害代谢产物被转移到透析液中，随后透析液通过活性炭或者离子交换树脂的吸附柱，其中的有害代谢产物被清除，透析液重新回到滤过器中再次与血液进行交换。该系统可有效清除蛋白结合毒素和水溶性毒素，并纠正水电解质、酸碱失衡。

### 2.2.2 连续白蛋白净化治疗 (CAPS)

基于 MARS 的原理，采用高通量聚砜膜血液滤过器替代 MARS 的主透析器，在白蛋白透析液循环回路中，采用血液灌流器作为净化白蛋白的吸附介质，既有效降低了治疗成本又可有效清除白蛋白结合毒素和水溶性毒素，并纠正水电解质、酸碱失衡。

### 2.2.3 成分血浆分离吸附系统 (FPSA)

是一个基于 FPSA 以及高通量血液透析的体外肝脏解毒系统，不仅能够非常有效地通过直接吸附作用清除白蛋白结合毒素，同时在单独高通量血液透析阶段，能高效率地清除水溶性毒素。普罗米修斯系统在清除胆汁酸、胆红素、氨、肌酐和炎症因子方面优于 MARS，但 MARS 对血液动力学的改善在普罗米修斯系统治疗中却没有被发现。另外，还有单次白蛋白通过透析（Single-pass albumin dialysis，SPAD）、Biologic-DT 与生物透析吸附血浆滤过治疗系统（Biologic-DTPF）等。

### 2.3　非生物型人工肝治疗频率和治疗参数的选择

应注意非生物型人工肝治疗操作的规范化，根据患者的病情决定治疗频率和次数，第一、二周每周 2～5 次，以后每周 1～2 次，每例患者平均 3～5 次。单次操作应注意以下两点。

（1）深静脉置管　单针双腔导管选取股静脉或颈静脉置管建立血流通路。

（2）血浆置换参数控制　血流速度控制在 80～120mL/min，血浆分离速度根据红细胞压积控制在血流速度的 20%～25%。跨膜压≤50mmHg（1mmHg＝0.133kPa）以内，吸附器入口压（二次膜压）≤150mmHg。

### 2.4　非生物型人工肝治疗的置管方法和抗凝方法

为满足非生物型人工肝治疗的要求，置管部位可选择股静脉、锁骨下静脉或颈内静脉等。锁骨下静脉置管的优点是导管相关感染（Catheter-related bloodstream infection，CRBI）的发生率较低，缺点是易受锁骨压迫而致管腔狭窄，因此血栓形成的风险较其他部位置管高，锁骨下静脉置管还具有压迫止血法效果差，出血并发症较多等不足。颈内静脉导管没有上述缺点，且对患者活动限制少，缺点是 CRBI 发生率相对较高。股静脉置管的优点是压迫止血效果好，血肿发生率低，且其 CRBI 的发生率并不比颈内静脉高，穿刺方便、技术要求低。

根据个体化原则，肝素通常有三种应用方案，即常规应用方案、限量应用方案和局部肝素应用（体外肝素化）方案。需要进行非生物型人工肝治疗的患者往往凝血功能差，一般均采用限量应用方案。局部肝素化应用方案常用于出血危险性很高的患者。新近研究证实，低分子肝素与普通肝素相比效果相当，但不良反应明显降低。肝素化治疗剂量可根据患者的临床症状、体征以及凝血功能检测相关指标调整。

### 2.5　人工肝治疗的护理

在整个治疗过程中，提供安全有效的专业护理是非常重要的。

#### 2.5.1　人工肝治疗前的护理

##### 2.5.1.1　心理护理

有效的心理护理能消除或减轻患者紧张、焦虑等负性情绪，能提高患者的主观能动性及医护患互动性。心理护理及知识的宣教应自始至终贯穿整个治疗过程。

### 2.5.1.2 查对和评估指导

（1）查对患者的基本信息、既往史、过敏史、拟定的个体化治疗模式。

（2）评估病情，包括主诉、症状与体征、实验室检查项目等、跌倒坠床风险评估、日常生活活动能力（ADL）评估、穿刺部位评估、心理状态评估。

（3）饮食指导。

（4）床上大、小便锻炼和指导。

### 2.5.1.3 治疗前的准备

治疗室环境和仪器的消毒，治疗药物和物品（包括抢救用品）的准备。

### 2.5.2 人工肝治疗操作过程中的护理

### 2.5.2.1 医护人员自身准备及要求

进入治疗室应着工作服，按需选择防护隔离装备。操作治疗时，注重无菌操作，避免交叉感染。

### 2.5.2.2 体外循环管路的准备

按治疗模式选择治疗仪器及耗材，进行正确的安装和冲洗，确保冲洗结束时，体外循环管路无空气且被肝素化。

### 2.5.2.3 人工肝操作流程

主要流程有：

（1）上机前再次查对和评估。

（2）心电监护，监测血糖，开辟至少一条外周静脉通路，按需吸氧。

（3）对人工肝留置管路进行常规消毒和冲洗，确保血管通路通畅。

（4）按治疗模式要求设置各项参数并建立体外循环，密切观察，确保体外循环的正常运行。

（5）密切观察患者生命体征和治疗并发症的发生情况，及时汇报和处理。

（6）严格执行三查七对，尤其是血制品的输注。

（7）治疗结束后，按医院感染管理要求处理一次性耗材及污水污物，对治疗室及治疗仪器进行清洁和消毒。

（8）及时完成人工肝治疗的护理记录。

### 2.5.3 非生物型人工肝治疗后患者的监测及护理

（1）迟发型并发症的观察和处理。

（2）饮食指导。

（3）活动指导。

（4）留置血管通路的维护及并发症的防治，包括留置血管通路的有效固定。

（5）拔管后护理。

## 2.6 非生物型人工肝治疗并发症的防治

### 2.6.1 出血

进行非生物型人工肝治疗的患者多有凝血功能障碍，再加上治疗过程中需要加用抗凝药物，部分患者可能出现置管处、消化道、皮肤黏膜、颅内出血等并发症。

#### 2.6.1.1 置管处出血

临床表现为置管处渗血、皮下出血或血肿，严重者可危及生命。原因有置管时损伤血管、留置导管破裂或留置管自行脱落等。一旦发现置管处出血，应及时压迫止血，并加压包扎，严重出血影响循环者需积极扩容、止血治疗，必要时拔除静脉置管。

#### 2.6.1.2 消化道出血

临床表现为呕血、黑便、皮肤苍白。出血严重者可迅速出现烦躁、皮肤湿冷、脉搏细速、血压下降等症状。有出血倾向者术前可用抑酸剂治疗，出血倾向明显的患者术中应尽量少用或不用肝素，或采用体外肝素化。一旦发生消化道大出血，应正确估计出血量，及时予以扩容、抑酸、止血等治疗。在人工肝治疗过程中出现消化道出血，应立即停止治疗，尽快回输管路中的血液，并予以内科相应止血措施。

#### 2.6.1.3 其他部位出血

临床多表现为鼻出血、皮肤瘀点、瘀斑等。颅内出血是最严重的出血性并发症，可致脑疝而死亡，需请神经科协助紧急处理。

### 2.6.2 凝血

接受人工肝治疗的患者可能会出现凝血并发症，表现为血浆分离器、灌流器、体外循环管路和静脉留置管内等部位凝血。

#### 2.6.2.1 血浆分离器、灌流器等凝血

表现为跨膜压（TMP）急剧上升，对血细胞造成机械性破坏，以致非生物型人工肝治疗后血细胞明显下降，尤以血小板减少为甚。如TMP超过警戒值，则无法继续进行人工肝治疗。应及时采取等渗氯化钠溶液冲洗血浆分离器、灌流器，加大肝素用量，必要时更换血浆分离器、灌流器等。

#### 2.6.2.2 静脉留置管凝血

封管液肝素浓度不够或用量不足以及患者凝血功能障碍均可导致留置管凝血，表现为在进行非生物型人工肝治疗时血液引出不畅。故在留置管封管时，肝素用量要适当，必要时重新留置静脉导管。

#### 2.6.2.3 留置管深静脉血栓形成

留置管深静脉血栓形成是非生物型人工肝治疗常见的并发症之一，以股静脉置管多见，表现为患者腿围增粗，有时可出现下肢肿胀疼痛。应及时行下肢深静脉 B 超检查，确定有无血栓形成。如 B 超提示有少量附壁血栓形成，患者需要卧床休息和抬高患肢，忌久站及久坐。如患者患腿肿胀进行性加重，并出现胀痛，或 B 超提示置管处血流不畅，建议拔除深静脉留置管，对于有较大血栓脱落导致肺栓塞风险的患者，在拔管前建议血管外科协助处理。

### 2.6.3 低血压

可见于非生物型人工肝治疗初期和治疗的中后期。低血压发生的原因包括有效循环容量不足、过敏、水电解质及酸碱失衡、心律失常和血小板活性物质的异常释放等。在人工肝治疗过程中要进行预防和处理。主要措施如下。

（1）低蛋白血症患者在非生物型人工肝治疗术前或术中输血浆、白蛋白或其他胶体溶液，维持患者血浆渗透压，严重贫血者在非生物型人工肝治疗前应输血治疗。

（2）有药物或血浆过敏史者应预先给予抗过敏治疗。

（3）纠正酸碱失衡、水电解质紊乱。

（4）治疗心律失常。

（5）接受非生物型人工肝治疗患者术中需密切观察血压、心率变化。一旦发现血压较低或临床症状明显（面色苍白、出汗），如非心源性原因所致则立刻输入等渗氯化钠溶液以补充血容量，但补液量不宜过多，酌情控制，经补液治疗后血压仍不上升者，应立刻使用升压药物。如有心律失常，应及时处理。

### 2.6.4 继发感染

静脉留置管处出现感染应进行血培养和局部分泌物培养，并及时拔除留置管。在获得培养结果报告前可选用覆盖革兰阳性球菌的药物或根据所在医疗机构的细菌流行情况给予经验性抗菌治疗。

### 2.6.5 过敏反应

#### 2.6.5.1 血浆过敏

临床表现为皮肤反应（荨麻疹）、胃肠道症状（恶心、呕吐、腹痛）、呼吸系统症状（呼吸困难、支气管痉挛）、心血管系统症状（心动过速、低血压）等。可给予抗过敏药物对症处理，较严重者应停止输注血浆。对出现低血压、休克和支气管痉挛等症状的患者，应立即采取积极有效的治疗措施。迅速扩容恢复血容量，纠正动脉缺氧，静脉滴注糖皮质激素和肾上腺素。对于较顽固的支气管痉挛，应给予氨茶碱，必要时予以开放气道机械通气。严重低血压时，可给予多巴胺、肾上腺素或去甲肾上腺素。心跳和（或）呼吸骤停的患者，需立刻进行心肺复苏术。

### 2.6.5.2 其他过敏反应

肝素、鱼精蛋白、血浆代用品等也可出现过敏反应，处理措施同血浆过敏反应的处理。

### 2.6.6 失衡综合征

指在非生物型人工肝治疗过程中或治疗结束后不久出现的以神经、精神系统为主要症状的症候群，常持续数小时至24h后逐渐消失。轻度失衡时，患者仅有头痛、焦虑不安或恶心、呕吐，严重时可有意识障碍、癫痫样发作、昏迷甚至死亡，有时需要与肝性脑病、高血压脑病、低血糖等进行鉴别诊断。

### 2.6.7 高枸橼酸盐血症

由于血浆中含有抗凝药枸橼酸盐，血浆置换时患者可出现高枸橼酸盐血症，表现为低血钙、抽搐、手脚麻木等。血浆置换时尽早补充钙剂可减少抽搐、手脚麻木症状的发生，另外，将血浆置换与血液滤过、血液透析滤过等方法联合应用，可纠正高枸橼酸盐血症。

## 3. 非生物型人工肝的准入和管理制度

开展非生物型人工肝治疗肝衰竭必须由相关医疗行政管理单位批准，在人员、设备等方面进行配置，人工肝治疗室设置专门负责人，对治疗室的人员培训、安全、水电、仪器、物资等方面进行全面管理。

### 3.1 开展非生物型人工肝治疗必须具备的条件

### 3.1.1 非生物型人工肝的设置

开展非生物型人工肝治疗必须由二级甲等以上医院提出申请，按规定由当地卫健委批准。开展非生物型人工肝的医院必须设有人工肝治疗室、重症监护病房、污水处理系统等硬件设施。

### 3.1.2 人员配备

至少配备1名副主任医师以上及1名专职护师。整体人员配备（指医师与治疗床比、护士与治疗床比）参照监护室。医务人员须经国家指定具备培训资格的人工肝中心培训合格后方能上岗。

### 3.1.3 设备配置

人工肝治疗室除基本设备外还必须配置：①血液净化治疗仪；②心电监护仪；③抢救设备。

### 3.2 仪器的使用及保养

（1）仪器启动前应认真检查仪器仪表、开关和电源。

（2）操作时应小心注意，切忌猛按压各按钮。

（3）仪器在使用过程中出现任何异常现象，应及时排除故障，保证患者安全。

（4）每次使用后需用柔软湿布清洁仪器外壳（包括正面仪表和侧面挡板），并按照医院感染防控的要求进行消毒。

（5）定期校对仪器，以保证仪器处于正常状态。

（6）每半年检查仪器的易消耗零件 1 次，发现异常及时更换。

### 3.3 非生物型人工肝治疗消耗品的管理制度

（1）血浆分离器、血液灌流器、血液滤过器、血浆吸附器等及管路均应为一次性使用，合格证必须妥善保存并登记。

（2）所有消耗品必须符合产品使用说明书的要求在有效期内使用。

### 3.4 消毒隔离制度

（1）人工肝治疗室应保证良好的通风，避免交叉感染。

（2）工作人员进入治疗室必须换鞋或鞋套、更换工作衣。

（3）重视消毒隔离技术，尤其对合并有特殊感染的病员应根据病原体特点、传播途径进行隔离预防。

（4）患者须穿着病号服进入治疗室。

（5）治疗室必须在使用前后进行清洁和消毒。

### 3.5 人工肝治疗医务人员的培训制度

（1）医务人员必须经专业培训取得人工肝专业培训合格证后才能上岗。

（2）须经常性开展业务学习，组织学术讨论，了解国内外研究进展。

（3）人工肝培训基地应定期举办人工肝技术推广应用学习班。

### 3.6 人工肝治疗的管理制度

（1）人工肝治疗属于特殊治疗，应严格执行有关规定和规范。

（2）应有专门的治疗场地，布局合理。

（3）建立相应的工作制度及操作规范。

（4）开展人工肝治疗的医护人员必须熟练掌握相关技术。

（5）严格执行消毒隔离制度和血液制品使用制度。

（6）所有人工肝治疗患者均需在治疗前签署知情同意书。

（7）治疗记录等资料时及时归档，妥善保存，康复病员建议随访观察。

## 附录3　人工肝与血液净化相关名词中英文对照表

| 英文缩写 | 英文全称 | 中文 |
| --- | --- | --- |
| ALSS | artificial liver support system | 人工肝支持系统 |
| AVSCUF | arteriovenous slow continuous ultrafiltration | 动静脉缓慢连续性超滤 |
| BAL | bioartificial liver | 生物型人工肝 |
| BF | biofiltration | 生物滤过 |
| CAPS | continue albumin purification system | 连续白蛋白净化系统 |
| CAVH | continuous arteriovenous hemofiltration | 连续性动静脉血液滤过 |
| CAVHD | continuous arteriovenous hemodialysis | 连续性动静脉血液透析 |
| CAVHDF | continuous arteriovenous hemodiafiltration | 连续性动静脉血液透析滤过 |
| CBP | continuous blood purification | 连续血液净化 |
| CHD | continuous hemodialysis | 持续血液透析 |
| CHDF | continuous hemodiafiltration | 连续性血液透析滤过 |
| CHF | continuous hemofiltration | 持续血液滤过 |
| CHFD | continuous high flux dialysis | 连续性高通量血液透析 |
| CPFA | continuous plasma filtration adsorption | 连续性血浆滤过吸附 |
| CPFA | couple plasma filtration adsorption | 配对血浆滤过吸附 |
| CPEFA | coupled plasma exchange filtration adsorption | 配对血浆置换吸附滤过 |
| CRRT | continuous renal replacement therapy | 连续性肾脏替代治疗 |
| CVVH | continuous venovenous hemofiltration | 连续性静静脉血液滤过 |
| CVVHD | continuous venovenous hemodialysis | 连续性静静脉血液透析 |
| CVVHDF | continuous venovenous hemodiafiltration | 连续性静静脉血液透析滤过 |
| DCRRT | day-time continuous renal replacement therapy | 日间连续性肾脏替代治疗 |
| DFPP | double filtration plasmapheresis | 双重滤过血浆置换 |
| DPMAS | double plasma molecular absorption system | 双重血浆分子吸附系统 |
| ECUM | extracorporeal ultrafiltration method | 体外超滤过法 |

| 英文缩写 | 英文全称 | 中文 |
| --- | --- | --- |
| FPE | fractional Plasma exchange | 选择性血浆置换 |
| FPSA | fractional plasma separation and absorption | 成分血浆分离吸附 |
| HA | hemadsorption | 血液吸附 |
| HBAL | hybrid-bioartificial liver | 混合型生物型人工肝 |
| HD | hemodialysis | 血液透析 |
| HDF | hemodiafiltration | 血液透析滤过 |
| HF | hemofiltration | 血液滤过 |
| HFHDF | high flux hemodiafiltration | 高流量血液透析滤过 |
| HHDF | hypertonic hemodiafiltration | 高渗血液透析滤过 |
| HP | hemoperfusion | 血液灌流 |
| HVHF | high volume hemofiltration | 高容量血液滤过 |
| IHEHF | intermittent high efficiency hemodiafiltration | 间断高效血液滤过 |
| IHD | intermittent hemodialysis | 间断血液透析 |
| IHDF | intermittent hemodiafiltration | 间断血液透析滤过 |
| IRRT | intermittent renal replacement therapy | 间断性肾脏替代治疗 |
| IU | isolated ultrafiltration | 单纯超滤 |
| LCAP | lymphocytapheresis | 粒细胞净化疗法 |
| MARS | molecular adsorption recycling system | 分子吸附再循环系统 |
| NBAL | non-bio artificial liver | 非生物型人工肝 |
| PA | plasma absorption | 血浆吸附 |
| PBA | plasma bilirubin absorption | 血浆胆红素吸附 |
| PDF | plasma diafiltration | 血浆透析滤过 |
| PE | plasma exchange | 血浆置换 |
| PERT | plasma exchange with hemofiltration | 血浆置换联合血液滤过 |
| PHVHF | pulse high-volume hemofiltration | 脉冲式高流量血液滤过 |
| PP | plasma perfusion | 血浆灌流 |
| RRT | renal replacement therapy | 肾脏替代治疗 |
| SCUF | slow continuous ultrafiltration | 缓慢连续超滤 |
| SLED | sustained low efficiency dialysis | 缓慢低效血液透析 |
| SPE | slow plasma exchange | 缓慢血浆置换 |
| SVVH | short time venovenous hemofiltration | 短时血液滤过 |
| UHDF | ultra short hemodiafiltration | 超短时血液透析滤过 |
| VVSCUF | venovenous slow continuous ultrafiltration | 静脉缓慢连续性超滤 |

# 参 考 文 献

[1] 野入英世，花房规男. 血液净化疗法手册 [M]. 北京：科学技术出版社，2013.

[2] 中华医学会感染病学分会肝衰竭与人工肝学组，中华医学会肝病学分会重型肝病与人工肝学组. 肝衰竭诊治指南（2018 年版）[J]. 中华传染病杂志，2019，37（1）：1-9.

[3] 中华医学会感染病学分会肝衰竭与人工肝学组. 非生物型人工肝治疗肝衰竭指南（2016 年版）[J]. 中华临床感染病杂志，2016，9（2）：97-103.

[4] 刘大为，杨荣利，陈秀凯. 重症血液净化 [M]. 北京：人民卫生出版社，2017.

[5] 王质刚. 血液净化学. 第 4 版 [M]. 北京：北京科学技术出版社，2016.

[6] 李兰娟. 人工肝脏. 第 2 版 [M]. 杭州：浙江大学出版社，2012.

[7] 何金秋，熊墨龙. 非生物型人工肝操作与应用 [M]. 江西科学技术出版社，2017.

[8] 熊墨龙. 非生物型人工肝治疗重型肝炎新进展 [M]. 天津科学技术出版社，2014.

[9] 傅芳婷. 血浆置换理论与实践 [M]. 北京：人民军医出版社，2011.

[10] 陈晓辉. 血液净化在 ICU 中的应用 [M]. 北京：科学技术文献出版社，2012.

[11] 陈香美. 血液净化标准操作规程 [M]. 北京：人民军医出版社，2010.

[12] 何群鹏，龚德华，邹步云，等. 国产 BS330 胆红素吸附柱治疗高胆红素血症患者的临床观察 [J]. 肾脏病与透析肾移植杂志，2014，23（3）：229-234.

[13] 王宇，郭利民，熊号峰，等. 不同成分血浆滤过透析治疗重型肝炎患者 56 例 [J]. 世界华人消化杂志，2009，17（23）：2433-2437.

[14] 中国血液透析用血管通路专家共识（第 2 版）[J]. 中国血液净化，2019，18（6）：365-381.

[15] 郭利民. 组合式人工肝的原则及临床应用 [J]. 中华肝病杂志，2009，17（5）：326-327.

[16] 何金秋，齐青松，刘燕，等. 人工肝支持联合持续血液滤过透析治疗中晚期重型肝炎探讨 [J]. 中国血液净化，2002，1（12）：27-30.

[17] 张晓青，祁红霞，邓见廷，等. 人工肝支持系统治疗重症肝炎的护理 [J]. 护士进修杂志，2000，15（6）：455-456.

[18] 何金秋，陈川英，邓见廷，等. 人工肝支持系统治疗重症肝炎临床研究 [J]. 中国危重病急救医学，2000，12（2）：105-108.

[19] 熊墨龙，欧阳兵，谢能文，等. 胆红素吸附联合低容量血浆置换治疗重型肝炎的疗效及安全性评估 [J]. 重庆医学，2018，47（7）：923-925.

[20] 张晶，段钟平，何金秋，等. 人工肝治疗对重型肝病患者生存期的影响 [J]. 中华肝脏病杂志，2006，14（9）：647-651.

[21] 熊墨龙，熊云逢，谢能文，等. 两种不同人工肝方法治疗重型肝炎 79 例观察 [J]. 医学信息，2014，22（7）：381-382.

[22] 闫国胜，李丽丽，姜少利，等. 超声诊断肝衰竭患者股静脉置管行人工肝支持治疗并发血管损伤 [J]. 中华肝脏病杂志，2019，27（1）：51-55.

[23] 林军，王丽，陈竹. 人工肝 PE＋CHDF 与 PDF 治疗晚期肝衰竭疗效对比临床研究 [J]. 临床超声医学杂志，2019，21（11）：877-878.

[24] 周观林，张伦理，邱湖海，等. 人工肝 PE＋CHDF 与 PDF 治疗晚期肝衰竭疗效对比临床研究 [J]. 江西医药，2019，54（10）：1154-1156，1163.

[25] 李爽，周莉，段钟平，等. 血浆置换应用羟乙基淀粉替代部分血浆治疗肝衰竭的临床观察 [J]. 胃肠病学和肝病学杂志，2019，28（7）：735-739.

[26] 李爽，刘静，陈煜. 非生物型人工肝在肝衰竭中的临床应用及进展 [J]. 临床肝胆病杂志，2019，35（9）：1909-1915.

[27] 王笑笑，黄建荣. 人工肝在肝衰竭中的应用进展 [J]. 临床肝胆病杂志，2018，34（9）：1847-1854.

[28] 黄建荣. 人工肝在慢加急性肝衰竭中的应用现状及展望 [J]. 中华肝脏病杂志，2016，24（12）：935-939.

[29] 周健，王笑笑，连江山，等. 人工肝血浆透析滤过与选择性血浆置换联合连续性血液滤过治疗中晚期肝衰竭疗效及安全性比较 [J]. 中华临床感染病杂志，2018，11（5）：369-373.

[30] 张宝文，阳学凤，罗湘俊，等. 双重血浆吸附、胆红素吸附及血浆置换治疗肝衰竭对疗效比较 [J]. 中国现代医学杂志，2016，26（12）：103-106.

[31] 钟珊，王娜，赵静，等. 血浆置换联合双重血浆吸附治疗提高慢加急性肝衰竭预后 [J]. 中华肝脏病杂志，2018，26（10）：744-749.

[32] 中国研究型医院学会危重医学专业委员会，中国研究型医院学会危重医学专委会青年委员会. 重型和危重型新型冠状病毒肺炎诊断和治疗专家共识 [J]. 中华危重病急救医学，2020，32（2020-02-22）.

[33] 高敏慧，乔玉峰. 双重血浆置换的发展及临床应用 [J]. 世界最新医学信息文摘，2018，18（38）：64-65.

[34] 姚小英，管阳太. 血浆置换在神经免疫性疾病中的应用 [J]. 神经病学与神经康复学杂志，2018，14（3）：117-125.

[35] 李爽，陈煜. 血浆紧缺情况下非生物型人工肝治疗新模式的探讨 [J]. 临床肝胆病杂志，2017，33（9）：1687-1692.

[36] 段钟平，张晶. 重型肝炎及肝衰竭的人工肝个体化治疗 [J]. 中华肝脏病杂志，2009，17（5）：324-325.

[37] 郭利民. 肝衰竭人工肝治疗的个体化选择 [J]. 中华临床感染病杂志，2017，10（2）：113-118.

[38] 李兰娟. 肝衰竭与李氏人工肝进展 [J]. 中华临床感染病杂志，2017，10（2）：91-94.

[39] 杨仙珊，周莉，李璐，等. 血浆透析滤过治疗时间对肝衰竭治疗效果的影响 [J]. 临床肝胆病杂志，2018，34（5）：1052-1054.

[40] 李荣华，傅蕾，黄燕，等. 双重血浆分子吸附治疗肝衰竭的临床研究 [J]. 中国现代医学杂志，2018，28（1）：78-82.

[41] 焦运，关玉华，刘帅伟，等. 双重血浆分子吸附治疗慢加急性肝衰竭的临床研究 [J]. 宁夏医科大学学报，2015，37（12）：1426-1428，1432.

[42] Kusaba T，Yamaguchi K，Oda H，et al. Echography of inferior vena cava for estimating fluid

removed from patients undergoing hemodialysis [J]. Nihon Jinzo Gakkai Shi, 1994, 36 (8): 914-920.

[43] Che X Q, Li Z Q, Chen Z, et al. Plasma exchange combining with plasma bilirubin adsorption effectively removes toxic substances and improves liver functions of hepatic failure patients [J]. European Review for Medical and Pharmacological Sciences, 2018, 22 (4): 1118-1125.

[44] Yue-Meng, Yang L H, Yang J H. et al. The effect of plasma exchange on entecavir-treated chronic hepatitis B patients with hepatic de-compensation and acute-on-chronic liver failure [J]. Hepatology International, 2016, 10 (3): 462-469.

[45] Kribben A, Gerken G, Haag S, et al. Effects of Fractionated Plasma Separation and Adsorption on Survival in Patients With Acute-on-Chronic Liver Failure [J]. Gastroenterology, 2012, 142 (4): 782-789.

[46] Cheng Y, Chang C, Chen W, et al. Prognostic factors and treatment effect of standard-volume plasma exchange for acute and acute-on-chronic liver failure: A single-center retrospective study [J]. Transfusion and Apheresis Science, 2018, 57 (4): 537-543.

[47] Kribben A, Gerken G, Haag S, et al. Effects of fractionated plasma separation and adsorption on survival in patients with acute on chronic liver failure [J]. Gastroenterology, 2012, 142 (4): 782-789.

[48] Lee K C, Stadlbauer V, Jalan R. Extracorporeal liver support devices for listed patients [J]. Liver Transpl, 2016, 22 (6): 839-848.

[49] Baares R, Catalina M V, Vaquero J. Molecular adsorbent recirculating system and bioartificial devices for liver failure [J]. Clin Liver Dis, 2014, 18 (4): 945-956.

[50] Falkenhagen D, Strobl W, Vogt G, et al. Fractionated plasma separation and adsorption system: a novel system for blood purification to remove albumin bound substances [J]. Artif Organs, 1999, 23 (1): 81-86.

[51] Schwartz J, Padmanabhan A, Aqui N, et al. Guidelines on the Use of Therapeutic Apheresis in Clinical Practice-Evidence-Based Approach from the Writing Committee of the American Society for Apheresis: The Seventh Special Issue [J]. J Clin Apher, 2016, 31 (3): 149-162.

[52] Mühlhausen J, Kitze B, Huppke P, et al. Apheresis in treatment of acute inflammatory demyelinating disorders [J]. Atheroscler Suppl, 2015, 18 (5): 251-256.

[53] Yang X, Yu Y, Xu J, et al. Clinical course and outcomes of critically ill patients of 2019 novel coronavirus pneumonia: a single-centered retrospective observational study from Wuhan, China [J]. Lancet Respir Med, 2020.

[54] Larsen F S. Artificial liver support in acute and acute-on-chronic liver failure [J]. Curr Opin Crit Care, 2019, 25 (2): 187-191.

[55] Chen J J, Huang J R, Yang Q, et al. Plasma exchange-centered artificial liver support system in hepatitis B virus-related acute-on-chronic liver failure: A nationwide prospective multicenter study in China [J]. Hepatobiliary & Pancreatic Diseases International, 2016, 15 (3): 275-281.

[56] Yue-Meng W, Yang L H, Yang J H, et al. The effect of plasma exchange on entecavir-treated chronic hepatitis B patients with hepatic de-compensation and acute-on-chronic liver failure [J]. Hepatology International, 2016, 10 (3): 462-469.

[57] Cheng Y, Chang C, Chen W, et al. Prognostic factors and treatment effect of standard-volume plasma exchange for acute and acute-on-chronic liver failure: A single-center retrospective study [J]. Transfusion and Apheresis Science, 2018, 57 (4): 537-543.

[58] Karvellas C J, Subramanian R M. Current evidence for extracorporeal liver support systems in acute liver failure and acute-on-chronic liver failure [J]. Critical Care Clinics, 2016, 32 (3): 439-51.

[59] Larsen F S, Schmidt L E, Bernsmeier C, et al. High-volume plasma exchange in patients with acute liver failure: An open randomised controlled trial [J]. Journal of Hepatol, 2016, 64 (1): 69-78.

[60] Che X Q, Li Z Q, Chen Z, et al. Plasma exchange combining with plasma bilirubin adsorption effectively removes toxic substances and improves liver functions of hepatic failure patients [J]. European Review for Medical and Pharmacological Sciences, 2018, 22 (4): 1118-1125.

# 南昌市第九医院人工肝治疗中心简介

南昌市第九医院于1997年在江西省内设立首家人工肝治疗中心，当时在国内率先引进具有国际先进水平的日本可乐丽KM-8800型人工肝治疗仪，随后又引进德国MARS及日本可乐丽KM-8800型换代型、KM-8900型，日本川澄KM-9000型和日本旭化成Plasauto IQ21、ACH-10等人工肝治疗仪，依靠先进的设备和技术，中心能开展几乎所有类型的非生物型人工肝治疗手段，包括单纯血浆置换、血液滤过、血液透析、血液灌流、血浆胆红素吸附、缓慢持续血液透析滤过、血浆透析滤过、双重血浆分子吸附系统、分子吸附再循环系统等多项人工肝血液净化治疗技术。多种模式的组合可以针对不同的病情进行灵活调整，制定个体化治疗方案，明显降低了肝衰竭患者病死率，人工肝支持系统还可用于治疗淤胆性肝炎、家族性胆固醇增高症、淀粉样变性、系统性红斑狼疮、多脏器功能不全和急慢性药物、毒物中毒等。该中心的人工肝技术治疗肝衰竭成功率、安全性等多项技术指标均达到国内外先进水平。

中心创始人何金秋教授是我国著名的疑难重症肝病诊疗专家及人工肝技术专家，是江西省内人工肝支持系统引进开展第一人，同时兼任中华医学会肝病学分会重型肝病与人工肝学组副组长、中华医学会感染病学分会肝衰竭与人工肝学组副组长、全国人工肝及血液净化攻关协作组委员、全国肝衰竭与人工肝专家委员会常委、江西省医学会感染病分会人工肝学组组长。主持的"人工肝支持系统治疗重型肝炎临床研究"通过省级科技成果鉴定，达到国内领先水平，获南昌市科技进步三等奖。

南昌市第九医院重症肝病科及人工肝治疗中心行政主任熊墨龙教授是中华医学会肝病学分会重型肝病及人工肝学组常委、全国肝衰竭与人工肝专家委员会常委、江西省医学会感染病分会人工肝学组副组长。先后主编并出版了人工肝相关专著《非生物型人工肝治疗重型肝炎新进展》和《非生物型人工肝操作与应用》。

人工肝治疗中心自成立20余年来，已发表人工肝相关论文30余篇，出版专著3部，已先后培养500余名来自全国各地医院的人工肝专业技术人才。在何金秋教授、熊墨龙教授带领下，中心成功地多次举办了全国人工肝临床新技术学习班。通过教学、培训与合作交流，为我国急危重肝衰竭救治、人工肝与血液净化学科的发展做出了重要贡献。